医药高等院校案例版教材

供高等职业教育护理、助产、临床医学、口腔医学、医学检验技术、医学影像技术、康复治疗技术等医学相关专业使用

医学统计学

（第2版）

主　编　贺　生

副主编　杨　亮　张　远

编　者　（按姓氏汉语拼音排序）

曹　毅（遵义医药高等专科学校）
邓　宇（重庆医药高等专科学校）
贺　生（四川护理职业学院）
李珊珊（四川护理职业学院）
杨　亮（山东医学高等专科学校）
张　远（山东医学高等专科学校）
朱思宇（廊坊卫生职业学院）

科学出版社

北　京

内 容 简 介

本书根据不同专业学习的需求，参照国家相关专业标准要求确定编写内容。全书共11章，以统计工作的步骤为主线，按照先定量后定性、先单变量后双变量、先参数后非参数的顺序，结合统计学科最新的专著、学术观点、发展动态进行编写，重点介绍统计工作的基本步骤、定量资料的统计描述、定性资料的统计描述、常用统计表和统计图、参数估计、t检验和Z检验、方差分析、非参数检验、相关分析与回归分析和SPSS软件应用简介等。

本书主要供高等职业教育护理、助产、临床医学、口腔医学、医学检验技术、医学影像技术、康复治疗技术等医学相关专业使用。

图书在版编目（CIP）数据

医学统计学 / 贺生主编. —2版. —北京：科学出版社，2022.8
医药高等院校案例版教材
ISBN 978-7-03-072183-9

Ⅰ. 医… Ⅱ. 贺… Ⅲ. 医学统计-统计学-医学院校-教材 Ⅳ. R195.1

中国版本图书馆CIP数据核字（2022）第074301号

责任编辑：段婷婷 / 责任校对：杨 赛
责任印制：李 彤 / 封面设计：涿州锦晖

版权所有，违者必究。未经本社许可，数字图书馆不得使用

科学出版社 出版
北京东黄城根北街16号
邮政编码：100717
http://www.sciencep.com
北京虎彩文化传播有限公司 印刷
科学出版社发行 各地新华书店经销
*
2016年8月第 一 版 开本：850×1168 1/16
2022年8月第 二 版 印张：9 3/4
2023年7月第九次印刷 字数：305 000

定价：42.80元

（如有印装质量问题，我社负责调换）

前 言

Preface

党的二十大报告指出："培养造就大批德才兼备的高素质人才，是国家和民族长远发展大计。"教材是教学内容的重要载体，是教学的重要依据、培养人才的重要保障。本次教材编写旨在贯彻党的二十大报告精神和党的教育方针，落实立德树人根本任务，坚持为党育人、为国育才。

医学统计学不仅是医学教育中的一门重要的课程，也是进行医学科学研究必备的工具，在医学教育和医学科学研究中具有重要的作用。它是应用概率论和数理统计的基本原理和方法，是研究医学及其相关领域中数据的收集、整理、分析与推断的一门应用性学科。医学研究的对象主要是具有复杂的生物属性和社会属性的人，人类的健康状态又受环境、社会和心理等诸多因素的影响，而且具有生物变异性和不确定性，尤其是在面临当今信息时代产生的大量数据时，特别需要医护工作者对医学及其相关领域的数据进行科学的统计分析，从中获取有价值的结果来探索和总结疾病发生、发展和防治疾病、促进健康的客观规律，这就要求医学生必须具备一定的医学统计学基础知识。

为贯彻落实国务院印发的《国家职业教育改革实施方案》（职教二十条）和中共中央办公厅、国务院办公厅印发的《关于推动现代职业教育高质量发展的意见》等国家政策文件精神，适应我国卫生职业教育改革和基层卫生工作改革发展的需要，更好地为全国医药高等院校教学改革和发展服务，编者特对《医学统计学》教材进行了修订编写。

《医学统计学》第2版教材继续贯彻五基（基本概念、基本理论、基本知识、基本方法和基本技能），体现五性（科学性、启发性、应用性、系统性和完整性），坚持"必需、够用和实用"的原则，承袭第1版案例教材的编写主线和框架结构体系，结合学生毕业工作的实际需求和教学特点，使之更适合于对基层医疗卫生机构人才的培养，并满足学生对统计学基础知识自学、后续继续学习与开展医学研究工作的需要。

此次修订是在第1版的基础上进行的，修订时重点做了以下调整。

1. 保留第1版的编写主线和基本框架结构体系，大幅缩减章节和篇幅，从第1版四篇22章缩减为11章，从50余万字缩减至不到30万字。

2. 为积极贯彻立德树人、德技并修的根本任务，大力推行课程思政，本次修订时增加了"医者仁心"课程思政模块。

3. 为便于学生学习和自学，尽可能地使之不再感觉统计学抽象，本次修订时对重点章节的重点难点和小结等内容录制了短音频和短视频等数字化资源。

编者希望不同专业的学生和社会群体通过对本书的系统学习，能牢固地掌握医学统计学的基本知识和常用方法，将之熟练地运用于医学实践工作之中。在编写过程中，虽然经过全体编委努力工作和反复修改，努力确保本书的质量，但教材仍可能存在疏漏、缺陷和不足之处，请读者不吝赐教和指正。

贺　生
2023年5月

配 套 资 源

欢迎登录“中科云教育”平台，**免费**数字化课程等你来！

“中科云教育”平台数字化课程登录路径

电脑端

- 第一步：打开网址 http://www.coursegate.cn/short/CX3G8.action
- 第二步：注册、登录
- 第三步：点击上方导航栏“课程”，在右侧搜索栏搜索对应课程，开始学习

手机端

- 第一步：打开微信“扫一扫”，扫描下方二维码

- 第二步：注册、登录
- 第三步：用微信扫描上方二维码，进入课程，开始学习

PPT课件，请在数字化课程中各章节里下载！

目 录

Contents

第1章 绪论

例 1-1

某地某年共有10万名12岁正常女孩，为了解该地区12岁正常女孩的身高情况，可以用两种方法进行调查。第一种方法是对该地区进行普查，即测量全部12岁正常女孩的身高，得到10万个身高值，但这样做的工作量非常大。第二种方法是采用抽样调查，从10万名12岁正常女孩中随机抽取1000名，测量她们的身高，通过分析这1000名女孩的身高，推断该地区10万名12岁正常女孩的身高情况。

问题： 1. 什么是总体与样本？本研究中的总体和样本是什么？

2. 误差可分为几类？它们之间的性质有何不同？第二种方法将会产生何种类型的误差？

3. 该资料属于何种类型？除此之外，资料还有哪些类型？它们之间有何不同？

"统计"一词起源于国情调查，最早意为国情学。人类的统计实践是随着计数活动而产生的，因而统计的历史可以追溯到原始社会，但是将统计从实践上升到理论，成为一门系统的科学，距今只有300多年的历史。18世纪中后期，随着概率论思想与方法的引入，统计学逐渐成为在理论与应用方面都已相当完备的独立学科。

统计学是研究数据的收集、整理、分析与表达的一门学科。它是帮助人们分析占有信息，达到去伪存真、去粗取精的目的，是正确认识客观世界的重要工具和手段。医学统计学是应用概率论和数理统计的基本原理和方法，结合实际的医学工作，研究医学领域中数据的收集、整理、分析与推断的一门应用性学科。

一、统计学的基本概念

统计学常用的基本概念有总体与样本、变量与资料、参数与统计量、误差和概率等。

（一）总体与样本

1. 总体　是指根据研究的目的确定的同质研究对象的全体，更确切地说，是性质相同的所有观察单位某种变量值（即观察值）的集合。同质是指所观察的事物、现象某方面性质或特征相同，同质事物、现象就某一方面存在的差异称为变异，它可分为随机测量变异和个体变异。

无论何种研究都必须先确定观察单位，即个体，它是统计研究中最基本的单位，它可以是一个人、一个家庭、一个地区、一个样品、一个采样点等。如例1-1资料中，调查研究某地某年12岁正常女孩的身高情况，则观察对象是该地12岁正常女孩，观察单位是每个12岁正常女孩，观测值是每个12岁女孩测得的身高值，该地某年全部12岁女孩的身高值就构成一个总体。它的同质基础是同一地区、同一年份、同为12岁、同为女孩。

总体可分为有限总体和无限总体，观察单位是有限、可数的总体，称为有限总体；观察单位是无限、不可数的总体，称为无限总体。例1-1资料中的总体明确了一定时间、一定空间的观察单位，其观察单位是有限的、也是可数的，为有限总体。有时总体是抽象的，如研究用某药物治疗过敏性哮喘的疗效，这里总体的同质基础是过敏性哮喘患者用某药物治疗，总体应包括用该药物治疗的所有过敏性哮喘患者的治疗结果，没有时间和空间范围限制，因而观察单位数是无限的或不易确定的总体，为无限总体。

在医学研究中的多数总体是无限的，要直接观察总体的情况是不可能的。即使对有限总体来说，若包含的观察单位太多，也要耗费大量的人力、物力和财力，也不必要甚至是不可能对总体进行全面的研究。在实际研究中，常常是从总体中抽取部分观察单位进行研究，从而推断总体特征，即抽样研究。

2. 样本　是指从总体中随机抽取的部分观察单位某种变量值（或测量值）的集合。样本中所包含的观察单位个数称为样本含量。如例 1-1 资料中，从 10 万名 12 岁正常女孩中随机抽取 1000 名，测量得到的 1000 名 12 岁正常女孩身高值组成的集合就是样本，1000 为样本含量。

抽样时，必须遵循随机化原则，即总体中每一个观察单位都有同等的机会被选入样本中，并要有足够的样本含量，这是样本具有代表性的前提条件。划分总体时是否同质，是样本可靠性的重要保证。

（二）变量与变量值

变量是观察单位的某些特征或属性，如调查某地某年 5 岁正常儿童的生长发育状况，身高、体重、性别等都可视为变量。变量的观察结果可以是定性的，如性别是男性还是女性；也可以是定量的，如身高的数值。因此，变量可分为定性变量和定量变量，用以说明事物的类别和本质的为定性变量，它又可以分为有序类变量和无序类变量。有序类变量又称为等级变量，是指其取值的各类别之间存在程度上的差别，如学历；无序类变量又可区分为二项分类变量和多项分类变量，前者取值为相互对立的两类，如性别；后者取值为互不相容的多个类别，如血型。用以反映事物的数量特征的变量称为定量变量，它有离散型变量和连续型变量之分，变量的取值在整数范围内为离散型变量，如人口数；变量的取值在实数范围内为连续型变量，如年龄、身高、体重等。

变量的测得值称为变量值或观察值，有时也称数据或资料。更准确地讲，数据或资料是由具有若干变量的观察单位所组成的。每个 5 岁儿童的身高、体重的测得值就是变量值，所有的身高值、体重值组成了资料。它分为定量资料和定性资料。

（三）定量资料与定性资料

1. 定量资料　又称计量资料或数值资料。定量资料是指用定量的方法测定每一个观察单位（个体）某项指标所得的资料。有两个特征：一是其观测值是定量的，表现为数值大小；二是一般有度量衡单位。

如例 1-1 资料中，调查某地 12 岁正常女孩的生长发育状况，以女孩为观察单位，每个女孩的身高值（cm）组成的资料属于此类资料。另外体重（kg）、脉搏（次/分）、血压（kPa）、血红蛋白（g/L）值等资料也属于定量资料。根据其变量取值的特点可分为连续型和离散型资料。连续型资料是可在实数范围内任意取值的资料，如身高、体重、血压等。离散型资料是只能取整数值的资料，如育龄妇女生育的子女数。

2. 定性资料　又称为分类资料或计数资料。定性资料是先将观察单位按照属性或类别进行分组，然后清点各组的观察单位个数所得的资料。特征有：一是其观察值是定性的，表现为互不相容的类别或属性；二是一般无度量衡单位。分类资料按分类的多少，可分为二项分类资料和多项分类资料。

（1）二项分类资料　简称二分类资料，是指观察单位的属性或类别只分为互相对立、互不相容的两类的资料。例如，人的性别分为男和女，化验结果分为阳性（+）和阴性（–），动物实验结果分为死亡与生存，临床治疗效果分为治愈与未愈，等等。

（2）多项分类资料　简称多分类资料，是指观察单位的属性或类别可分为互不相容的多个类别的资料。根据分组时是否有等级顺序又可分为多项有序分类资料和多项无序分类资料。

1）多项有序分类资料：又称为等级资料（半定量资料）或单向有序分类资料，是指将观察单位按某种属性的不同程度分成等级顺序组，再清点各组各类的观察单位数所得的资料。各组各类之间有程度上的差别，其观测值具有半定量性质，表现为等级大小或属性程度。例如，化验结果分为 –、+、++、+++、++++ 五个等级，临床疗效分为治愈、显效、好转、无效四个等级，病情分为轻度、中度、重度三个等级。

2）多项无序分类资料：是指互不相容的多个类别，各组各类的属性之间无等级顺序或程度上的差别。例如，观察某人群的血型分布，按 A 型、B 型、O 型与 AB 型分组的资料。

虽然上述两大类资料在概念和特征上存有不同，但各类资料间也是可以相互转化的，以满足不同统计方法的要求。例如，以人为观察单位，观察某人群脉搏数（次/分）为定量资料；定义脉搏数 60～100 次/分为“正常”，＜60 次/分或＞100 次/分为“异常”，按“正常”与“异常”两种属性分别清点人数汇总后可转化成为分类资料。

（四）参数与统计量

总体的统计指标称为参数，样本的统计指标称为统计量。例如例 1-1 资料中，某地某年 10 万名 12 岁正常女孩的平均身高值即为总体参数。从总体中随机抽取的 1000 名 12 岁正常女孩的平均身高值即为统计量。

习惯上用希腊字母表示总体参数，如 μ 表示总体均值，σ 表示总体标准差，π 表示总体率等；用拉丁字母表示统计量，如 $\bar{x}$ 表示样本均值，S 表示样本标准差，p 表示样本率等。一般情况下，参数是未知的，需要用统计量去估计。抽样研究的目的之一就是用样本统计量推断总体参数。

（五）误差

误差泛指实测值与真实值之间的差，统计学所说的误差不仅包括实测值与真实值之差，还包括样本指标与总体指标之间的差。误差按其性质一般可分为系统误差和随机误差两大类。

1. 系统误差　是指使实测值系统偏离真实值的、具有方向性的误差，在流行病学上常称为偏倚或偏性。其产生的原因往往是可知的或可掌握的，如仪器未校正、操作不规范等，用不平衡未校正的天平称量物质所产生的误差就属此列。

2. 随机误差　即偶然误差，是一类不恒定的、随机变化的误差，往往是实测值无方向性地围绕着某一数值波动。按其产生的原因又可分为随机测量误差和抽样误差，由于随机测量变异而引起的实测值与真实值之间的误差称为随机测量误差。在抽样研究中，即使避免了系统误差，并把随机测量误差控制在允许的范围内，但由于总体中的个体之间存在差异，样本统计量与总体参数不可能完全相同，从同一总体中随机抽取的多个例数相同的样本，其样本统计量也各不相等。这种由于随机抽样所引起的样本统计量与总体参数之间的差异以及各样本统计量之间的差异称为抽样误差。例 1-1 中的第二种方法产生的误差主要为抽样误差，其产生的主要原因是个体之间存在变异，抽样误差是统计分析的重要内容。一般说来，样本含量越大，则抽样误差越小，样本统计量与总体参数越接近，越能说明总体分布的规律；反之，样本含量越小，则抽样误差相应越大。

两类误差在其大小、方向、重现性、能否消除与避免和控制及有无统计学规律等方面存有不同。

（六）概率与频率

1. 概率　是描述某随机事件发生可能性大小的度量，统计学上常用符号 P 表示。其取值范围为 0～1，即 $0\leqslant P\leqslant 1$，常用小数或百分数表示。当 $P=1$ 时，表示该事件必然发生，称为必然事件；当 $P=0$ 时，表示该事件不可能发生，称为不可能事件；当 $0<P<1$ 时，表示该事件为随机事件；P 越接近 1，表明某事件发生的可能性越大；P 越接近 0，表明某事件发生的可能性越小。当某事件发生的概率 $P\leqslant 0.05$ 时，统计学习惯上称该事件为小概率事件，其含义是该事件发生的可能性很小，进而可以认为在一次抽样中不可能发生，这就是所谓小概率事件原理，它是进行统计推断的基础。一般说来，如果小概率事件在现实中出现了，就要探究其原因。

2. 频率　是指一次实验中已出现的某事件的个数与其可能出现该事件的个数之比。常用 f 表示。其取值的范围、表示的意义同概率一致，不同的是概率用于总体，频率用于样本。

二、医学统计学的基本内容

医学统计学的基本内容有概率论、统计设计、统计资料的收集与整理、统计资料的描述、统计推断的基本理论和方法及其应用等。本书主要介绍统计设计、统计资料的收集与整理及常见资料的统计描述与常见资料的统计推断。

1. 统计设计　包括调查研究设计的基本概念与特点、基本内容和步骤，重点介绍概率抽样的方法、样本含量估计的基本条件等，以及实验研究的概念与特点、基本要素、分类，实验研究设计的基本原则、常用的实验研究设计方法。

2. 统计资料的收集与整理　包括资料的来源、调查研究资料和实验研究资料的收集及收集资料的基本要求，整理资料的步骤、调查研究和实验研究资料的整理，频数表的编制方法及其应用。

3. 常见资料的统计描述　主要包括：①定量资料的统计描述，常用的集中趋势和离散趋势描述指标定义、计算和应用，正态分布及其应用；②定性资料的统计描述，常用的相对数，医学统计中常用的统计指标，计算和应用相对数时应注意的问题，率的标准化法；③常用的统计图表，统计表和统计图的概念、基本结构和编（绘）制原则与要求，选择统计图的方法和常用统计图绘制要点。

4. 常见资料的统计推断　主要包括均值的抽样误差与标准误、t 分布、总体均值估计，假设检验的基本概念、原理及步骤等，常用有 t 检验、Z 检验、方差分析、秩和检验、χ^2（卡方）检验、线性相关与线性回归分析和秩相关分析等检验分析方法。

三、学习医学统计学的意义

统计学是人们认识客观世界的重要工具，医学统计学是进行医学科学研究的重要工具。在临床实践中，人们总是面对各种不确定性，医学统计学能够透过具有偶然性的现象来探索和揭示那些令人困惑的医学问题的规律性，对不确定性的数据做出科学推断。应该怎样科学地、客观地调查一个城市居民高血压的患病现状，又该如何科学地、真实地评价新研发药物的疗效等很多医学问题都需要运用统计学的基本理论和方法来进行解答。例如，现新研发出一种治疗高血压的药物，采用新药与旧药分别治疗 100 例高血压患者，其中新药 20 例有效，有效率 20%；旧药 15 例有效，有效率 15%。这两个有效率是否稳定不变？真实有效率是多少？在做回答之前，必须判断 20%与 15%之间的差别是这两种药物疗效的真实差异，还是由于治疗的高血压患者自身情况的差异等偶然的因素所导致的。通过学习医学统计学，不仅可判断新药是否更好，还能估计判断是错误的可能性有多大。

医学统计学主要应用于阅读文献、科学研究、撰写论文、新药研发等领域。对医学数据进行统计分析时常常需要运用一些软件，常用的统计软件有 SPSS、SAS、STATA 等。掌握了医学统计学这个工具可以使用较少的人力、物力和时间获得比较可靠的结果。因此，医学统计学是医学中很重要的一门学科。

四、学习医学统计学应注意的问题

学习医学统计学是要培养学生统计思维，掌握基本的统计设计，可以准确可靠地收集数据，运用基本的统计分析方法和统计软件来分析数据，正确解释和表达统计分析结果。

（一）明确学习的目的和培养统计的思维

由于在生物医学中充满了个体差异和不确定性，因而在用样本来推断总体时就会出现误差，所以在学习医学统计学时应牢固地树立个体差异和不确定性的观念、抽样误差的观念及结论的概率性观念。随机误差的规律性和小概率事件原理与反证法的思想这些构成了统计推断的基本理论，假设检验的逻辑推理和统计结论的概率性等是统计学独特的逻辑思维方法。通过培养学生统计思维，提高其科学素养和科研能力。

（二）掌握设计的方法和培养科学的态度

统计设计是科研工作中最关键的环节，也是统计工作的第一步。应重点掌握抽样研究的概率抽样方法、样本含量估计的基本条件与方法，实验研究的基本要素、实验研究设计的基本原则、常用的实验研究设计方法。培养收集、整理、分析资料的系统工作能力，重视原始资料的完整性、真实性和可靠性，培养实事求是的科学态度。

（三）掌握学习的方法和淡化公式的推算

医学统计学是一门应用性学科，统计描述和统计推断是统计学中最基本且主要的内容，统计学与数学有一定的关联，但又有别于数学，不能像数学那样去证明、推导计算公式。对于统计描述中指标的计算和统计推断中涉及的大量计算公式，不必深究其数理推导，而且要淡化计算过程；应重点掌握各计算公式的应用条件及注意事项，要理解和掌握各种统计分析方法的基本思想及应用条件和范围，学会科学地选择统计分析方法和正确地选用相应计算公式，运用统计软件来正确地分析数据；注意结合专业、联系实际，正确地解释和表达统计分析结果。

目标检测

一、单选题

1. 在下列关于总体和样本的说法中，不正确的是（　　）
   A. 个体间的同质性是构成总体的必备条件
   B. 总体是根据研究目的所确定的观察单位某种变量值的集合，分为有限总体和无限总体
   C. 一般而言，参数难以测定，仅能根据样本估计
   D. 样本是从总体中抽取部分观察单位某种变量值的集合，从总体中抽取的样本一定能代表该总体
2. 为评价某地区麻疹疫苗的效果，该地总人数 20 万，其中14岁以下的儿童2万名，接种麻疹疫苗的儿童有2000名，随机抽取500名接种过麻疹疫苗的儿童，测量其抗体滴度，其总体和样本分别为（　　）
   A. 20万，2万　　B. 2万，2000
   C. 2000，500　　D. 2万，500
3. 下列关于人口学特征的变量中，属于定性变量的是（　　）
   A. 性别　　B. 身高
   C. 体重　　D. 年龄
4. 在某抽样调查研究中，下列关于调查对象基本情况的指标中属于定量变量的是（　　）
   A. 年龄　　B. 性别
   C. 民族　　D. 职业
5. 在下列指标中属于多项有序分类变量的是（　　）
   A. 民族　　B. 职业
   C. 学历　　D. 血型
6. 在下列关于概率的说法中，错误的是（　　）
   A. 通常用 P 表示
   B. 用于描述随机事件发生可能性的大小
   C. 某事件发生的频率即概率
   D. 在实际工作中，概率是难以获得的

二、简答题

1. 举例说明总体和样本的概念。
2. 试述随机误差的分类及其产生的原因，其与系统误差的区别。
3. 试述定量资料与定性资料的区别。
4. 解释小概率事件及小概率事件原理。

（贺　生）

第2章 统计工作的基本步骤

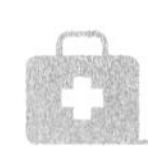

例 2-1

某课题组欲了解某市中学生健康素养知识知晓率和开展健康素养健康教育技能的现状，以针对中学生开展健康素养健康教育和采取相应的干预措施，并判断、评估健康教育和干预措施的效果。

问题：1. 该研究可能涉及的研究方法有哪些？

2. 如何进行科学的统计设计、收集资料、整理资料和分析资料？

统计工作的基本步骤包括统计设计、收集资料、整理资料和分析资料四个步骤。这四个步骤密切联系、前后呼应，任何一个步骤出现问题，都会影响到研究结果的准确性和可靠性。

第1节 统计设计

统计设计是统计工作的第一步，也是最关键的一步，它是根据研究的目的和研究对象的特点，从统计学角度对收集、整理和分析资料提出周密的计划和要求。对统计设计的要求是科学、周密、简明。

医学研究的类型很多，不同类型的医学研究，相应地有不同的研究设计类型。按照是否对研究对象采取干预措施，医学研究可分为观察性研究和实验性研究（图 2-1）。

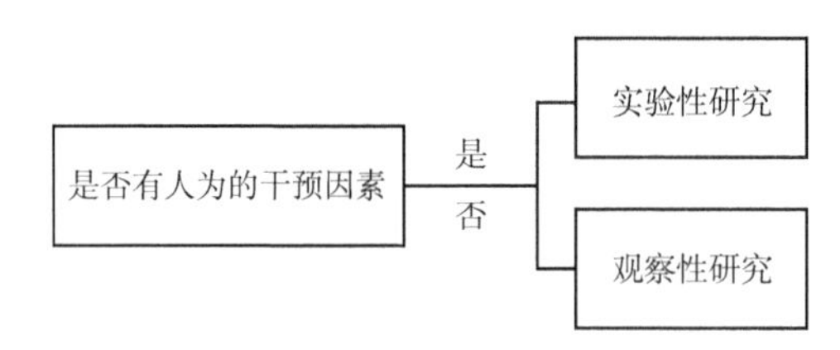

图 2-1　医学研究方法分类

一、观察性研究设计

观察性研究是指不施加人为干预措施，客观地观察、记录和描述某些现象及其相关特征的研究方法。

（一）观察性研究设计的基本内容和步骤

1. 制订研究计划

（1）明确研究目的和指标　明确研究目的是观察性研究中最核心的问题。从统计角度可将研究目的分为两类：一是了解参数、说明总体的特征；二是研究变量间或事物间的关系，以探索病因或影响因素。研究目的要通过调查指标来体现，因此须把研究目的具体化为指标。

（2）确定研究总体和调查对象　在设计时应根据调查目的确定目标总体。为从总体中抽样获取同质的调查对象，应制订调查对象的纳入与排除标准，且明确调查的时间、地点；其次，再根据调查范围来确定具体的调查对象。

（3）确定研究方法　若研究目的在于了解总体特征，可采用现况调查；目的在于研究事物间相互关系和探索病因可采用病例对照研究或队列研究；调查的总体不大时可采用普查，调查的总体太大或无限时采用抽样调查。

（4）确定研究方式　主要有现场观察法、访谈法、问卷法，前两种方法常结合使用。具体详见本章第2节观察性研究资料的收集。

（5）确定研究项目和拟定调查问卷（表）　根据调查指标确定对观察单位的研究项目，包括分析项目和备查项目。调查问卷（表）是把研究项目按提问的逻辑顺序列成表格。

调查问卷（表）的基本结构包括问卷标题、说明部分、填写指导、调查项目和核查项目及编码等，对调查问卷（表）的质量评价主要包括效度、信度和可接受性三个方面。

（6）估计样本含量　样本含量的估计即确定调查对象数量的多少，是调查设计中必须考虑的问题。样本含量的估计与资料的类型、研究的类型、研究设计的方案等有密切关系，估计样本含量时应具备如下基本条件。

1）检验水准：即Ⅰ型（第一类）错误概率 α。样本含量与 α 成反比，与置信度（$1-\alpha$）成正比，α 越小，置信度越高，所需样本含量越大。一般取 $\alpha=0.05$，在实际应用中可根据具体情况进行调整，如研究罕见疾病或研究费用昂贵时，α 可取0.10或0.15等。双侧检验所需样本含量约为单侧检验的2倍，因此在估计样本含量时应明确是采用单侧检验还是双侧检验。

2）检验效能：即把握度（$1-\beta$），β 为Ⅱ型（第二类）错误概率。样本含量与 β 成反比，与检验效能（$1-\beta$）成正比，β 越小，检验效能越大，所需样本含量越大。一般取 $\beta=0.1$ 或0.2，通常检验效能不低于0.8。

3）容许误差：即欲比较的参数间的差值 δ。样本含量与容许误差 δ 成反比，δ 越小所需样本含量越大。在总体参数未知时，可以通过预实验、样本统计量的差值来估计 δ，也可通过查阅相关文献资料确定，以专业上有意义的差值替代，或以0.25或0.50倍标准差代替。

4）总体差异：即总体内数据的差异度标准差 σ（或方差 σ^2）。样本含量与 σ 成正比，σ 越大所需样本含量越大。通常情况下，可用样本标准差 S 作为 σ 的估计值；或类似地通过预实验、查阅文献获得近似值。

抽样误差大小与样本含量直接有关，因此确定一个恰当的样本含量可将抽样误差控制在一定范围内。样本含量过少，所得指标不稳定，推断总体精度差，检验效能低；样本含量过多，不仅增加调查成本，而且可能增大各种非抽样误差，给调查的质量控制带来更多的困难。因此，样本含量估计的基本原则是在保证一定推断精度和检验效能的前提下，确定最少的观察单位数。

（7）确定调查人员　根据调查对象的分布、组成、数量和调查内容所需文化水平等要求，确定调查人员。

2. 制订资料整理与分析计划　资料整理是将原始资料进行科学加工，使之系统化、条理化，以便进一步统计分析。因此，资料的整理计划中首先是核查原始资料，对调查问卷（表）进行完整性和逻辑性检查、复核编码有无错误等；其次应考虑如何录入、整理数据，还应考虑对资料是否分组和如何进行分组；需要的人力和物力等。

资料的初步分析计划应说明各统计指标的内涵和计算方法，预期做哪些统计描述和统计推断，采用什么方法控制混杂因素等。

3. 制订研究的组织计划与质量控制　观察性研究是一项社会性很强的研究工作，调查的组织计划是调查顺利实施和提高调查质量的重要保证。调查的组织计划应包括时间进度、地域划分、调查员培训、预调查、分工协调、经费预算、调查表和宣传资料的准备等。

在设计中根据已有知识，分析在设计、实施、结果分析与总结环节产生误差或偏倚的可能性，估计可能出现的问题，制订详细的质量控制对策与措施。

（二）常用的观察性研究方法

观察性研究分为描述性研究和分析性研究两种类型。描述性研究是对疾病或临床事件的各种特征进行描述，并进行初步分析和推论，为进一步研究提供线索，它是临床科研的初级阶段，包括现况研究、个例调查、病例报告、病例分析和生态学研究等；分析性研究常见于设立对照组进行比较的研究，它是临床研究的深入阶段，包括病例对照研究和队列研究等。

1. 现况研究　是描述性研究中应用最广泛的一种方法。它是指在某一人群中，应用普查或抽样调查的方法收集特定时间内、特定人群中疾病、健康状况及有关因素的资料，并对资料的分布状况、疾病与因素的关系加以描述。从时间上来说这项研究工作是在特定时间内进行的，即在某一时点或在短暂时间内完成的，也称为横断面调查。根据研究目的的不同，现况研究可分为普查和抽样调查。

（1）普查　即全面调查，就是对目标总体中全部观察对象进行调查。它可了解总体在某一特定“时点”的基本情况，如我国的人口普查。理论上普查无抽样误差，可直接得到参数。但普查规模太大，消耗的人财物多，成本效益比大，非抽样误差较大。

（2）抽样调查　是从总体中随机抽取一定数量的观察单位组成样本，对样本中的观察对象进行调查，然后用样本信息来推断总体特征。抽样调查节省成本，且具有观察范围小、调查对象少、易组织实施等优点，有助于获取深入、细致和准确的资料，故在医疗卫生工作中应用最多。调查研究中常用的随机抽样方法有单纯随机抽样、系统抽样、分层抽样和整群抽样。

1）单纯随机抽样：又称简单随机抽样，是按等概率原则直接从含有 N 个观察单位的总体中抽取 n 个观察单位组成样本。单纯随机抽样是最基本的抽样方法，也是其他抽样方法的基础，适用于总体较小的调查或实验研究。方法为：先对总体中全部观察单位按照与研究因素无关特征或标志进行编号，然后用抽签、随机数字表或软件产生随机数字等方法从总体编码中抽取一部分观察单位组成样本。在单纯随机抽样中，每个观察单位被抽中的概率是相等的。例如，某次研究需要在某个病区的 100 名患者中抽取 20 例，利用患者唯一的住院号，采用随机函数生成随机数字的方法随机抽取了 20 例该病患者，每位患者都有 1/5 的概率被抽中（20/100）。

2）系统抽样：又称机械抽样或等距抽样，先将全部观察单位按某一顺序号分成 n 个部分，再从第一部分随机抽取第 a 号，依次相等间隔从每部分各抽取一个观察单位组成样本。适用于观察单位分布均匀、一致的总体。方法为：确定抽样间隔 $k \approx N/n$（取整数），随机确定第 a（$a<k$）号个体，每隔 k 抽取一个，则编号 a，$a+k$，…，$a+(n-1)k$ 的个体组成样本。

例 2-2　调查某社区某病患病情况，该社区有居民 5000 人，试按系统抽样方法抽取 $n=500$ 的样本。

解： 先将 5000 名居民按某一特征的顺序编号，抽样间隔 $k=N/n$ 即 $5000/500=10$，在 1 与 10 之间随机确定一个数字，比如 4，则编号为 4，14，24，…，4994 的个体组成样本。

系统抽样的优点是易于理解、简便易行，容易得到一个按比例分配的样本，样本的观察单位在总体中分布均匀，其抽样误差一般小于单纯随机抽样。系统抽样的缺点是当总体中观察单位按顺序有周期趋势或单调增（或减）趋势时，系统抽样将产生明显的偏性。

3）分层抽样：又称分类抽样，是按影响观测值差异较大的某种特征将总体分为若干层，再从每一层内随机抽取一定数量的观察单位组成样本。适用于层间差异较大的总体。方法为：先按对主要研究指标影响较大的特征将总体分为若干层，再从每层中随机抽取一定数量的观察单位组成样本。

例 2-3　欲了解某县农村育龄妇女生殖系统感染情况及其影响因素，已知该县农村人口 100 000 人，育龄妇女占 30%，其中 50%已婚，拟调查该农村已婚育龄妇女 3000 人。试用分层抽样抽取样本。

解： 计算该县已婚育龄妇女人数：$100\,000 \times 30\% \times 50\% = 15\,000$（人）；

计算抽样比例：$3000/15\,000=1/5$；

将该县已婚育龄妇女 15 000 人按家庭经济状况分为好、中、差三层；每层中按 1/5 抽样比进行随机抽样，抽出 3000 名已婚育龄妇女进行调查。

分层抽样的优点：一是抽样误差比较小；二是可根据各层的具体情况采用不同的抽样方法，利于调查组织工作的实施。

4）整群抽样：先将总体划分为 N 个群（集团），每个群包含若干观察单位，再随机抽取 k（$k<N$）个群，由抽中群的全部观察单位组成样本。适用于群内差异较大而群间差异较小的总体。方法为：按与主要研究指标无关的特征将总体划分为不同的群；然后随机抽取一定数量的群，将抽中群的全部观察单位组成样本。与前 3 种抽样方法不同的是，整群抽样的抽样单位不是个体，而是“群”。“群”是自然或人为的区划，其大小是一个相对的概念。群内的观察单位数相等或不等，但相差一般不太大。

整群抽样的优点是便于组织，节省经费，容易控制调查质量。缺点是样本含量一定时，其抽样误差一般大于单纯随机抽样的误差（因为样本观察单位未能广泛地散布在总体中）。

四种概率抽样方法的抽样误差大小关系：整群抽样≥单纯随机抽样≥系统抽样≥分层抽样。

2. 分析性研究　也称分析流行病学。它是进一步在有选择的人群中观察可疑病因与疾病和健康状况之间关联的一种研究方法。主要有病例对照研究和队列研究两种方法。前者按照是否患病分组，了解研究对象在研究因素的暴露强度有无差别；后者按照是否暴露所研究的可疑病因分组，前瞻性观察他们的发病水平有无差别。这两种研究方法的目的都是检验病因假设，估计危险因素的作用程度。

二、实验性研究设计

实验性研究是指研究者根据研究的目的，将研究对象随机分配到两个或多个处理组，在严格的控制条件下、人为给予实验组某项干预措施（处理因素），通过追踪观察并比较不同处理出现的结果是否有差别，评价干预措施的效果或处理因素是否对受试对象产生效应，是验证已有理论或已建立假设的一种研究方法。根据受试对象的不同，实验性研究分为动物试验、临床试验和干预试验 3 类。

（一）实验性研究的基本要素

1. 受试对象　是根据实验性研究目的确定的观察单位，也称为观察对象。它可以是人，也可以是动物或细胞、器官、血清等生物材料。研究目的不同，所选择的受试对象也不同。

2. 处理因素　又称干预措施或研究因素，是受试对象在实验中接受的处理，可以是一因素或多因素不同水平的组合。它可以是生物的、化学的、物理的、生理的、遗传的等。

3. 实验效应　是处理因素作用于受试对象时产生的反应或结果。实验效应常借助定性或定量的观察指标来表达。观察指标与研究的问题须存在本质的联系，并能准确反映实验效应。如在用某降压药治疗高血压患者、观察治疗前后患者血压变化的研究中，高血压患者为受试对象（观察对象）、降压药为处理因素（干预措施）、血压值的变化为实验效应。

（二）实验性研究设计的基本原则

1. 对照原则　在实验性研究中为显现处理因素的作用，应设立相应的对照。设立对照应满足均衡性，即在设立对照时除处理因素不同外，其他因素应尽可能相同，以控制非处理因素对实验结果的影响，从而充分显现处理因素的效应。常用的对照形式有以下几种。

（1）空白对照　是指对照组不接受任何处理。例如，研究某药物的治疗效果，选择大白鼠为受试对象，实验组饲料中投放药物，对照组饲料中不投放，即饲料未投放药物组的大白鼠为空白对照。

（2）安慰剂对照　采用一种不含实验药物的有效成分、无药理作用的安慰剂作对照。安慰剂的剂型、大小、颜色、气味等与实验药物相同，不会被受试对象和研究者所识别。例如，观察某药治疗胃病的疗效时，用淀粉作安慰剂，实验组用药物治疗，对照组用淀粉治疗。

（3）标准对照　用现有公认的标准方法或常规方法作为对照。例如，临床试验不给患者任何不符合伦理要求治疗，这时采用当前确认疗效的常规药物作为对照是最好的选择。

（4）实验对照　对照组不施加处理因素，但施加某种与处理因素有关的实验因素。例如，采用烟熏剂做病房空气消毒实验，对照组为不加药的单纯烟熏。

（5）自身对照　对照与实验在同一受试对象身上且同期进行。例如，身体对称部位一个为对照，一个为实验，比较不同药物的差异。

（6）相互对照　不另设对照组，而是各实验组间相互为对照。例如，研究饲料中蛋白质含量对幼鼠体重增加的影响，依据饲料中蛋白质含量设立低（1%）、中（5%）、高（10%）3个剂量组，互为对照。

2. 随机化原则　实验性研究中的随机化可使大量难以控制的非处理因素在实验组和对照组中的分布相当。随机化包括随机分组和实验顺序随机。随机分组使纳入实验的受试对象有相同的机会分配到各处理组，使非处理因素在组间均衡，提高可比性。实验顺序随机保证每个受试对象先后接受处理的机会相等，使实验顺序对各对比组效应的影响达到均衡。随机化常需借助随机数来实现，随机分组具体过程见完全随机设计。

3. 重复原则　是指实验组和对照组要有一定的样本量，即在相同条件下对适量受试对象进行重复观测。广义讲，重复可以是：①整个实验的重现性，以提高实验结论的真实性；②受试对象的适量重复，以避免把个别情况误以为普遍常识、把偶然性当成必然规律等。同时重复实验是检查实验结果可靠性的唯一方法。

（三）实验性研究设计的基本内容

1. 建立研究假设和确定研究的具体问题　建立研究假设实际上是在现有专业知识基础上选题和立题的过程，如研究者根据专业知识、临床经验及文献资料，提出一项理论假设。研究假设确立后，需进一步将其表达为所要解决的具体问题，且应分清研究的主要问题和次要问题。主要问题即一项研究所要解决的问题，也就是研究的目的；次要问题用于说明及完善研究问题。

在某药物治疗牙周炎的临床试验中，该药治疗牙周炎是否有效及安全性如何为该研究的主要问题；对于不同年龄段患者的疗效差别、受试者的依从性如何可作为次要问题。

2. 确定研究对象和样本含量　研究对象是由研究目的确定的处理因素作用的客体，其选择的正确与否会对实验结果产生极为重要的影响。在实验性研究中，研究对象应对处理因素敏感且产生的实验效应稳定、特异。为保证研究对象的同质性，研究者必须根据研究目的和要求，明确研究对象的范围，并制订严格的受试对象纳入和排除标准。

确定样本含量就是明确受试对象的数量。样本含量过小，统计推断效能低；样本含量过大，会增加研究成本和实际工作的难度，且影响数据的质量。样本含量一般根据主要观察指标来估计，具体方法可参见其他统计学书籍。

3. 确定处理因素　处理因素是研究者根据研究目的而施加给受试对象的特定实验措施。确定处理因素应注意区分处理因素与非处理因素，处理因素应标准化和合理划分处理因素的水平数。

4. 明确观察指标　实验效应是在处理因素作用下，研究对象的反应或结局。实验效应通过观察指标来体现，因此观察指标的选择是决定研究成败的重要环节。选择实验效应指标时应注意指标的关联性、指标的客观性、指标的精确性、指标的灵敏度和特异度。

5. 确定实验设计类型　研究者在进行实验研究设计时，需根据研究目的，结合现有资源和时间要求等选择合理的设计类型。最基本的单因素设计有完全随机设计、配对设计和随机区组设计。

（1）完全随机设计　又称简单随机设计、随机对照试验，系采用完全随机化分组方法将同质的实验对象分配到不同的处理组进行实验的设计方法。完全随机设计属于单因素设计，可以考察单因素两水平或多水平的效应。如只有实验组和对照组又称为成组设计。各组样本量相等为平衡设计，不等则为非平衡设计，平衡设计时检验效能最高。分组的具体步骤为编号、取随机数字、排序和分组四步。

例 2-4　试将15只小鼠随机分配到A、B、C三组。

解：分组的步骤如下。

1）编号：将15只小鼠按体重大小编号，见表2-1第1行。

2）取随机数：从随机数字表（附表1）第16行第1列开始，依次读取2位数（位数一般与样本量的相同）作为一个随机数并录于编号下，见表2-1第2行。

3）排序：将 15 个随机数从小到大编序号并记在表 2-1 第 3 行。

4）分组：事先规定序号 1～5 对应的小鼠为 A 组，序号 6～10 对应的小鼠为 B 组，序号 11～15 对应的小鼠为 C 组，见表 2-1 第 4 行。

表 2-1　15 只小鼠完全随机分组结果

动物编号	1	2	3	4	5	6	7	8	9	10	11	12	13	14	15
随机数	88	56	53	27	59	33	35	72	67	47	77	34	55	45	70
排序序号	15	9	7	1	10	2	4	13	11	6	14	3	8	5	12
分组结果	C	B	B	A	B	A	A	C	C	B	C	A	B	A	C

（2）配对设计和随机区组设计　（异体）配对设计是将受试对象按一定条件配成对子，再将每对中的两个受试对象随机分配到 2 个不同的处理组中进行实验观察的设计方法。配对因素为主要的非处理、可能影响实验结果的混杂因素。例如，在动物实验中，常将种属、性别、年龄、体重等作为配对因素；在临床试验中，常将性别、年龄、病情等作为配对因素。此外，同一实验对象分别接受两种不同的处理，如同一份血样，分别用两种血红蛋白测定仪器检测其血红蛋白含量，这种设计称为自体配对设计。

随机区组设计又称配伍组设计，是将某些特征、条件相同或相近的受试对象配成随机区组（或称配伍组），再分别将各区组内的实验对象随机分配到几个处理组的实验设计。配伍组中的受试对象数等于处理组数。它是配对设计的扩展，换言之，配对设计就是配伍设计最简单的情形。设计时应遵循“区组间差别越大越好，区组内差别越小越好”的原则。

配对设计和随机区组设计的优点是每个对子和区组内的实验对象具有较好的同质性，比完全随机设计减少了误差，因而更容易发现处理组间的差别，提高了实验效率。分组步骤为配对（配伍）编号、取随机数字、分组等。

例 2-5　试将 8 对大鼠随机分配成 A、B 两组。

解： 分组的步骤如下。

1）编号：大鼠按体重相近配对并编号，如第一对为 1.1 和 1.2，余以此类推，见表 2-2 第 2 行。

2）取随机数：随机指定随机排列表（附表 2）中的第 2 行，取数字 0～7，写在相应对子号下，见表 2-2 第 3 行。

3）分组：事先规定遇单数取 AB 顺序，遇双数取 BA 顺序，分组结果见表 2-2 第 4 行。

表 2-2　配对设计的 8 对大鼠用随机排列表分组的结果

对子号	1		2		3		4		5		6		7		8	
大鼠编号	1.1	1.2	2.1	2.2	3.1	3.2	4.1	4.2	5.1	5.2	6.1	6.2	7.1	7.2	8.1	8.2
随机排列数	7		6		2		5		0		1		4		3	
分组结果	A	B	B	A	B	A	A	B	B	A	A	B	B	A	A	B

例 2-6　试将 15 只成年雄性新西兰家兔按体重配成 5 个区组，分别接受 A、B、C 三种处理。

解： 分组的步骤如下。

1）编号：家兔按体重从轻到重进行编号，体重相近的 3 只家兔配成一个区组，见表 2-3 第 1 行和第 2 行。

2）取随机数：从随机数字表（附表 2）第 8 行第 2 列开始，依次读取 2 位数作为一个随机数并录于编号下，见表 2-3 第 3 行。

3）排序：在每个区组内将随机数按大小排序，见表 2-3 第 4 行。

4）分组：各区组内随机序号为 1 的为 A 组，序号为 2 的为 B 组，序号为 3 的为 C 组，见表 2-3 第 5 行。

表 2-3　15 个家兔区组随机化分组结果

区组号	1			2			3			4			5		
动物编号	1	2	3	4	5	6	7	8	9	10	11	12	13	14	15
随机数	68	35	26	0	99	53	93	61	28	52	70	5	48	34	56
排序	3	2	1	1	3	2	3	2	1	2	3	1	2	1	3
分组结果	C	B	A	A	C	B	C	B	A	B	C	A	B	A	C

6. 偏倚的控制　实验性研究的结果除了有抽样误差外，还可能受到非处理因素的干扰，歪曲了处理因素的真实效应，导致研究结果出现偏差，称为偏倚。偏倚根据其来源的实验阶段可分为三类。

（1）选择性偏倚　由于纳入研究对象或分组不当，使样本缺乏代表性，研究对象缺乏同质性，组间缺乏可比性而产生的偏倚。

（2）测量性偏倚　在研究过程中由于测量仪器未校准、操作不规范、对结果的判断伴有主观性等方面的原因而引起的偏倚。

（3）混杂性偏倚　在资料分析阶段，由于某些非处理因素与试验因素对效应指标的共同作用，使统计分析结果产生偏倚。

链接

盲　法

盲法是避免观察者、研究对象及资料整理分析者的主观因素对研究结果产生影响的有效措施，它是指观察者、研究对象或资料整理分析者不知道研究的分组和处理情况，具体包括单盲、双盲和三盲。单盲是只有研究对象不知道分组及处理情况，双盲是研究对象和观察者均不知道分组及处理情况，三盲是研究对象、观察者和资料整理分析者均不知道分组和处理情况。

第 2 节　收集资料

收集资料是统计工作的第二步，是根据研究的目的和按照统计设计的要求，及时收集准确的、完整的、可靠的原始资料。

一、资料的来源

统计资料的来源有经常性资料和一时性资料两个方面，后者可分为观察性研究资料和实验性研究资料。

（一）经常性资料

1. 统计报表　是医疗卫生机构根据国家规定的报告制度，定期逐级上报的有关报表，如法定传染病年（日、月）报表、疫情（日、旬、月、季、年）报表、医院工作基本情况年报表等。这些报表由国家相关部门统一设计，主要提供居民健康状况、医疗卫生机构工作和医疗卫生事业发展的数据，可作为制订卫生工作计划与对策、检查和考核卫生工作效果的依据，也是科学研究的基础资料。

2. 报告卡　如传染病报告卡、出生报告卡、死亡报告卡等。

3. 医疗卫生工作记录　如医院各科的门诊病历、住院病历、化验报告、医学检查记录、健康检查记录、卫生监测记录等。

（二）观察性研究资料的收集

1. 收集内容 最基本的内容包括研究对象的基本人口学特征、暴露与健康状况等。

2. 收集方式

（1）现场观察法 由调查人员到现场对观察对象进行直接观察、检查、测量或计数来取得资料。例如，儿童的生长发育情况调查中，调查者直接对儿童进行身高、体重、胸围等的测量。此方法所得资料真实可靠，但成本较高。

（2）访谈法 是访问者走家访户，或通过手机等通信工具直接与被调查者进行语言交流获取调查信息。访谈法根据被调查者的人数分为个体访谈法和集体访谈法，后者是通过开调查会进行调查的方法，起到初筛和快速取得资料的作用。其成本较低、应答率较高。

（3）问卷法 最常用的方法，分为自填问卷调查和他填问卷调查。

1）自填问卷调查：是指调查员将问卷表发送或邮寄给被调查者，被调查者自己阅读填答，然后由调查员收回的收集方法。随着网络的普及，网络法是问卷调查应用越来越广的一种方法。该法主要优点是节省时间、成本低；匿名性较好；所得资料便于定量处理和分析；可避免某些人为误差。主要缺点是问卷回收率难以保证；对被调查者的文化水平有要求；调查资料的质量常得不到保证。

2）他填问卷调查：是指调查员采取口头询问和交谈的方式，向被调查者了解情况收集资料的方法。主要优点是调查的回答率较高；调查资料的质量较好；调查对象的适用范围广。主要缺点是调查员与被调查者的互动会影响到调查结果；访问调查的匿名性比较差、费用高；当面访问法对调查员的要求更高。

（三）实验性研究资料的收集

实验指标的观察、测量和记录过程就是数据收集的过程。为保证研究质量，在数据收集过程中，一切可能干扰研究结果的因素均应有效地控制，如对生长发育指标进行测量时，要求测量环境类似，采集、测量数据的方法和手段保持不变。如果是多人、多中心合作，在正式实验前应统一培训，并进行一致性检验。实验过程中的所有结果都应认真、实事求是地记录在案。

二、收集资料的基本要求

（一）资料完整、正确和及时

资料完整是指收集资料项目无遗漏，无空项，报表无漏报、错报、重报等；资料正确是指观察、测量、记录、填写和计算的内容准确无误、真实可靠；资料及时是指资料的时效性。统计报表按规定时间完成，专项研究资料的数据记录应在观察、测量的同时完成，按时反馈。

（二）要有足够的数量

一定数量的原始数据才能真实反映事物的规律性。确定研究对象数量，一是根据研究目的，如制订医学参考值范围时要求样本量过百例，观察药物疗效时要求样本量至少数十例；二是根据资料类型，如分析定量资料时样本含量可少些，而分析定性资料时样本量应多些；三是根据允许误差计算样本含量。

（三）资料的代表性和可比性

资料的代表性是指做专题研究时应遵循随机化的原则收集资料；资料的可比性是指进行比较时，各组间除实验因素不同之外，其他条件基本一致。

第3节 整理资料和分析资料

一、整 理 资 料

资料整理是统计工作的第三步，是按照设计的要求，将收集的原始资料进行反复核对和检查，纠正错误，分类汇总，使其系统化、条理化，以便进一步计算指标和统计分析。

（一）整理资料的基本步骤

1. 核查资料　首先应检查核对原始资料，一是对资料的逻辑检查，检查原始报表（或报告卡）的横向、纵向合计和总合计是否吻合；二是从专业角度对资料的合理性进行检查，原始资料有无相互矛盾的地方，如女性死于阴茎癌，新生儿身长为80cm等；三是从专业角度对资料的一致性进行检查，如诊断标准、疗效评定标准是否统一等。

2. 设计分组　根据统计分析的需要，按性质或类型、数量大小、等级高低对原始数据设计分组。

3. 归组汇总　按分组要求设计整理表，再用手工或计算机，计算出各组频数，分组汇总成频数分布表，便于指标的计算及进一步统计分析。

（二）观察性研究资料的整理

对调查资料须认真交接和核查核校、编码和录入，仔细设计拟整理表格、数据分组和数据归纳汇总等整理过程。

1. 资料的接收和核查　原始资料的接收是整理工作的第一步，要认真管理收回的观察记录、访问访谈和问卷调查表等，并做专门的记录，包括问卷完成日期、收回日期，掌握问卷的收回情况。

原始资料收回时，应对调查表进行完整性核查、逻辑核查工作。完整性核查是核对调查表填写是否有缺项，若有应立即返回调查补填。完整性核查应在调查现场进行，否则弥补困难。逻辑性核查主要检查内容逻辑上的矛盾，有些逻辑核查可在数据录入后，由计算机核查。

2. 数据编码和录入　数据编码即对每条调查项目所有可能的调查结果分配一个代码。在问卷设计时的编码为事前编码，编码要方便对调查问题的理解和做答。在数据收集后的编码为事后编码，主要针对调查表中的开放性调查项目，归纳整理出回答内容的类型，给予恰当的编码，便于计算机录入和识别。

3. 设计数据整理表和数据分组　根据研究目的和预期分析指标设计数据整理表和数据分组，它使调查目的具体、明确，同时又是预期结果的表达形式。

分组的目的是将同性质的观察单位合在一起，将不同性质的观察单位分开，以显示组内的共性、组间的差异性。只有抓住影响被研究现象最主要的、本质的特征（亦称分组因素）进行分组，才能显示出事物的内部规律。分组有以下两种。

（1）类型分组　又称质量分组或品质分组，是按资料性质或类别进行分组，如分组时可将人群按性别、户籍分组等。

（2）数量分组　即按分组因素的数量大小来分组，如分组时可将人群按年龄大小、身材高低等分组。

4. 数据汇总　是按拟定的整理表和分组要求，将原始资料分别归入各组，汇总整理成统计表。

（三）实验性研究资料的整理

实验性研究资料的整理包括资料分类、处理可疑值和评估及统计分析前处理。

1. 实验性研究资料的分类　按照研究对象的特征，把收集的实验性研究资料进行分类。目的是在分析时更科学地发现相关因素和类别特征，更好地发现研究结果的规律，避免笼统分析造成的假象。

（1）分类标志　就是分类时依据的特征。

1）定量标志和定性标志：定量标志是反映研究对象数量差异的标志，如年龄、身高、体重等。定性标志是反映研究对象属性差异的标志，如性别、民族、血型等。

2）固有标志和规定标志：固有标志是研究对象固有的客观分类标志，如性别、地区等。规定标志是按照某种属性或指标对研究对象进行分类时设定的主观标志，如按体重值将研究对象分为瘦、正常体重、肥胖三类。

（2）分类的原则　对科研资料进行分类，应遵循两个基本原则。

1）完整性原则：按分类标志所分的种类应能包括需分类的所有研究资料，无遗漏。

2）相斥原则：按分类标志所分的各类间不能混淆，各类资料界限清晰，互不相容。

2. 实验数据中可疑值的处理　为使分析结果更符合客观实际，需剔除明显歪曲实验结果的测定数据，对于实验性研究结果中出现的可疑值不能凭主观意愿直接取舍。正常数据总是有一定的分散性，如果人为删去未经检验断定其离群数据的测定值（即可疑数据），由此得到精密度很高的测定结果并不符合客观实际。因此须遵循一定原则对可疑数据进行取舍。

3. 实验性研究资料有效性、可信度与可比性的评估　有效性和可信度低、组间可比性差的实验性研究结果如果直接进行统计分析可能会得出错误的结论。故首先要对实验性研究资料的有效性、可信度和可比性进行评估，寻找并控制影响有效性、可信度和可比性的因素后再对数据进行统计分析。

4. 对实验性研究数据进行适当的探索性分析　对实验性研究数据进行统计指标的计算，如均值、标准差、最大值、最小值等，选择合适的统计图表、数据模型，分析数据的趋势规律，根据发现的趋势规律再确定相应的统计分析。

二、分 析 资 料

分析资料是统计工作的第四步，是根据设计的要求，恰当运用统计分析方法，计算指标，进行统计描述与统计推断，阐明事物的规律，结合专业知识，做出合理的解释、科学的结论。统计分析主要包括两个方面。

1. 统计描述　指选用恰当的统计指标及合适的统计图表，对资料的数量特征及其分布规律进行测定和描述。

2. 统计推断　指如何在一定的可信度下由样本信息推断总体特征。包括：①参数估计，即由样本统计指标来推断总体相应指标；②假设检验，即由样本差异来推断总体之间是否可能存在差异。

分析资料时要求对各种统计方法能融会贯通地理解，能够正确地选择、综合地运用各种统计分析方法；对所研究的事物有一定的认识。

目标检测

一、单选题

1. 观察性研究与实验性研究的根本区别在于（　　）
   A. 抽样方法不同　B. 是否设立对照
   C.假设检验方法不同　D. 是否人为施加干预措施
2. 下列抽样方法中抽样误差最大的是（　　）
   A. 系统抽样　B. 整群抽样
   C. 分层抽样　D. 单纯随机抽样
3. 实验性研究设计中要求遵循设计基本原则的目的是（　　）
   A. 便于统计处理
   B. 严格控制或消除随机误差
   C. 便于进行试验
   D. 尽量减少或抵消非实验因素的干扰

二、简答题

1. 简述四种常用的随机抽样方法的概念和优缺点。
2. 简述实验性研究的基本要素、实验性研究设计的基本原则和对照的主要形式。

（杨　亮）

第3章

定量资料的统计描述

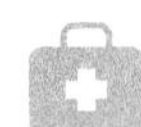

例 3-1

现有某年某校 100 名 18 岁健康女大学生的身高资料如表 3-1 所示。

表 3-1 某年某校 100 名 18 岁健康女大学生的身高测定结果（单位：cm）

165.10	166.30	159.50	166.10	162.80	166.20	170.20	165.20	163.00	161.50
169.60	164.00	165.10	167.50	163.60	166.10	158.40	169.00	161.30	162.60
163.00	159.90	168.50	161.80	164.20	156.80	163.00	162.30	165.00	158.30
169.30	160.60	167.30	158.20	161.50	160.60	162.20	162.80	164.20	165.80
160.90	169.10	161.00	161.20	160.70	161.50	164.00	163.40	167.50	170.50
162.00	162.50	163.70	155.60	159.40	161.90	169.70	162.90	162.60	168.90
166.50	172.10	167.10	158.50	163.80	166.60	163.50	164.60	160.40	165.10
165.90	157.10	157.20	154.70	158.00	164.30	162.70	163.10	165.20	164.50
165.40	165.80	163.10	168.20	158.20	167.20	159.90	161.20	164.50	162.80
156.30	168.00	159.00	167.50	173.60	162.00	167.40	170.60	165.00	166.80

问题： 如何对表 3-1 资料进行定量的统计描述？如该校某 18 岁女大学生的身高为 155.0cm，试判断该女大学生的身高是否正常？

第 1 节　频数分布表

通过调查或实验等方式所收集得到的原始资料一般都是杂乱无章的。为了能一目了然地发现数据的分布特征，便于后续的统计分析，通常会制作一张频数分布表，对原始数据进行整理。

一、频数分布表的基本概念

1. 频数　所谓频数就是变量观察值（测量值）的个数，表示观察值在各组出现的频繁程度。
2. 频数分布　是变量在其取值范围内于各组内或各类中频数的分布情况。
3. 频数分布表　是指将分组标志或变量值及相应的频数用表列出，简称频数表。

二、频数分布表的编制

从绪论中统计学的基本概念我们已经得知变量可分为定性变量和定量变量，定量变量又可分为离散型和连续型，因此不同类型的变量可以制作不同分组形式的频数表。定性变量的频数表编制过程就是按变量的属性或等级分组，归组汇总得出各组频数，分别计算频率、累积频数和累积频率即可。定量变量的频数表分为离散型和连续型两种。

1. 离散型定量变量的频数表 离散型定量变量频数表的编制与定性变量的类似，只要列出变量取值及相应的频数，就完成了频数表的编制，也可计算相应的频率及累积频率。

例 3-2 某大学在某年对学生进行体质评价时，抽样调查了 160 名一年级男生完成引体向上的次数情况，根据该资料制作频数表。

解："完成引体向上的次数"是离散型定量变量，故以其取值为分组单位，再汇总列出各组的频数即得相应的频数表，见表 3-2 的第（1）、（2）栏。有时为进一步计算和分析，还可列出频率、累积频数和累积频率，见表 3-2 的第（3）、（4）和（5）栏。

表 3-2 某年某大学一年级 160 名男生完成引体向上的频数分布

完成次数 （1）	频数 f （2）	频率/% （3）	累积频数 （4）	累积频率/% （5）
3	9	5.63	9	5.63
4	26	16.25	35	21.88
5	43	26.88	78	48.75
6	37	23.13	115	71.88
7	24	15.00	139	86.88
8	14	8.75	153	95.63
9	7	4.38	160	100.00
合计	160	100.00	—	—

注：数据因四舍五入，存在误差。

2. 连续型定量变量的频数表 按变量值范围划分成不同的取值区间，每个区间为一个组段，将各组段与相应的频数列表即为频数表。

根据表 3-1 某年收集某校 100 名 18 岁健康女大学生的身高（cm）资料，试编制频数表。

解：频数表的编制步骤如下。

1）计算极差：极差又称全距，为一组资料中的最大值与最小值之差。用符号 R 表示，计算公式为

$$R = x_{\max} - x_{\min} \tag{3-1}$$

式中：R 为极差，$x_{\max}$ 为最大值，$x_{\min}$ 为最小值。本例 $R = 173.60–154.70 = 18.9$cm。

2）暂定组数：根据样本含量的多少等来暂定组数。以能反映数据分布规律为原则，组数不宜过多或过少。通常分为 8～15 组，若观察单位例数在 100 例以上，一般取 10 组左右，组数常用 k 表示。本例 $n = 100$，拟分 10 组。

3）确定组距：组距表示组段之间的距离，用符号 i 表示，一般用等距。计算公式为

$$i=R/k \tag{3-2}$$

本例 $i = 18.9/10 = 1.89$cm，为方便计算，将组距取整，取 2.0cm 作为组距。

4）划分组段：即确定各组段的上、下限。各组段的起点和终点分别称为下限和上限。在确定各组段的上、下限值时，各组段要连续但不能重叠，除最末组段外，其余组段只包含下限值，不包含上限值。最小值在第一组段，最大值在最后一组段。除最末组段外，一般组段值只写下限。

本例最小观察值为 154.7cm，为方便计算，第一组段下限取 154.0cm，组距 2.0cm，则其上限（上限 = 下限 + 组距）为 156.0cm，以此类推，直到最末一组。见表 3-3 第（1）栏。

5）列表归组：确定组段后，将原始数据用划记法或计算机计算频数，依次计算频率、累积频数和累积频率列入表格中，见表 3-3。

表 3-3 某年某校 100 名 18 岁健康女大学生的身高频数分布

组段/cm (1)	频数 f (2)	频率/% (3)	累积频数 (4)	累积频率/% (5)
154.0～	2	2.00	2	2.00
156.0～	4	4.00	6	6.00
158.0～	11	11.00	17	17.00
160.0～	14	14.00	31	31.00
162.0～	22	22.00	53	53.00
164.0～	19	19.00	72	72.00
166.0～	14	14.00	86	86.00
168.0～	9	9.00	95	95.00
170.0～	4	4.00	99	99.00
172.0～174.0	1	1.00	100	100.00
合计	100	100.00	—	—

根据表 3-3 的资料，以各组段身高值为横坐标，频数为纵坐标，可绘制频数分布图，称为直方图，如图 3-1 所示。它比频数表更为直观和形象。

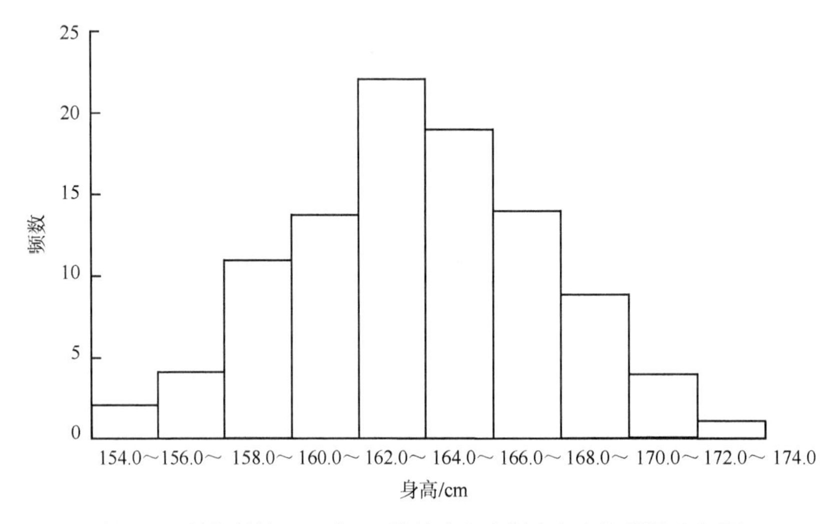

图 3-1 某年某校 100 名 18 岁健康女大学生身高的频数分布图

三、频数分布表和频数分布图的用途

1. 揭示频数分布的特征 从表 3-3 和图 3-1 可以看出频数分布的两个重要特征。

（1）集中趋势 是指一组数据向某一位置聚集或集中的倾向。100 名 18 岁健康女大学生身高值向中间高峰处集中，以“162.0～”组段的人数最多。

（2）离散趋势 又叫离散程度，反映一组数据的差异度，即各个观察值离开集中位置的程度。100 个身高值从中间到左右两侧频数分布逐渐减少，是离散趋势。

2. 揭示频数分布的类型 根据频数分布的特征，可将资料分布的类型分为两种。

（1)对称分布 是指集中位置在中间，左右两侧的频数大致对称的分布，如表 3-3 和图 3-1 及图 3-2A 所示。正态分布或近似正态分布就是对称分布的例子，这类分布在医学研究中最为多见，如身高、体重、血压、脉搏、血红蛋白等指标的分布。

（2）偏态分布　是指频数分布不对称，集中位置偏向一侧。若集中位置偏向数值小的一侧即左侧，称为正偏态分布，如图 3-2B 所示，属于此类分布的资料如食物中毒的潜伏期、正常人体非必需元素含量的分布等。若集中位置偏向数值大的一侧即右侧，称为负偏态分布，如图 3-2C 所示，属于这一类型分布的资料较为少见，如肿瘤患者、慢性病患者的年龄分布等。

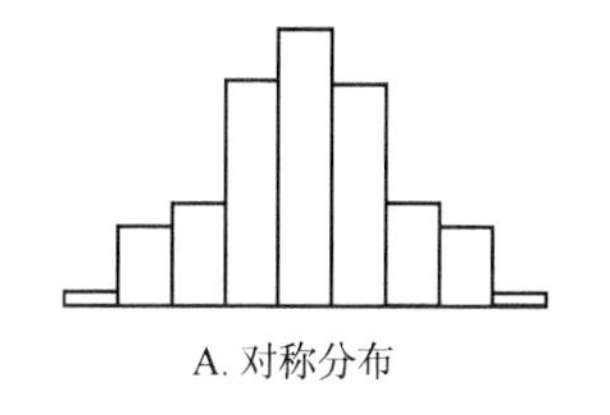
A. 对称分布

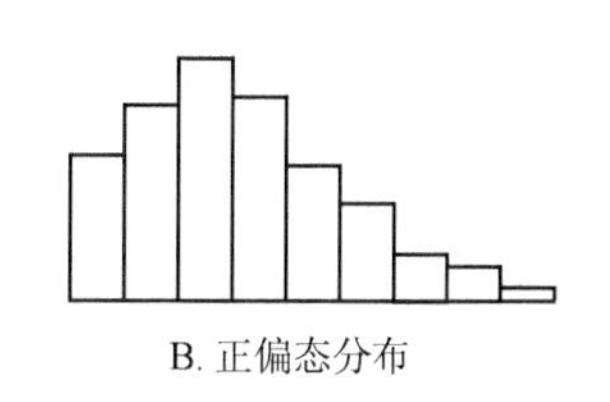
B. 正偏态分布

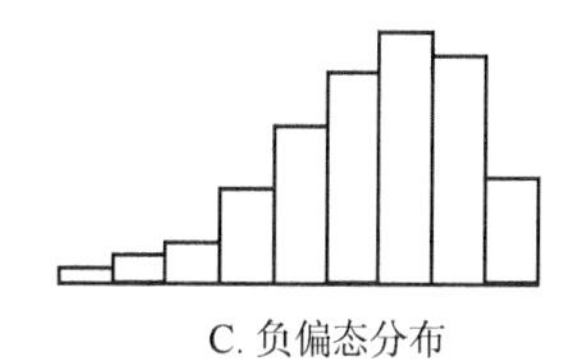
C. 负偏态分布

图 3-2　常见频数分布类型图

3. 便于发现某些特别大或特别小的可疑值　可疑值又叫离群值，如在频数表的两端连续出现几个组段的频数为 0 后，又出现一些特别大或特别小的值时，提示应进行必要的检查、核对，以便纠正错误。

4. 便于进一步统计分析　编制频数表不仅用以反映数据的分布特征与类型，还可在此基础上计算相应的统计指标（如均值、标准差等），做进一步的统计分析。

5. 作为陈述资料的一种形式　频数分布表和频数分布图也是陈述资料的一种形式，能避免冗长的文字叙述，形象、直观地反映数据的分布特征与规律。

6. 用大样本的频率估计概率　如随机抽取 1 名女大学生，根据表 3-3 中的频率数值，近似估计其身高值出现在 154.0～、156.0～、158.0～等组段的概率分别为 2.00%、4.00%、11.00%。

第 2 节　集中趋势描述指标

通过频数分布表和频数分布图，可以对定量资料的数据分布有一个直观的认识和初步了解，为进一步掌握数据的分布规律，还需用统计指标来反映数据的分布特征，即需进一步计算集中趋势指标和离散趋势指标。

平均数是描述定量资料集中趋势常用的统计指标，用来反映一组数据的集中位置和说明数据的平均水平。在医学领域中常用的平均数有算术平均值、几何均数和中位数。

一、算术平均值

算术平均值简称均值或均数，用于描述一组同质定量资料的平均水平，是各个观察值相加的和除以观察值个数所得的商。统计学中常用希腊字母 μ（读作 miu）表示总体均值，用 $\bar{X}$ 表示样本均值。

（一）样本均值的计算

1. 直接法　适用于小样本、不分组的资料。计算公式为

$$\bar{X} = \frac{x_1 + x_2 + \cdots + x_n}{n} = \frac{\sum x}{n} \tag{3-3}$$

式中，$\bar{X}$ 为样本均值，x_1，x_2，…，x_n 为各观察值，$\sum$ 为求和符号，n 为观察值个数。

例 3-3　某护士测定 6 名健康成人空腹血糖值，分别为 5.87、4.15、3.89、4.65、5.34、4.07mmol/L，求平均血糖值。

解：将上述 6 个观察值代入公式（3-3）得

$$\bar{X} = \frac{5.87 + 4.15 + 3.89 + 4.65 + 5.34 + 4.07}{6} = 4.66\text{mmol/L}$$

2. 加权法　适用于样本含量较大、编制为频数表的资料。计算公式为

$$\overline{X}=\frac{f_1x_1+f_2x_2+\cdots+f_kx_k}{f_1+f_2+\cdots+f_k}=\frac{\sum fx}{\sum f}=\frac{\sum fx}{n} \tag{3-4}$$

式中，x_1，x_2，…，x_k 分别表示频数表中 1～k 组的组中值[组中间的值称为组中值，组中值=（本组段下限+本组段上限)/2]，f_1，f_2，…，f_k 为各对应 x_1，x_2，…，x_k 的频数，$\sum fx$ 分别为各组段内组中值与相应频数乘积的总和，$\sum f=n$ 即总频数。

由公式（3-4）可以看出，各组的频数（又称为权数）越大，频数与组中值的乘积越大，则对 $\overline{X}$ 的影响也越大，计算出来的均值又称为加权均值，故称为加权法。

例 3-4　试计算例 3-1 资料的均值。

解：（1）按照频数表的编制步骤和方法，将资料编制成频数表，见表 3-3。

（2）按组中值的计算公式计算每一组段的组中值，并在保留表 3-3（1）和（2）栏的基础上，增加组中值和与相应频数乘积两栏，编制计算表，见表 3-4 的第（3）和（4）栏。

表 3-4　某年某校 100 名 18 岁健康女大学生的身高的均值计算表（加权法）

组段/cm （1）	频数 f （2）	组中值 x （3）	fx （4）
154.0～	2	155.0	310.0
156.0～	4	157.0	628.0
158.0～	11	159.0	1749.0
160.0～	14	161.0	2254.0
162.0～	22	163.0	3586.0
164.0～	19	165.0	3135.0
166.0～	14	167.0	2338.0
168.0～	9	169.0	1521.0
170.0～	4	171.0	684.0
172.0～174.0	1	173.0	173.0
合计	100	—	16 378.0（$\sum fx$）

（3）将表 3-4 中相应的值代入公式（3-4）即可计算出均值。

$$\overline{X}=\frac{f_1x_1+f_2x_2+\cdots+f_kx_k}{f_1+f_2+\cdots+f_k}=\frac{\sum fx}{\sum f}=\frac{\sum fx}{n}=\frac{16\,378.0}{100}=163.8\text{cm}$$

故 100 名健康 18 岁健康女大学生的身高均值为 163.8cm。该均值也可用 SPSS 软件进行计算，具体参见第 11 章例 11-1。

在计算频数表资料的均值时，用组中值代替实际观察值的条件是假定各组在组内是均匀取值的，如不符合此条件，计算的误差会较大。

（二）均值的应用

1. 均值反映一组同质观察值的平均水平，并可作为一组资料的代表值与其他资料进行比较。

2. 均值适用于描述单峰对称分布资料的集中位置，特别是正态分布或近似正态分布的资料。由于均值容易受到极端值的影响，故不适用于偏态分布资料。

3. 均值在描述正态分布资料的特征方面具有重要意义，见本章第 4 节。

二、几何均数

几何均数又称几何平均值，某些原始数据呈偏态分布，但经过对数变换等变量转化后呈正态或近似正态分布，此时不宜用均值描述其集中位置，需用几何均数。它是 n 个观察值连乘的积再开 n 次方所得的根，样本几何均数用 G 表示。

（一）几何均数的计算

1. 直接法　适用于小样本、不分组的资料。计算公式为

$$G=\sqrt[n]{x_1\cdot x_2\cdot x_3\cdot\cdots\cdot x_n} \tag{3-5}$$

为计算方便，利用对数运算的性质，可将原始数据取对数计算对数值的算术平均值，再取反对数。其计算公式为

$$G=\lg^{-1}\left(\frac{\lg x_1+\lg x_2+\cdots+\lg x_n}{n}\right)=\lg^{-1}\left(\frac{\sum\lg x}{n}\right) \tag{3-6}$$

例 3-5　某地 5 例微丝蚴血症患者治疗七年后用间接荧光抗体试验测得其抗体滴度分别为：1∶10、1∶20、1∶40、1∶160、1∶40，求其平均抗体滴度。

解：先求平均滴度的倒数，代入公式（3-5）或公式（3-6），分别得

$$G=\sqrt[n]{x_1\cdot x_2\cdot x_3\cdot\ \cdots\ \cdot x_n}=\sqrt[5]{10\times20\times40\times160\times40}=34.8$$

$$G=\lg^{-1}\left(\frac{\lg10+\lg20+\lg40+\lg40+\lg160}{5}\right)=34.8$$

2. 加权法　适用于样本含量较大、编制为频数表的资料。计算公式为

$$G=\lg^{-1}\left(\frac{f_1\lg x_1+f_2\lg x_2+\cdots+f_k\lg x_k}{\sum f}\right)=\lg^{-1}\left(\frac{\sum f\lg x}{n}\right) \tag{3-7}$$

例 3-6　100 名受试者接种某疫苗三周后，抗体测定结果如表 3-5 第（1）栏和第（2）栏所示，求其平均抗体滴度。

表 3-5　100 名受试者平均抗体滴度计算表

抗体滴度 （1）	频数 f （2）	滴度倒数 x （3）	$\lg x$ （4）	$F\cdot\lg x$ （5）=（2）·（4）
1：4	6	4	0.6021	3.6126
1：8	10	8	0.9031	9.0310
1：16	16	16	1.2041	19.2656
1：32	34	32	1.5051	51.1734
1：64	20	64	1.8062	36.1240
1：128	8	128	2.1072	16.8576
1：256	5	256	2.4082	12.0410
1：512	1	512	2.7093	2.7093
合计	100	—	—	150.8145

解：在原始数据表的基础上，增加第（1）栏抗体滴度的倒数、取对数和与相应频数乘积栏，即增加第（3）和（4）与（5）栏。本例 $\sum f=100$，$\sum f\lg x=150.8145$，代入公式（3-7）：

$$G=\lg^{-1}\left(\frac{6\times\lg4+10\times\lg8+\cdots+1\times\lg512}{100}\right)=\lg^{-1}1.5081=32.2$$

（二）几何均数的应用

1. 适用于观察值之间呈等比级数、等差级数（倍数）关系的偏态分布资料，如血清学、免疫学等的观察指标。

2. 适用于变量呈正偏态分布，经过对数变换后呈正态或近似正态分布的资料，即对数正态分布资料。

三、中　位　数

有些变量分布既不呈正态或近似正态分布，也不呈倍数关系，即使通过变量转换仍然为偏态分布，甚至分布不明。此时应用中位数进行描述，样本中位数的统计学符号用 M 表示。它是一组观察值按顺序排列后，位置居于中间的数值。

（一）中位数的计算

1. 直接法　适用于小样本、不分组的资料，先将观察值由小到大或由大到小的顺序排列，再按公式（3-8）或公式（3-9）计算。

（1）当观察值个数为奇数时，中位数为位居中间的那个数，其计算公式为

$$M = x_{(n+1)/2} \tag{3-8}$$

（2）当观察值个数为偶数时，中位数为位于中间的两个数相加再除以 2，其计算公式为

$$M = \frac{x_{n/2} + x_{(n/2+1)}}{2} \tag{3-9}$$

例 3-7　有 8 名食物中毒患者，潜伏期分别为 1、2、2、3、5、8、15、24 小时，求平均潜伏期。

解：先将观察值按从小到大排列，本例 $n = 8$ 为偶数，按公式（3-9）计算：

$$M = \frac{x_{n/2} + x_{(n/2+1)}}{2} = \frac{x_{8/2} + x_{(8/2+1)}}{2} = \frac{x_4 + x_5}{2} = \frac{3+5}{2} = 4\text{h}$$

2. 频数表法　适用于样本含量较大、编制为频数表的资料，其计算公式为

$$M = L_M + \frac{i}{f_M}\left(\frac{n}{2} - \sum f_L\right) \tag{3-10}$$

式中，L_M 为中位数所在组段的下限，i 为中位数所在组段的组距，f_M 为中位数所在组段的频数，$\sum f_L$ 为小于 L_M 的累积频数。

例 3-8　某地 178 例伤寒患者潜伏期（天）见表 3-6 第（1）和（2）栏，求平均潜伏期。

表 3-6　某地 178 例伤寒患者潜伏期中位数计算

潜伏期/d （1）	频数 f （2）	累积频数 $\sum f$ （3）	累积频率/% （4）
2～	20	20	11.2
4～	23	43	24.2
6～	36	79	44.4
8～	48	127	71.3
10～	40	167	93.8
12～	5	172	96.6
14～	2	174	97.8
16～	4	178	100.0
合计	178	—	—

解：由表3-6第（2）栏可见，本例题的资料呈正偏态分布，不宜用均值和几何均数描述集中趋势，可用中位数求平均潜伏期。

先分别计算累积频数和累积频率，见表3-6第（3）和（4）栏，利用累积频数或频率找出中位数所在组段（即累积频数首次超过$\frac{n}{2}$或累积频率首次超过50%的组段），将相应数据代入公式（3-10）得

$$M = 8 + \frac{2}{48}\left(\frac{178}{2} - 79\right) = 8.42\text{d}$$

（二）中位数的应用

1. 中位数因不受资料分布限制和极端值的影响，故适用范围广。在实际工作中，中位数主要用于明显的偏态分布资料（经变量转化后仍为偏态分布）、一端或两端无确切值的资料即开口性资料、分布类型不明的资料。

2. 中位数可用于各种分布类型的资料，在正态分布资料中，中位数等于均值；在对数正态分布资料中，中位数等于几何均数。但在资料呈对称分布尤其是正态分布时，均值较中位数稳定、精确度高，中位数也不便于统计运算。因此，实际工作中对于能用算术平均值或几何均数描述集中趋势的资料，应当尽量使用算术平均值或几何均数。

四、百分位数

百分位数以符号p_x表示，用于描述一组观察值在某百分位置上的水平。如P_5为第5百分位数，表示该数值从小到大位于5%的位次上，即有5%的观察值小于它，有95%的观察值大于它；P_{95}为第95百分位数，表示该数值从小到大位于95%的位次上，即有95%的观察值小于它，有5%的观察值大于它。也可用两个百分位数表示描述资料的分布特征，如用$P_{5\sim95}$表示有90%的观察值在此范围内。用频数表法计算与中位数相似，先利用累积频数或累积频率找出百分位数（p_x）所在组段（即累积频数首次超过$n\times x\%$或累积频率首次超过$x\%$的组段），然后按下式计算。

$$p_x = L_x + \frac{i}{f_x}(n \times x\% - \sum f_L) \qquad (3\text{-}11)$$

式中，L_x为p_x所在组段的下限，i为p_x所在组段的组距，f_x为p_x所在组段的频数，n为p_x所在组段的频数，$\sum f_L$为小于L的累积频数。

如例3-8中，P_{95}所在组为“12～”组（累积频率首次超过95%）

$$P_{95} = 12 + \frac{2}{5}(178 \times 95\% - 167) = 12.8\text{d}$$

即该地178例伤寒患者潜伏期的第95百分位数（P_{95}）为12.8天。

五、应用平均数时的注意事项

1. 同质的事物或现象才能求平均数，计算平均数以前必须考虑资料的同质性。
2. 应当根据资料的分布类型恰当地选用平均数。三种常用的平均数的比较见表3-7。

表3-7　三种常用平均数的异同比较

平均数（符号）	意义不同	应用的资料不同
均值（μ，$\bar{X}$）	平均数量水平	对称分布资料，尤其是正态分布资料
几何均数（G）	平均增减倍数	观察值呈倍数资料，对数正态分布资料
中位数（M）	位次居中的观察值	偏态分布资料，开放性和分布不明资料
相同点：均为描述定量资料的集中趋势指标		

第 3 节　离散趋势描述指标

为了比较全面地描述数值变量资料的分布规律，除了需要有描述集中趋势的指标，还需要有描述不同数据之间的差异即离散趋势的指标。离散趋势又称离散程度或差异程度。常用描述离散趋势的指标有极差、四分位数间距、方差、标准差和变异系数。

一、极　　差

极差又称全距，即观察值中最大值与最小值的差值，统计学符号用 R 表示。极差大，说明差异程度大，反之说明差异程度小。

例 3-9　甲、乙、丙三组分别为 5 个计数盘的红细胞计数（单位：万/mm^3）。

甲组	440	460	500	540	560
乙组	480	490	500	510	520
丙组	490	495	500	505	510

上述 3 组的观察值个数均为 5，均值和中位数均为 500 万/mm^3，但是三组资料中 5 个数据并不完全相同。

上述资料的 $R_{甲}=560-440=120$ 万/mm^3，$R_{乙}=520-480=40$ 万/mm^3，$R_{丙}=510-490=20$ 万/mm^3。甲组的极差最大，丙组的极差最小，说明甲组观察值的离散程度最大，丙组的观察值离散程度最小。

极差是最简单但又较粗略的差异指标，概念清晰，计算简便，可用于各种资料。但极差的大小只涉及两个极端值，易受极端值的影响而稳定性差；没有利用全部数据的信息，不能反映其他观察值的差异；样本含量较大时抽到极大值或极小值的可能性较大，极差也可能较大。当样本含量相差较大时，不宜用极差来比较资料的离散程度。

极差一般常用于描述单峰对称分布小样本资料的离散程度，或用于初步了解资料的差异程度。

二、四分位数间距

一组资料通过 P_{25}、P_{50}、P_{75} 三个百分位数将全部观察值等分为四部分，处于 P_{25} 和 P_{75} 分位点的数值就是四分位数（简记为 Q），下四分位数即第 25 百分位数用 Q_L 表示，上四分位数即第 75 百分位数用 Q_U 表示。四分位间距就是上、下四分位数之间的差值，P_{75} 和 P_{25} 之间所含的观测值占所有观察值的 50%，即四分位数间距反映了中间 50%观察值的差异范围。

从四分位数间距的概念可知，要计算四分位数间距，应该先计算 P_{75} 和 P_{25}，然后再用 P_{75} 减去 P_{25}。计算公式为

$$Q_U-Q_L=P_{75}-P_{25} \tag{3-12}$$

式中，P_{75} 为上四分位数，表示大于 P_{75} 观察值的个数占所有观察值的 25%；P_{25} 为下四分位数，表示小于 P_{25} 的观察值占所有观察值的 25%。

例 3-10　根据表 3-6 资料，求伤寒患者潜伏期的四分位数间距。

解： 先计算 P_{75} 和 P_{25}。

$$P_{75}=10+\frac{2}{40}(178\times 75\%-127)=10.33\text{d}$$

$$P_{25}=6+\frac{2}{36}(178\times 25\%-43)=6.08\text{d}$$

按照公式（3-12）计算四分位数间距。

$$Q_U-Q_L=P_{75}-P_{25}=10.33-6.08=4.25\text{d}$$

与极差相比，四分位数间距的稳定性较好，其缺点与极差一样仍未考虑每一个观测值的差异度。

四分位数间距应用的资料同中位数，常常与中位数一起描述偏态分布资料、开放性资料和分布不明的资料。

三、方　差

方差是一组资料中的每个观察值与均值的差的平方和的平均值即离均差平方和的平均值。总体方差用σ^2表示，样本方差用S^2表示。

当总体均值μ已知时，总体方差的计算公式为

$$\sigma^2=\frac{\sum(x-\mu)^2}{N} \tag{3-13}$$

若方差较大，说明总体中观察值差异度较大；反之，则差异度较小。

在实际工作中往往采用抽样研究，总体均值μ未知，可用样本均值$\bar{X}$作为μ的估计值，得样本方差，计算公式为

$$S^2=\frac{\sum(x-\bar{X})^2}{n-1}=\frac{\sum x^2-(\sum x)^2/n}{n-1} \tag{3-14}$$

经统计研究发现，用样本均值计算出的样本方差往往比总体方差偏小。为得到较为准确的结果，统计学家提出用$(n-1)$代替N来校正，$(n-1)$称为自由度，用v表示，它表示能自由取值的变量值的个数。若统计数据中受k个条件的限制，其自由度为$(n-k)$。

方差不仅考虑了每一个观察值对离散程度的影响，也考虑了观察值个数多少的影响，因此能全面地反映一组观察值的离散程度。

方差是比较常用的离散程度指标，主要用于描述单峰对称分布尤其是正态分布或近似正态分布的资料。由于计算经过了平方，度量衡单位也平方了，故使用不方便且难以理解。

四、标　准　差

标准差（SD）是方差的算术平方根。总体标准差用σ表示，样本标准差用S表示。

（一）标准差的计算

1. 直接法　适用于小样本、不分组的资料。计算公式为

$$\sigma=\sqrt{\frac{\sum(x-\mu)^2}{N}} \tag{3-15}$$

$$S=\sqrt{\frac{\sum(x-\bar{X})^2}{n-1}}=\sqrt{\frac{\sum x^2-(\sum x)^2/n}{n-1}} \tag{3-16}$$

例 3-11　试计算本节例 3-9 中甲、乙、丙三组资料的 5 个红细胞计数的标准差。

解：分别计算出 5 个红细胞数的和、平方和，再代入公式（3-15）得

$$\sum x=440+460+500+540+560=2500\text{万/mm}^3$$

$$\sum x^2=440^2+460^2+500^2+540^2+560^2=1\,260\,400\text{万/mm}^3$$

$$n=5$$

$$S=\sqrt{\frac{\sum(x-\bar{X})^2}{n-1}}=\sqrt{\frac{\sum x^2-\frac{(\sum x)^2}{n}}{n-1}}=\sqrt{\frac{1\,260\,400-\frac{2500^2}{5}}{5-1}}=50.99\text{万/mm}^3$$

故甲组红细胞计数的标准差为50.99万/mm^3，同理可计算出乙组和丙组红细胞计数的标准差分别为15.81万/mm^3、5.91万/mm^3。说明丙的离散程度最小，乙次之，甲的离散程度最大。

2. 加权法　适用于样本含量较大、编制为频数表的资料。计算公式为

$$S=\sqrt{\frac{\sum fx^2-(\sum fx)^2/\sum f}{\sum f-1}}=\sqrt{\frac{\sum fx^2-(\sum fx)^2/n}{n-1}} \qquad (3\text{-}17)$$

例 3-12　试用加权法计算本章例3-1资料的标准差。

解：同计算均值一样先编制频数表，并在表3-4的基础上增加第（5）栏，见表3-8。

表 3-8　某年某校100名18岁健康女大学生的身高的标准差计算（加权法）

组段/cm （1）	频数 f （2）	组中值 x （3）	fx （4）	fx^2 （5）
154.0～	2	155.0	310.0	48 050.0
156.0～	4	157.0	628.0	98 596.0
158.0～	11	159.0	1 749.0	278 091.0
160.0～	14	161.0	2 254.0	362 894.0
162.0～	22	163.0	3 586.0	584 518.0
164.0～	19	165.0	3 135.0	517 275.0
166.0～	14	167.0	2 338.0	390 446.0
168.0～	9	169.0	1 521.0	257 049.0
170.0～	4	171.0	684.0	116 964.0
172.0～174.0	1	173.0	173.0	29 929.0
合计	100	—	16 378.0	2 683 812.0

将表3-8中相应的值代入公式（3-17）得

$$S=\sqrt{\frac{2\,683\,812.0-\frac{(16\,378.0)^2}{100}}{100-1}}=3.8\text{cm}$$

标准差等离散程度指标也可用SPSS软件进行计算，具体参见第11章例11-1。

标准差能很好地反映一组变量值与均值平均相差程度的大小，说明均值的代表性。标准差越大，观察值分布越分散，各个观察值越远离均值，说明一组观察值的离散程度越大，均值的代表性越差；标准差越小，观察值分布越集中，各个观察值越接近均值，表示一组观察值的离散程度越小，均值的代表性就越好。

（二）标准差的应用

标准差是最常用的离散程度指标，主要用于描述单峰对称分布尤其是正态分布或近似正态分布的资料。常常用来表示一组观察值或资料的离散程度，说明均值的代表性；同时还结合均值计算变异系数、结合均值描述正态分布的特征和计算标准误。

五、变异系数

变异系数又称离散系数，是指一组资料的标准差与相应均值的比值，用 CV 表示。CV 常用百分数表示。计算公式为

$$CV = \frac{S}{\bar{X}} \times 100\% \qquad (3\text{-}18)$$

式中，CV 为变异系数，S 为资料的标准差，$\bar{X}$ 为同组资料的均值。

CV 是一个相对离散程度的指标，常用于单位不同、均值相差悬殊的资料间的比较。

（一）度量衡单位不同的资料间的比较

例 3-13　某地青年男子 150 名，身高均值为 170.2cm，标准差为 6.7cm；体重均值为 60.8kg，标准差为 5.1kg。试比较该地男子身高与体重差异程度的大小。

解：因身高与体重的单位不同，不宜直接用标准差进行比较，而应计算变异系数。

$$\text{身高的离散程度为：} CV_{身高} = \frac{6.7}{170.2} \times 100\% = 3.34\%$$

$$\text{体重的离散程度为：} CV_{体重} = \frac{5.1}{60.8} \times 100\% = 8.34\%$$

可见，该地男子体重的差异程度大于身高。

（二）均值相差悬殊的资料间的比较

例 3-14　某地不同年龄组男童身高资料见表 3-9 的第（2）和（3）栏，试比较各年龄段身高差异情况。

表 3-9　某地不同年龄组男童身高变异系数的比较

年龄组 （1）	均值 $\bar{X}$ /cm （2）	标准差 S （3）	变异系数 CV/% （4）
1～2 月	56.3	2.1	3.73
5～6 月	66.5	2.2	3.31
3～3.5 岁	96.1	3.1	3.22
5～5.5 岁	107.8	3.3	3.06

解：本例资料为不同年龄组（总体不同质）的身高差异程度的比较，表中第（2）栏显示出不同年龄组的均值相差悬殊，不宜直接使用标准差进行比较，应分别计算不同年龄组的变异系数，然后根据变异系数的大小进行比较。

按照公式（3-18）分别计算出不同年龄组的变异系数，见表 3-9 中的第（4）栏。表 3-9 显示：随着年龄增加，身高的差异程度逐渐变小。

六、应用离散趋势指标时的注意事项

1. 正确理解离散程度指标的统计学意义　离散程度指标越大，表示观察值之间相差越大，观察值越分散；离散程度指标越小，表示观察值之间相差越小，观察值较集中。

2. 常结合集中趋势指标使用　离散程度的指标表示观察值间的离散程度或差异程度的大小，常与集中趋势指标平均数结合描述观察值的集中趋势与离散程度。

3. 恰当地选用合适的离散程度指标　选择和应用离散程度指标时，应当根据分析的目的和资料的分布类型，正确选用相应的指标；比较两个或几个同类事物的差异程度时，要用同一差异指标。几种常用的离散程度指标的比较见表 3-10。

表 3-10 常用离散程度指标的比较

指标（符号）	意义	应用的资料
极差（R）	最大值与最小值之差	单峰对称分布小样本、初步了解差异程度
四分位间距（Q_U-Q_L）	P_{75} 与 P_{25} 之差	偏态分布资料，开放性资料和分布不明资料
方差（σ^2/S^2）	离均差平方和的平均值	单峰对称分布资料，尤其是正态分布资料
标准差（σ/S）	方差的算术平方根	单峰对称分布资料，尤其是正态分布资料
变异系数（CV）	标准差与均值百分比	单位不同、均值相差悬殊的不同组资料
相同点：均为定量资料的离散程度指标		

第 4 节 正态分布及其应用

正态分布是最常见的一种连续型变量分布，医学资料中有许多指标的频数分布都呈正态分布，如身高、体重、脉搏、血红蛋白、血清总胆固醇等。

一、正态分布曲线

通过对案例 3-1 资料进行整理，编制了频数表（表 3-3）和直方图（图 3-1），如果抽取的样本含量逐渐增大，编制频数表和绘制直方图时的组距 i 逐渐地、无限地缩小，则绘制的直方图的形状发生如图 3-3 的变化，最后直方图逐渐形成一条高峰位于中央、两侧逐渐降低且左右对称、两端不与横轴相交的光滑钟形曲线，近似于数学上的正态分布曲线。

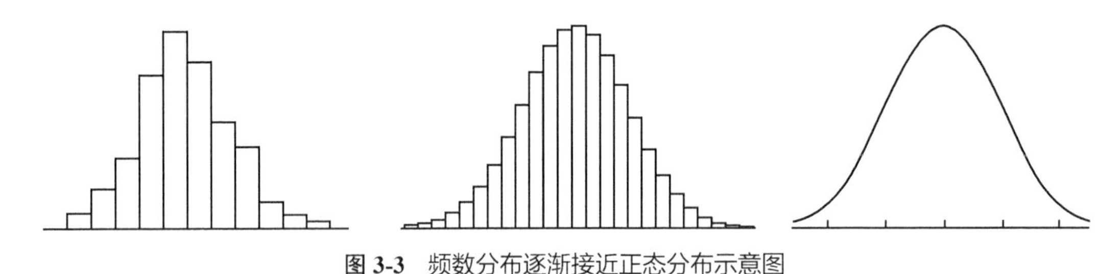

图 3-3 频数分布逐渐接近正态分布示意图

二、正态分布曲线的特征

1. 正态分布曲线均在横轴的上方，即 $f(x)>0$。

2. 正态分布曲线均为单峰对称分布，在均值 μ 处最高。

3. 正态分布曲线有两个参数，为位置参数 μ 和形态参数 σ。总体均值 μ 决定正态分布曲线的位置，μ 越大曲线越往右移，μ 越小曲线越往左移（图 3-4）；总体标准差 σ 决定曲线的形态，σ 越大曲线越低平，σ 越小曲线越陡峭（图 3-5）。

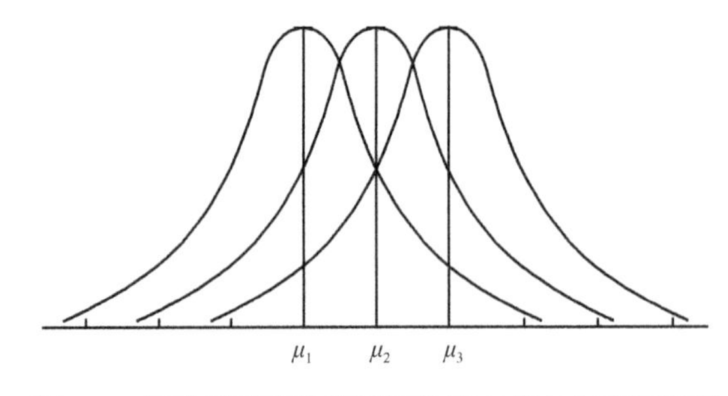

图 3-4 标准差相同均值不同的正态分布曲线示意图

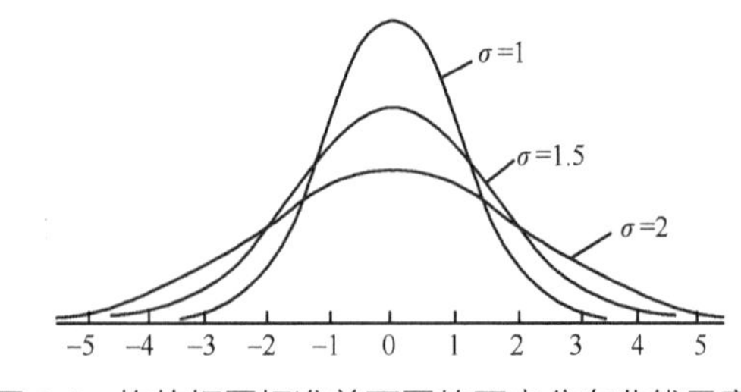

图 3-5 均值相同标准差不同的正态分布曲线示意图

4. 正态分布曲线下面积分布有一定的规律。

三、正态分布曲线下面积分布的规律

对于服从正态分布的变量 x，如已知总体均值 μ 和标准差 σ，则可用相应的公式，求得曲线下任意区间的面积。无论 μ 和 σ 取什么值，正态分布曲线下的面积有以下规律。

1. 正态分布曲线与横轴间的总面积恒为 1 或 100%。

2. 同一条正态分布曲线下的对称区间，其所对应的面积相等。

3. 以每条正态分布曲线下与 x 轴上的面积为 100% 或 1，则对于不同的正态分布曲线均有：①区间 $\mu \pm \sigma$ 范围内的面积约占总面积的 68.27%；②区间 $\mu \pm 1.96\sigma$ 范围内的面积约占总面积的 95.00%；③区间 $\mu \pm 2.58\sigma$ 范围内的面积约占总面积的 99.00%（图 3-6）。

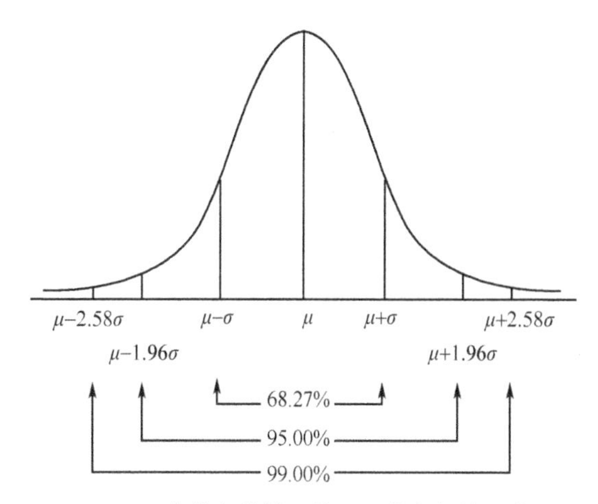

图 3-6 正态分布曲线下的面积分布规律示意图

四、标准正态分布

为方便应用，可对一般的正态分布按公式（3-19）进行标准化转化。

$$Z = \frac{x - \mu}{\sigma} \tag{3-19}$$

若 x 服从正态分布 $N(\mu,\ \sigma^2)$，经公式（3-19）进行变量转换后，正态分布则转变成为总体均值为 0、总体标准差为 1 的正态分布 N（0，1），称为标准正态分布或 Z 分布。标准正态分布是正态分布的一种特例，其曲线和曲线下的面积分布仍然具有一般正态分布的特征和分布规律（图 3-7）。

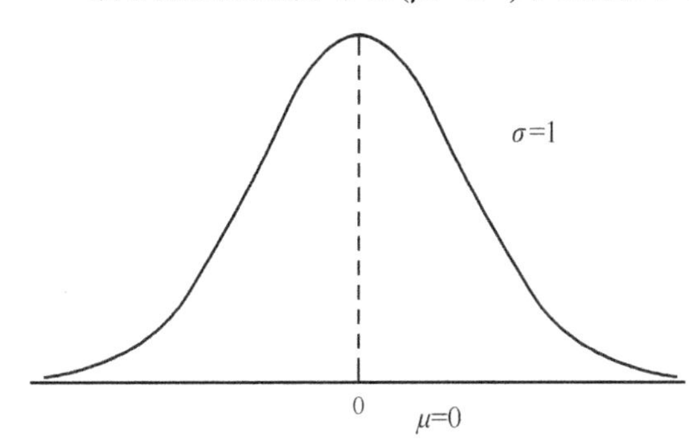

图 3-7 标准正态分布曲线的示意图

为方便应用，一般的正态分布可通过 Z 值转换成标准正态分布，统一为一条曲线、一张面积分布表。由于积分计算烦琐，统计学家制订了标准正态分布密度函数曲线下的面积分布表（附表 3），查表即可得到正态曲线下 $(Z_1,\ Z_2)$ 范围内的面积。

五、正态分布曲线下面积分布规律的应用

（一）估计总体中变量值的频数或频率分布

应用正态分布曲线下面积的分布规律，对总体中变量值进行频数或频率估计是正态分布曲线下面积的分布规律非常重要的应用之一。其方法和步骤见例 3-14。

例 3-15 已知某市 116 人收缩压均值 $\overline{X} = 120.9\text{mmHg}$，标准差 $S = 10.5\text{mmHg}$，试估计该人群中收缩压在 93.0～108.0mmHg 之间的比例及人数。

解：由于本例为大样本（$n = 116 > 100$），可用样本均值和标准差分别作为总体均值 μ、总体标准差 σ 的估计值，即将该市人群的收缩压（记为 x）近似看作服从 N(120.9，10.5）的正态分布。

按照公式（3-19）进行如下变量转化：

$$Z_1=\frac{x-\mu}{\sigma}=\frac{93.0-120.9}{10.5}=-2.66\text{，}\quad Z_2=\frac{x-\mu}{\sigma}=\frac{108.0-120.9}{10.5}=-1.23$$

查标准正态分布曲线下的面积分布表（附表3）得

$$\Phi(Z_1)=\Phi(-2.66)=0.0039\text{，}\quad \Phi(Z_2)=\Phi(-1.23)=0.1093$$

于是 $P(93.0<x<108.0)=\Phi(Z_2)-\Phi(Z_1)=0.1093-0.0039=0.1054=10.54\%$。

该市116人中收缩压在93.0～108.0mmHg之间的人数约为116×10.54%≈12（实际频数为13人）。

（二）制订医学参考值范围

1. 医学参考值范围的概念　医学参考值也称为正常值，是指包含绝大多数正常人的人体形态、功能和代谢产物等各项生理、生化指标观察值的波动范围。

2. 医学参考值范围制订的步骤

（1）明确观察对象和抽取足够的样本含量　选定观察对象群时必须排除近期存在的可能影响所要制订参考值范围指标的各种疾病及影响因素的"正常人"，这里的"正常人"不是指机体组织器官、功能等都完全健康的人，而是指排除了影响所研究变量的疾病和有关因素的同质人群。

确定医学参考值范围的时候，选择的样本量要足够大，如果所选样本量过少，确定的医学参考值范围可信度就比较低。

（2）选定适当的置信度（$1-\alpha$）　医学参考值范围是指绝大多数"正常人"某项指标测量值的范围，所以应该根据专业知识，结合研究目的、指标的性质、观察值的分布特点等，综合考虑"绝大多数"的百分界限范围。通常情况下的绝大多数可以是90%、95%和99%，最常用95%和99%，如未作特殊说明一般是指95%。

（3）确定取参考值范围的单双侧　应根据专业知识来确定参考值范围为单侧还是双侧。如研究观察指标过高和过低均为异常，相应的参考值范围既有上限又有下限，则应确定为双侧参考值范围，如身高、体重、血糖等；如研究观察指标仅为过低或过高为异常，相应的参考值范围仅有下限或上限，则应确定为单侧参考值范围（图3-8），如正常人的肺活量，只有过低为异常；正常人血铅含量仅过高为异常。

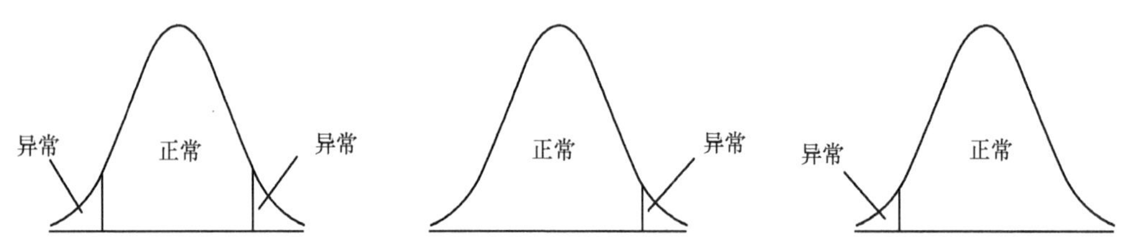

图3-8　医学参考值范围的双侧与单侧异常示意图

（4）选择适当的方法确定参考值范围　常用的制订方法有正态分布法和百分位数法，应根据资料的频数分布类型选择相应的方法。制订医学参考值范围的常用方法见表3-11。

表3-11　制订医学参考值范围的常用方法

方法	95%医学参考值范围			99%医学参考值范围		
	双侧	单侧		双侧	单侧	
		只有下限	只有上限		只有下限	只有上限
正态分布	$\bar{X}\pm1.96S$	$\bar{X}-1.64S$	$\bar{X}+1.64S$	$\bar{X}\pm2.58S$	$\bar{X}-2.32S$	$\bar{X}+2.32S$
百分位数	$P_{2.5}$～$P_{97.5}$	P_5	P_{95}	$P_{0.5}$～$P_{99.5}$	P_1	P_{99}

（5）计算医学参考值范围　根据选定的置信度、确定的单双侧和选择的方法，计算医学参考值的上、下限。

通过例 3-15、例 3-16 介绍医学参考值的计算步骤和方法。

例 3-16　试估计本章例 3-1 资料 18 岁女大学生身高 95%的参考值范围，如该校某 18 岁女大学生的身高为 155.0cm，判断其是否正常？

解：（1）根据题意可知：参考值范围的置信度 $(1-\alpha)=95\%$，采取正态分布法按双侧估计。

通过已经计算出样本均值 $\bar{X}=163.8\text{cm}$，标准差 $S=3.8\text{cm}$，参考值范围的下限和上限分别为

下限：$\bar{X}-Z_{\alpha/2}S=163.8-1.96\times3.8=156.4\text{cm}$

上限：$\bar{X}+Z_{\alpha/2}S=163.8+1.96\times3.8=171.2\text{cm}$

故该校 18 岁女大学生身高的 95%的参考值范围为（156.4cm，171.2cm）。

该资料 95%的参考值范围可用 SPSS 软件进行计算，参见第 11 章例 11-1。

（2）因 155.0cm＜156.4cm，所以某 18 岁女大学生的身高为 155.0cm 属不正常。

例 3-17　某市参加体检的 118 名 50～60 岁健康男性的血清低密度脂蛋白含量（单位：mmol/L）如表 3-12 所示，请根据以上资料制订该市 50～60 岁健康男性的血清低密度脂蛋白含量的 95%参考值范围。

表 3-12　118 名 50～60 岁健康男性的血清低密度脂蛋白含量频数分布

组段/mmol/L （1）	频数 f （2）	累积频数 $\sum f$ （3）	累积频率/% （4）
1.3～	2	2	1.69
1.6～	2	4	3.39
1.9～	5	9	7.63
2.2～	3	12	10.17
2.5～	3	15	12.71
2.8～	9	24	20.34
3.1～	12	36	30.51
3.4～	22	58	49.15
3.7～	23	81	68.64
4.0～	27	108	91.53
4.3～	8	116	98.31
4.6～	2	118	100.00
合计	118	—	—

解：样本资料呈偏态分布，应用适合偏态分布的百分位数法；血清低密度脂蛋白含量过高和过低均属异常，应计算 $P_{2.5}$ 和 $P_{97.5}$。

$$P_{2.5}=1.6+0.3/2\times(118\times2.5\%-2)=1.74\text{mmol/L}$$

$$P_{97.5}=4.3+0.3/8\times(118\times97.5\%-108)=4.56\text{mmol/L}$$

故估计该市 50～60 岁健康男性的血清低密度脂蛋白含量的 95%参考值范围为 1.74～4.56 mmol/L。

3. 制订医学参考值范围时应注意的问题

（1）总体范围同质和样本含量足够　在制订参考值范围时，研究对象应来自于同一正态总体。同时，只有当样本含量足够大时才具有代表性。

（2）正确确定参考值范围的单双侧　在医学统计指标中，有的是过高过低均为异常，而有些指标仅过高或过低才属异常。因此要确定参考值范围是单侧还是双侧，为单侧时是过高还是过低为异常。

（3）正确选择制订参考值范围的方法　在制订参考值范围时应该根据资料的频数分布类型，正确地选择方法。

（4）测定的方法应统一、准确　应采用公认的、权威机构推荐的标准方法，以利于结果的评价和比较。

（三）进行质量控制

若实验误差仅由随机误差引起，不存在系统误差，则指标的波动应服从正态分布，根据这一原理，可以实现测量过程的质量控制。

为控制误差，通常以 $\bar{X}\pm 2S$ 作为上下警戒限，以 $\bar{X}\pm 3S$ 作为上下控制限。根据正态分布曲线下的面积规律，落在 $(\bar{X}-2S,\ \bar{X}+2S)$ 区域的概率约为 95%，而落在 $(\bar{X}-3S,\ \bar{X}+3S)$ 区域的概率约为 99%，从而在一次测量中落在 $(\bar{X}-3S,\ \bar{X}+3S)$ 区域之外的概率几乎为 0，可以认为是不可能事件。

（四）正态分布是许多统计方法的理论基础

很多统计方法是建立在正态分布的基础上的，后续章节介绍的 t 检验、方差分析、相关分析与回归分析等多种分析方法要求分析的指标服从正态分布或近似正态分布。另外，关于统计量的分布如 t 分布、χ^2 分布、F 分布等都是在正态分布的基础上推演出来的，所以正态分布在统计学中占有重要的地位。

目标检测

一、单选题

1. 定量资料的频数分布具有两个重要特征，分别是（　　）
   A. 总体与样本
   B. 集中趋势和离散趋势
   C. 参数与统计量
   D. 样本均值与总体均值
2. 描述一组近似正态分布资料的平均水平，宜选用的指标为（　　）
   A. M　　B. σ
   C. G　　D. $\bar{X}$
3. 宜用于描述一组血清抗体滴度（或效价）资料的平均水平的指标为（　　）
   A. M　　B. σ
   C. G　　D. $\bar{X}$
4. 数据分布类型无法确定时，描述集中位置宜选用的指标为（　　）
   A. $\bar{X}$　　B. M
   C. G　　D. R
5. 当资料两端含有不确切值时，描述其差异程度宜选用的指标为（　　）
   A. R　　B. Q_U-Q_L
   C. σ　　D. CV
6. 在下列对标准差意义的描述中，正确的是（　　）
   A. S 越小，观察值之间差异越大，均值的代表性越差
   B. S 越小，观察值之间差异越小，均值的代表性越好
   C. S 越大，样本均值的抽样误差越大，样本均值越接近总体均值
   D. S 越大，样本均值的抽样误差越小，样本均值越远离总体均值
7. 比较 7 岁男童体重（kg）和成年男性体重（kg）差异谁比较大，宜选用（　　）
   A. R　　B. Q_U-Q_L
   C. σ　　D. CV
8. 均值与标准差适用于描述下列（　　）类型的资料。
   A. 正偏态分布　　B. 正态分布
   C. 负偏态分布　　D. 任意分布
9. 对一组观察值均加上一个大于 0 的常数 α 后，下列正确的是（　　）
   A. 均值不变，标准差改变
   B. 均值改变，标准差不变
   C. 两者均不变
   D. 两者均改变
10. 在描述定量资料的集中趋势 $\bar{X}$ 和离散趋势 S 时，下列正确的是（　　）
    A. $\bar{X}$ 可能是负数，S 不可能
    B. S 可能是负数，$\bar{X}$ 不可能
    C. 两者都不可能为负数
    D. 两者都可能为负数
11. 正态分布曲线下（$\mu\pm 1.64\sigma$）区间的面积占总面积的（　　）
    A. 90%　　B. 95%
    C. 97.5%　　D. 99%
12. 标准正态分布的均值和标准差分别为（　　）
    A. 1 与 0　　B. 0 与 0
    C. 0 与 1　　D. 1 与 1

二、简答题

1. 常用的集中趋势指标有哪些？试比较它们的异同。
2. 常见的离散趋势指标有哪些？试比较它们的异同。
3. 正态分布曲线有何特征？曲线下面积分布有什么规律？
4. 什么是医学参考值范围？制订参考值范围的步骤和注意事项有哪些？

三、综合分析题

1. 某市 100 名 6 岁男童的坐高如表 3-13 所示。

表 3-13　100 名 6 岁男童的坐高（单位：cm）

65.1	66.3	59.5	66.1	62.8	69.6	64.0	65.1	67.5	63.6
63.0	59.9	68.5	61.8	64.2	69.3	60.6	67.3	58.2	61.5
60.9	69.1	61.0	61.2	60.7	62.0	62.5	63.7	55.6	59.4
66.5	72.1	67.1	58.5	63.8	65.9	57.1	57.2	54.7	58.0
65.4	65.8	63.1	68.2	58.2	56.3	68.0	59.0	67.5	73.6
66.2	70.2	65.2	63.0	61.5	66.1	58.4	69.0	61.3	62.6
56.8	63.0	62.3	65.0	58.3	60.6	62.2	62.8	64.2	65.8
61.5	64.0	63.4	67.5	70.5	61.9	69.7	62.9	62.6	68.9
66.6	63.5	64.6	60.4	65.1	64.3	62.7	63.1	65.2	64.5
67.2	59.9	61.2	64.5	62.8	62.0	67.4	70.6	65.0	66.8

（1）请计算均值、中位数，用哪个指标描述这组数据的集中趋势为好？

（2）请计算标准差、变异系数。

2. 某医院对 30 名麻疹易感儿童经气溶胶免疫 1 个月后，测得其血凝抑制抗体滴度如表 3-14 所示。

表 3-14　30 名儿童血凝抑制抗体滴度

抗体滴度	1∶8	1∶16	1∶32	1∶64	1∶128	1∶256	合计
例数	2	6	5	11	4	2	30

请计算平均滴度。

3. 某医生检测了 60 例链球菌咽炎患者的潜伏期，结果如表 3-15 所示，请计算其平均潜伏期。

表 3-15　60 例链球菌咽炎患者的潜伏期

潜伏期/h	12～	24～	36～	48～	60～	72～	84～	96～	108～	合计
病例数	1	10	18	14	5	4	4	2	2	60

4. 抽样调查某市 45～55 岁健康男性居民的血脂水平，184 名 45～55 岁健康男性居民的血清总胆固醇（TC）的 $\bar{X}=4.84$mmol/L，$S=0.96$mmol/L，已知健康人的血清总胆固醇服从正态分布。

（1）估计该市 45～55 岁健康男性居民的血清总胆固醇的 95%参考值范围。

（2）估计该市 45～55 岁健康男性居民的血清总胆固醇在 3.25～5.25mmol/L 范围内的比例。

（3）估计该市 45～55 岁健康男性居民的血清总胆固醇低于 3.80mmol/L 所占的比例。

（朱思宇　杨　亮　贺　生）

第4章

定性资料的统计描述

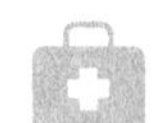 **例 4-1**

在手足口病流行期间，甲地易感儿童 2000 人，发病 240 人；乙地易感儿童 1000 人，发病 200 人。
问题： 能否据此认为甲地儿童手足口病发病比乙地严重？

定性资料即分类资料的统计描述指标有绝对数和相对数，用于反映某事物或现象在某时某地发生实际水平的指标称为绝对数，其在制订计划、总结和分析科研资料中不可或缺，但易受到事物本身基数的影响，不便于比较。因此，需要根据研究目的计算相应的相对数指标，以便对资料进行统计学描述和分析。

第 1 节　常用相对数

相对数是两个有关联的指标之比，常用的相对数有率、构成比和相对比。

一、率

率又称频率指标，是指某时期内实际发生某现象的观察单位数与同时间内可能发生该现象的观察单位总数之比，用以说明某现象发生的频率或强度。计算公式为

$$\pi(p)=\frac{\text{某时期内实际发生某现象的观察单位数}}{\text{同时期内可能发生该现象的观察单位总数}}\times K \tag{4-1}$$

式中，π 表示总体率，p 表示样本率，K 为比例基数，可以是 100%、1000‰、10 000/10 000、100 000/10 万等。比例基数的选择主要依据习惯用法或使计算结果保留一位或两位整数，以便阅读。

例 4-2　某地区某年 60 岁以上男性居民平均人口数为 13 760 人，恶性肿瘤死亡人数为 54 人，试计算该地区 60 岁以上男性居民恶性肿瘤死亡率。

解： 根据公式（4-1）计算该地区 60 岁以上男性居民恶性肿瘤死亡率为

$$\text{恶性肿瘤死亡率}=\frac{54}{13\ 760}\times 10\ 000/10\ 000=39.24/10\ 000$$

在计算率的时候，分子是分母的一部分，但性质有所不同。如计算发病率时，分子为患者数，分母则不仅包含了分子中的患者数，还包含了未患该病的“健康人”数。率的取值范围为 0～1。

二、构　成　比

构成比表示事物内部某一组成部分观察单位数与该事物内部各组成部分观察单位数总数之比，用以说明事物内部各部分所占的比重或分布，常以百分数表示。计算公式为

$$\text{构成比}=\frac{\text{事物内部某一组成部分的观察单位数}}{\text{同一事物内部各组成部分观察单位总数}}\times 100\% \tag{4-2}$$

例 4-3　某医院 2000 年和 2010 年住院患者死于五种疾病的人数见表 4-1，试计算五种疾病死亡人

数的构成比。

表 4-1　某医院 2000 年和 2010 年住院患者五种疾病死亡构成比

疾病 （1）	2000 年		2010 年	
	死亡/人 （2）	构成比/% （3）	死亡/人 （4）	构成比/% （5）
恶性肿瘤	58	30.53	40	26.85
循环系统疾病	44	23.16	44	29.53
呼吸系统疾病	37	19.47	29	19.46
消化系统疾病	19	10.00	18	12.08
传染病	32	16.84	18	12.08
合计	190	100.00	149	100.00

解：将相应的数据代入公式（4-2），分别计算 2000 年和 2010 年的恶性肿瘤死亡构成比为

$$2000\text{年恶性肿瘤死亡人数构成比：}\frac{58}{190}\times 100\% = 30.53\%$$

$$2010\text{年恶性肿瘤死亡人数构成比：}\frac{40}{149}\times 100\% = 26.85\%$$

其余以此类推，计算结果见表 4-1 中第（3）栏和第（5）栏。

在计算构成比时，分子是分母的一部分，性质相同；各部分构成比数值在 0～1 波动。

从表 4-1 中可以看出，构成比具有两个特点：①各构成部分的构成比总和为 100%，若由四舍五入造成合计不等于 100%时应进行适当调整，使其等于 100%；②事物内部各组成部分呈此消彼长的关系。

三、相　对　比

相对比简称比，是指两个有关指标之比，用以说明一个指标是另一个指标的几倍或几分之几。计算公式为

$$\text{相对比} = \frac{\text{甲指标}}{\text{乙指标}}(\text{或}\times 100\%) \tag{4-3}$$

两个指标间可以是绝对数、相对数或平均数；可以性质相同，如不同时期的患某病的人数之比；也可以性质不同，如某医院医护人员与病床数之比。2021 年公布的第七次人口普查结果显示，我国最新出生人口男女性别比（以女性为 100，男性对女性的比例）为 111.3，说明我国男性出生人数比女性高，男女比例失衡。在流行病学中，常用的相对危险度（RR）和比值比（OR）都属于相对比指标。

例 4-4　某地某年龄组男性吸烟和非吸烟的冠心病死亡资料为：吸烟组冠心病发病率为 240.5/10 万，非吸烟组冠心病发病率为 112.4/10 万，试计算相对危险度 *RR*。

解：将相应的数据代入公式（4-3），计算相对危险度 *RR* 为

$$RR = \frac{\text{暴露组发病率}}{\text{非暴露组发病率}} = \frac{240.5/10\text{万}}{112.4/10\text{万}} = 2.14$$

说明男性吸烟组的冠心病发病率是不吸烟组的冠心病发病率的 2.14 倍。

第 2 节　医学统计常用的统计指标

医学人口与疾病统计的常用指标是描述人口医学特征与疾病发生特点的基础，也是研究疾病流行规律、分析和评价人群健康水平的重要依据。

一、医学人口统计常用的指标

医学人口统计资料主要来源于人口普查、人口抽样调查和人口登记等，常用的有人口总数、出生率、人口自然增长率和生育率等。

（一）人口总数

人口总数是指一个国家或地区在某一特定时间上存活人口的总和。

因为人口总数是随着出生、迁移、死亡而变动的，因此人口总数的确定只能通过人口普查的方法获得。非普查年间的人口总数常用某一时期的平均人口数来代替，平均人口数等于某一时期内各时点人口数的平均值。年平均人口数的计算公式为

$$\text{年平均人口数}=\frac{1}{2}(\text{年初人口数}+\text{年末人口数}) \tag{4-4}$$

$$\text{年平均人口数}=\frac{1}{2}(\text{上年底人口数}+\text{本年底人口数}) \tag{4-5}$$

（二）出生率

出生率又称为粗出生率，表示某地某年平均每千人口中的出生（活产）婴儿数，是反映一个国家或地区人口生育水平的基本指标，常用来计算人口自然增长率。计算公式为

$$\text{出生率}=\frac{\text{某地某年活产总数}}{\text{该地同年平均人口数}}\times 1000‰ \tag{4-6}$$

出生率只能粗略地反映生育水平，是反映一个国家或地区人口生产的基本指标。在比较两个地区的出生率前，需先进行率的标准化。

（三）人口自然增长率

人口自然增长率是指一定时期内（通常为一年）人口自然增长数（出生人数减去死亡人数）与该时期内平均人口数之比，通常用千分率表示，在数值上等于人口出生率与死亡率之差。计算公式为

$$\begin{aligned}\text{人口自然增长率}&=\frac{\text{年内出生人数}-\text{年内死亡人数}}{\text{年平均人口数}}\times 1000‰\\&=\text{粗出生率}-\text{粗死亡率}\end{aligned} \tag{4-7}$$

（四）生育率

生育率是指不同时期、不同地区妇女或育龄妇女的实际生育水平或生育子女的数量，也称为育龄妇女生育率。生育率的计算公式为

$$\text{生育率}=\frac{\text{某年出生人数}}{\text{同年平均育龄妇女数}}\times 1000‰ \tag{4-8}$$

因分析目的不同，生育率可分为一般生育率、分年龄生育率、孩次生育率、分年龄孩次生育率、标准化生育率、总和生育率、累计生育率、终身生育率等类型。

二、疾病统计常用的指标

（一）发病率

发病率表示在一定时期内，可能发生某病的特定人群中新病例出现的频率。计算公式为

$$\text{发病率}=\frac{\text{观察期发生某病新病例数}}{\text{一定时期内可能发生某病的平均人口数}}\times K \tag{4-9}$$

式中，K 为比例基数，可取 100%、1000‰、10 000/万或 100 000/10 万。

在计算发病率时，要准确理解和选择分子与分母。分子表示一定时期的新发病例数，新发生的病例以第一次就诊为准，由于该病未愈而继续就诊的，只能算是“旧病例”；若在观察期内第一次治愈后，又发生第二次的，应算作两个新病例。

发病率的分母应是有可能发生该病的人群，不包括已患该病或因免疫不可能患该病的人。因此，它必须符合两个条件：①必须是观察时间内的观察地区的人群；②必须有患所要观察疾病的可能性。在实际工作中，暴露人口数不易获得，一般使用研究人群的年平均人口数代替。

发病率是描述疾病的分布、探讨发病因素和评价预防效果等的常用指标。

（二）罹患率

罹患率与发病率同样是测量新发病例的频率指标。计算公式为

$$\text{罹患率}=\frac{\text{观察期间某病新病例数}}{\text{同期暴露人口数}}\times K \tag{4-10}$$

式中，比例基数 K 为 100%或 1000‰。

罹患率与发病率的相同之处在于其分子均是新发病例数，不同之处在于罹患率是用于衡量小范围、短时间新发病例的频率。观察时间单位可以是日、周、月或一个流行期。罹患率的优点是可以根据暴露程度精确地测量发病率，在食物中毒、职业中毒及传染病的暴发和流行中经常使用罹患率来探讨病因。

（三）患病率

患病率又称为现患率或流行率，是指某特定的时间内总人口中某病新旧病例所占的比值。按照观察时间不同，又可分为时点患病率和期间患病率。计算公式为

$$\text{时点患病率}=\frac{\text{某一时点特定人群中某病新旧病例数}}{\text{该时点人口数（被观察人数）}}\times K \tag{4-11}$$

$$\text{期间患病率}=\frac{\text{某观察期间特定人群中某病新旧病例数}}{\text{同期平均人口数（被观察人数）}}\times K \tag{4-12}$$

式中，比例基数 K 可为 100%、1000‰、10 000/万或 100 000/10 万。

时点患病率要求调查的时间尽可能短，一般在 1 个月内；调查时间超过 1 个月时用期间患病率。由于患病率受到发病率和病程的双重影响，故对其意义要仔细分析。

患病率主要用于病程较长的慢性病的研究，可用来研究这些疾病的流行因素、防治效果，也可为医疗发展规划和质量评价提供科学依据。

（四）感染率

感染率是指在某个时间内能接受检查的整个人群中某病现有感染人数所占的比例，通常用百分率表示。计算公式为

$$\text{感染率}=\frac{\text{调查时某病感染人数}}{\text{调查时受检人数}}\times 100\% \tag{4-13}$$

在具有较多隐性感染的传染病和寄生虫病的调查中，常用感染率研究疾病的感染状况及防治工作的效果，估计疾病的流行态势，亦可为制订防治措施提供依据。

患病率与感染率性质相似。两者的区别在于患病率反映的是因该病表现出临床症状的频率，而感染率则反映的是感染了该病的频率，包括出现临床症状者和未出现临床症状者。

发病率与罹患率反映的都是一个阶段新发病例的频率，数值越高说明所研究的疾病在此阶段发生的情况越为严重。罹患率主要用于疾病暴发或公共安全事件数据的分析，而发病率的用途更为广泛。

发病率与患病率是不同的两个指标，主要区别在于以下几点。

1. 观察时间的不同　发病率的观察时间是一定时期内，是时段；而患病率的观察时间是某个时点上，是时点。

2. 计算的分子不同　计算发病率的分子为新病例数，而计算患病率的分子则包含了新旧病例数。

3. 在应用上不同　发病率主要应用于队列研究中，而患病率则主要应用于现况研究中。

三、死亡统计常用的指标

（一）死亡率

死亡率又称为粗死亡率或总死亡率，是指某人群在一定时期内（一般为一年）的总死亡人数与该人群同期平均人口数之比。它反映的是当地居民总的死亡水平。计算公式为

$$死亡率=\frac{某人群某年总死亡人数}{该人群同年平均人口数}\times K \tag{4-14}$$

式中，K 常取 1000‰。

比较不同地区、不同年代的死亡率时必须先进行标准化。死亡率如按照疾病种类、年龄、性别、职业等分类计算，则称为死亡专率。死亡专率中的婴儿死亡率是指某年某地周岁内婴儿死亡数与同年活产数的比值，常用千分率表示。婴儿死亡率是一项反映社会经济及卫生状况的敏感指标，且不受人口构成的影响，不同的国家和地区可直接进行比较。

死亡率反映一个人群的总死亡水平，是衡量人群因病伤死亡危险性大小的指标，是一个国家或地区卫生、经济和文化水平的综合反映。

（二）病死率

病死率表示一定时期内（通常为 1 年），因患某病死亡者占该病全部患者中的比例。计算公式为

$$病死率=\frac{一定时间内因某病死亡的人数}{同期患该病的人数}\times 100\% \tag{4-15}$$

病死率可用以说明疾病的严重程度和医院的医疗水平。不同场合下的病死率的分母是不同的，如计算住院患者中某病的病死率，分母为该病患者的住院人数；若计算某种急性传染病的病死率，则分母为该病流行时的发病人数。

四、疾病防治效果指标

（一）治愈率

治愈率是指受治患者中治愈的频率，常用百分率（%）表示。计算公式为

$$治愈率=\frac{治愈患者数}{受治患者数}\times 100\% \tag{4-16}$$

（二）有效率

有效率是指受治患者中治疗有效的频率，常用百分率（%）表示。计算公式为

$$有效率=\frac{治疗有效人数}{受治患者数}\times 100\% \tag{4-17}$$

治愈率和有效率主要用于对急性病危害或防治效果的评价。但治愈和有效的标准要有明确且具体的规定，只有在标准相同的情况下才可作比较。

（三）生存率

生存率又称存活率，是指在随访期（通常为1、3、5年）末仍存活的病例数与坚持随访的病例总数之比。计算公式为

$$n\text{年生存率}=\frac{\text{生存满}n\text{年的病例数}}{\text{随访满}n\text{年的病例总数}}\times 100\% \qquad (4\text{-}18)$$

n年生存率反映了疾病对生命的危害程度，常用于评价某些病程较长的疾病的远期疗效。一般用确诊日期、手术日期或住院日期为随访的起算时间。

第3节 计算和应用相对数时应注意的问题

由于影响相对数大小的因素较多，在计算和应用时除正确选择分子与分母外，还应注意不同指标间的区别与联系。

一、计算相对数时分母不宜过小

在计算相对数时，观察单位数即样本含量不宜过小。若样本含量过小，计算的相对数不稳定。若观察单位较少时，最好直接用绝对数表示，以免引起误解；若必须用相对数表示，应同时列出率的置信区间，如“5例中4例有效”，而不要写成“有效率为80%”。

二、分析时不能以构成比代替率

率和构成比说明的问题不同，率说明某一现象发生的频率或强度，而构成比说明事物内部各组成部分所占比重。在资料分析中常见的错误就是以构成比代替率，尤其是当两者的比例基数都用100%时要注意区分。

例如，表4-2为某年某地区不同年龄组恶性肿瘤死亡资料。从第（4）栏中各年龄组恶性肿瘤死亡构成比看，“40～”组的比重最高（43.28%），如果据此认为“40～”组的恶性肿瘤死亡情况最为严重，就犯了以构成比代替率的错误。“40～”组的构成比最大，说明该年该地区恶性肿瘤死亡人口中，属于该年龄组的人最多，并不是说明“40～”组的恶性肿瘤死亡发生频率最高，因为不能排除由于该地“40～”组的平均人口较多造成恶性肿瘤死亡人数较多的可能性。只有通过计算第（5）栏的各年龄组恶性肿瘤死亡率，才能正确地反映出各年龄组恶性肿瘤死亡水平。通过第（5）栏可以看出，该地2000年“60～”组的恶性肿瘤死亡率最高。

表4-2 某年某地区不同年龄组恶性肿瘤死亡情况

年龄/岁 （1）	平均人口数 （2）	恶性肿瘤死亡人数 （3）	死亡构成比/% （4）	死亡率/（1/10万） （5）=（3）/（2）
0～	112 994	6	4.48	5.31
20～	56 022	16	11.94	28.56
40～	34 900	58	43.28	166.19
60～	13 760	54	40.30	392.44
合计	217 676	134	100.00	61.56

三、正确计算合计率

当对观察单位数（分母）不同的分组资料计算合计率时，不能直接把各组率相加后求均值，而应该用各组率的分子合计数除以分母合计数。如表4-2中，该年该地区恶性肿瘤死亡合计率为

$$\text{恶性肿瘤死亡合计率}=\frac{134}{217\,676}\times 100\,000/10\text{万}=61.56/10\text{万}$$

四、样本率或构成比存在抽样误差

对样本率或构成比进行比较时，因为存在抽样误差，故不能单凭数值表面大小便作结论，而应进行样本率或构成比差别比较的假设检验。

五、注意指标的可比性

在进行相对数的比较时，除要对比的因素外，其余的影响因素应尽可能相同或相近，以确保资料的可比性。通常要注意以下几点。

1. 观察对象应同质，研究方法和观察时间应相同，民族和地区等客观条件应一致。例如，比较几种药物治疗流行性脑脊髓膜炎带菌者的转阴率，各个组的观察时间应相同。

2. 对比不同时期的资料时应注意客观条件是否相同。例如，疾病报告制度完善和资料完整的地区或年份，发病率可以“升高”，居民因医疗普及，就诊机会增多，或诊疗水平提高等，也会引起发病率的“升高”。在分析讨论时，应结合各方面的变化综合考虑，提出客观的结论。

3. 资料的内部构成是否相同。若两组资料内部构成不同，应分组计算频率指标进行比较，或进行标准化后再作比较。虽然总体率或构成比不存在抽样误差，但容易受到其内部诸多因素的影响而发生变化，如年龄、性别、病型及病情的严重程度等。因此，在几个总体率或构成比之间进行比较时，应注意其内部构成是否一致，若内部构成不同，则不能直接进行比较，应先进行标准化。

第 4 节　率的标准化

一、标准化法的概念

标准化法是采用统一的标准对内部构成不同的各组频率进行调整和对比的方法。当对两个（或两个以上）频率指标进行对比时，应注意各组对象的内部构成是否存在差别以致影响结果的正确分析和推断。若存在该问题又需要比较各组总率时，则需利用标准化法对总率进行调整。采用统一的标准调整后的率称为标准化率，简称标化率。

例 4-5　某市甲、乙两家医院治疗某传染病的治愈率统计结果见表 4-3，试比较两家医院的治愈率高低。

表 4-3　某市甲、乙两家医院某传染病治愈率的比较

类型	甲医院			乙医院		
	患者数	治愈数	治愈率/%	患者数	治愈数	治愈率/%
普通型	300	180	60.0	100	65	65.0
重型	100	40	40.0	300	135	45.0
暴发型	100	20	20.0	100	25	25.0
合计	500	240	48.0	500	225	45.0

从表 4-3 的资料可知，甲医院各型传染病治愈率均低于乙医院，但合计传染病治愈率却高于乙医院。其原因是甲、乙两家医院该传染病各型患者的构成不同，甲医院普通型患者所占比重大，而乙医院以重型患者所占比重大，且各型治愈率也有很大差别，因此造成两家医院合计治愈率不同。因此如果直接比较两个合计治愈率是不合理的。

欲正确比较两家医院的合计治愈率，必须先将两家医院患者的病型构成按统一标准进行校正，计算出校正的标准化治愈率后再进行比较。这种为了消除欲比较资料的内部构成不同对总体率或构成比的影响，采用统一的标准对比较资料的率或构成比进行调整，然后再比较率（构成比）的过程就称为标准化。这种采用统一的内部构成，然后计算标准化率的方法，就称为率的标准化法。

二、标准化率的计算

标准化率的计算方法有直接法和间接法。直接法是根据一个标准人口（如全国、全省人口或合并人口等）构成，重新计算各组的预期率，从而得到标准化率。直接法需要已知各组的人口构成和相应的率（如患病率、死亡率等），以及标准人口构成。间接法是根据标准患病率（或死亡率、发病率等）及各组的人口构成来计算预期率，从而得到标准化率。间接法需要已知各组的人口构成以及标准人口患病率（或死亡率、发病率等）。本节仅介绍直接法。

例 4-6　根据表 4-3 中的资料，计算甲、乙两家医院的标准化治愈率。

（一）用标准人口数计算

1. 选定标准　标准的选定方法通常有：①选择有代表性的、较稳定的、数量较大的人群，如全国、全省、本地区或本单位历年累计的数据；②在相互比较的两组资料中，任选其中一组人口或两组人口数合并作为标准。本例将甲、乙两家医院各类型患者相加为标准患者数，见表 4-4 第（2）栏。

2. 计算预期发生数　将各型患者的标准人口数分别乘以相应的原治愈率，即可得到各型患者的预期治愈人数，见表 4-4 第（4）、（6）栏。

3. 计算标准化治愈率　将各型患者的预期治愈人数相加再除以标准总人数，即可得到甲、乙两家医院的某传染病标准化治愈率。

表 4-4　某市甲、乙两家医院某传染病标准化治愈率计算表

病型 （1）	标准患者数 （2）	甲医院		乙医院	
		原治愈率/% （3）	预期治愈人数 （4）=（2）×（3）	原治愈率/% （5）	预期治愈人数 （6）=（2）×（5）
普通型	400	60.0	240	65.0	260
重型	400	40.0	160	45.0	180
暴发型	200	20.0	40	25.0	50
合计	1000	—	440	—	490

$$甲医院的标准化治愈率=\frac{440}{1000}\times 100\%=44.0\%$$

$$乙医院的标准化治愈率=\frac{490}{1000}\times 100\%=49.0\%$$

经标准化法计算可知乙医院治愈率高于甲医院，与分组比较的治愈率结论一致，校正了标准化前甲医院合计治愈率高于乙医院的不妥结论。

（二）用标准人口数构成比计算

1. 选定标准　将甲、乙两家医院某传染病各病型的患者数之和组成的人口数构成比作为标准，见表 4-5 第（2）栏。

2. 求分配治愈率　将标准人口数构成比分别乘以相应的原治愈率，即可得到各型传染病的分配治愈率，见表 4-5 第（4）、（6）栏。

3. 计算标准化治愈率　将第（4）、（6）栏中的分配治愈率各自直接相加，其合计值即标准化治愈率。

表 4-5 某市甲、乙两家医院某传染病标准化治愈率计算表

病型 (1)	标准患者数构成比 (2)	甲医院		乙医院	
		原治愈率/% (3)	分配治愈率/% (4)=(2)×(3)	原治愈率/% (5)	分配治愈率/% (6)=(2)×(5)
普通型	0.4	60.0	24.0	65.0	26.0
重型	0.4	40.0	16.0	45.0	18.0
暴发型	0.2	20.0	4.0	25.0	5.0
合计	1.0	—	44.0	—	49.0

$$甲医院标准化治愈率 = 24.0\% + 16.0\% + 4.0\% = 44.0\%$$

$$乙医院标准化治愈率 = 26.0\% + 18.0\% + 5.0\% = 49.0\%$$

经计算，乙医院某传染病标准化治愈率高于甲医院。其结论与用标准人口数计算得出的一致。

三、应用标准化法的注意事项

1. 当各组内部构成（如年龄、性别、职业、民族等）不同，且影响到分析结果时，应先对率进行标准化后再作比较。

2. 标准化的目的是采用统一的标准使资料之间具有可比性。选取的标准不同，所计算的标准化率也不同。标准化率只表明相互比较资料间的相对水平，而不代表其实际水平。

3. 当各年龄组对应的率出现明显交叉时，如低年龄组死亡率甲地高于乙地，而高年龄组甲地低于乙地，宜分别比较各年龄组的死亡率，而不用标准化法进行比较。

4. 如果是抽样研究资料，两样本标准化率的比较也应作假设检验。

目标检测

一、单选题

1. 某种新疗法可延长寿命，但不能治愈疾病，可能会出现（　　）
   A. 该病发病率将增加　B. 该病发病率将减少
   C. 该病患病率将增加　D. 该病患病率将减少

2. 某病的患病率与发病率的比值加大，见于下列何种情况（　　）
   A. 该病病死率高　B. 该病病程短
   C. 该病病程长　D. 该病治愈率低

3. 某县有人口 10 万人，某年因各种疾病死亡 1000 人。该年共发生结核 300 人，原有结核 400 人，该年共有 60 人死于结核。该县的总死亡率为（　　）
   A. 300/10 万　B. 60/1000
   C. 60/10 万　D. 1000/10 万

4. 某地有 20 万人口，某年因各种疾病死亡 2000 人，有肝硬化患者 600 人，其中男性 400 人，女性 200 人。欲了解肝硬化患者中何种性别较多，应计算（　　）
   A. 死亡率　B. 患病率
   C. 病死率　D. 性别构成比

5. 在上题资料中，若肝硬化死者中 100 例为男性，则该年男性肝硬化的病死率为（　　）
   A. 20%　B. 25%　C. 30%　D. 35%

二、简答题

1. 定性资料的统计描述常用的指标有哪些？
2. 计算和应用相对数时应注意哪些问题？

三、综合分析题

某地甲、乙两医院历年乳腺癌手术后的资料见表 4-6，试比较两个医院乳腺癌术后生存率的高低。

表 4-6 甲乙两医院乳腺癌手术后 5 年生存率

腋下淋巴结转移	甲医院			乙医院		
	病例数	生存数	生存率/%	病例数	生存数	生存率/%
无	45	35	77.77	300	215	71.67
有	710	450	68.38	83	42	50.60
合计	755	485	64.24	383	257	67.10

（朱思宇　杨　亮）

第5章 常用统计表和统计图

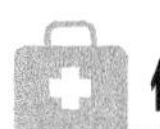

例 5-1

收集某地某年不同年龄组男性老年人口的有关资料，以间隔5岁为一个年龄组，经计算后得到60～、65～、70～、75～、80～年龄组的死亡率分别为22.97‰、29.46‰、62.91‰、177.05‰、373.17‰，相应的死亡百分比构成分别为17.34%、18.65%、19.55%、20.28%、24.18%。

问题：如何更形象、直观地反映上述资料的数据、结果？

统计表和统计图是统计描述的重要方法，也是数据表达的主要方式和资料呈现形式。合理的统计图表既可避免冗长的文字叙述，又可使数据条理化、系统化，便于理解、分析和比较。

第1节 统 计 表

统计表是用来表达数据和统计分析结果的一种表格，用简洁的表格形式有条理地罗列数据和统计量，便于阅读、比较和计算，展示数据的结构、分布和主要特征。

一、统计表的概念

狭义上的统计表一般是指统计分析表，它是指将统计分析的事物及其指标用表格的形式列出，用以表达研究对象的特征、内容构成及各项目分组之间的相互关系。广义上的统计表还包括统计调查表、整理汇总表和计算表等。

二、统计表的基本结构

从外形上看，统计表通常由标题、标目、线条、数字4部分组成。格式如下：

表号 标题

横标目名称	纵标目	合 计
横标目	数 字	
合计		

从内容上看，统计表一般由主语、谓语和宾语构成。主语为要说明的事物，谓语为用来说明事物的各种统计指标，宾语通常为数据。

链接

统计报表与统计表

统计报表是统计工作中资料收集常用的一种表格，为广义上的统计表；它的格式要求没有统计学上所指的统计表那么严格，其设计可根据研究的目的和分组等实际需要来制订，如孕产妇保健年报表。在统计学中没作特殊说明的统计表一般是指狭义上的统计表，即统计分析用表。

三、统计表的编制原则

统计表的编制原则首先是主题重点突出，即一张表一般只表达一个中心内容；其次是要层次清楚，即标目的安排及分组符合逻辑，便于比较分析；再次是结构简单、明了，文字和线条都应尽量从简；主谓分明、数字准确。

四、统计表的编制要求

（一）标题

标题是每张统计表的总名称，高度概括表的主要内容，必要时注明资料来源的时间、地点；标题要简练、确切，位于表上方的中央位置；有两个以上的统计表时，应在标题的左侧加表号，如表 1、表 2 等。

（二）标目

统计表的标目分为横标目和纵标目，分别说明表格每行和每列数字的意义。

1. 横标目　位于表的左侧，代表研究的对象、事物，表明被研究对象或事物的主要标志、组成，向右说明各横行数字的意义，横标目的总标目位于表的左上角。

2. 纵标目　位于表头右侧，表达研究对象、事物的指标，表明被研究事物的分组及统计指标，向下说明每列数字的意义，纵标目的总标目在需要时才设置，文字简明，应注明单位。

在设计标目时，应遵循的原则是必须符合逻辑、主谓分明。横、纵标目的顺序可按时间的先后、事物的重要性、数字的大小、地理分布等有规律地排列。

（三）线条

线条力求简洁，多采用 3 线，即上面顶线、下面底线和纵标目下与合计上的隔线，竖线与斜线一概省去。顶线和底线可使用加粗的线条，这样的表既美观又实用。

（四）数字

表内的数字是统计表的基本语言，必须准确无误。要求一律用阿拉伯数字，同一指标的数字其小数位数要一致、次位要对齐。表内不宜留空项，无数字用“—”表示，缺失数字用“…”表示，数字为 0 时用“0”表示。表中数字区不要插入文字，也不列备注项。必须说明的标“*”号，在表下方以注释的形式说明。

如例 5-1 资料中的某地某年不同年龄组男性老年人口的死亡率和死亡百分比构成见表 5-1。

表 5-1　某地某年不同年龄组男性老年人口的死亡率和死亡百分比

年龄组/岁	死亡率/‰	死亡百分比/%
60～	22.97	17.34
65～	29.46	18.65
70～	62.91	19.55
75～	177.05	20.28
80～	373.17	24.18
合计	65.85	100.00

五、统计表的种类

1. 简单表　只按一个特征或标志分组的统计表称为简单表，主语只有一个层次，见表 5-1。

2. 组合表　按两个或两个以上特征、标志组合起来分组的统计表称为组合表或复合表。见表 5-2，将年龄和城乡两个标志结合起来分组，可以分析城市和乡村不同年龄组人群乙型肝炎病毒的阳性率。

表 5-2　某年某地城乡各年龄组人群乙型肝炎病毒的阳性率

年龄组/岁	城市			乡村		
	检查人数	阳性数	阳性率/%	检查人数	阳性数	阳性率/%
<20	42 438	2 784	6.56	9 945	482	4.85
20～	282 067	24 653	8.74	14 776	1 334	9.03
25～	243 589	27 477	11.28	8 223	1 295	15.75
30～	231 624	34 952	15.09	5 409	868	16.04
35～	76 924	13 546	17.61	4 102	861	20.98
≥40	23 913	3 152	13.18	1 508	318	21.07
合计	900 555	106 564	11.83	43 963	5 158	11.73

实际工作中，有的统计表由于未遵守上述原则和要求，未能起到应有的作用。现以表 5-3 举例说明。

表 5-3　水源与肠道疾病（原表）

患病	塘水		井水		合计	
	患病人数	患病率	患病人数	患病率	患病人数	患病率
结果	50	20%	15	5%	65	11.8%
调查人数	250		300		550	

表 5-3 的缺点：①标题太简单，不能说明统计表的内容，不知是何时何地的情况；②主、谓语位置颠倒，符号“%”应写在“患病率”的后面，并加括号；③线条太多，不应有竖条和不必要的横线。修正表见表 5-4。

表 5-4　某年某地某村居民饮用水源与肠道传染病的患病率（修正表）

水源	调查人数	患病人数	患病率/%
塘水	250	50	20.0
井水	300	15	5.0
合计	550	65	11.8

第2节　统　计　图

统计图是一种更为形象的统计描述工具，它是用点、线、面等各种几何图形表达统计数据的数量及变化趋势。医学研究工作中的常用统计图有直条图、构成图、普通线图、半对数线图、直方图、散点图、箱式图和统计地图等。

一、统计图的概念

统计图是用直线的升降、直条的长短、面积的大小、颜色的深浅等各种图形来表达统计资料的分析结果。它使统计资料更形象易懂，可直观地反映出事物间的数量关系。

二、统计图的基本构成

1. 标题　统计图的标题与统计表相似，高度概括统计图的主要内容。

2. 标目　统计图的标目分为纵标目和横标目，分别表示纵轴和横轴数字刻度的意义。

3. 刻度　统计图的刻度指在纵轴和横轴上的坐标。

4. 图例　当统计图用不同线条和颜色表达不同事物和对象的统计量时，通常需要附图例加以说明。

三、绘制统计图的基本要求

（一）正确地选择图形

绘制统计图时首先要根据资料的性质和分析的目的正确选择适当的统计图。

1. 资料是连续性的，其目的是用线段升降表达事物的动态变化趋势，应选择普通线图。

2. 表示变量分布的频数表资料，其目的是用直方图的面积表达各组段的频数或频率分布情况，宜选择直方图。

3. 资料是相互独立的，其目的是用直条的长短比较数值的大小，应选择直条图。

4. 表达事物内部各部分的百分构成比资料，其目的是用面积大小表达各部分所占的比重大小，则应选择圆图或百分比条图。

5. 双变量连续性资料，其目的是用点的密集程度和趋势表达两个变量的相互关系，选择散点图。

6. 资料是连续性的，其目的是比较两组或多组资料的集中趋势和离散趋势，宜选用箱式图。

（二）要有标题

标题应简明扼要地说明统计图资料的时间、地点和主要内容，统计图的标题一般放在图的正下方，左侧加图序号。

（三）正确绘制坐标轴及刻度

绘制有坐标轴的图形时，纵横两轴应标明标目并注明度量衡单位。一般将两轴的相交点即原点初定为 0，刻度数值按从小到大的顺序排列，纵轴由下向上，横轴由左向右。纵横轴的比例一般为 5：7 或 7：5 为宜。

（四）图例的绘制

在同一张图内比较不同事物时，须用不同的线条或颜色来表示，并附图例加以说明。图例可放在图的右上角空隙处或下方中间位置。

四、常用的统计图

（一）直条图

直条图简称条图，是以等宽的直条长短表示相互独立的统计指标的数值大小和它们之间的对比关系。适用于指标为各自独立的定性资料。

直条图的绘制要点：通常将横轴安排相互独立的事物（分组因素），纵轴表示欲比较的指标，直条竖放；直条图的直条尺度必须从 0 开始，各直条的宽度相等，间隔一般与直条等宽或为其一半。直条排列顺序可按指标值大小排列，也可按分组的自然顺序排列。直条图有单式直条图、复试直条图两种。

例 5-2　将表 5-5 某地某年主要死因的死亡率资料用直条图来表示，见图 5-1。

表 5-5 某地某年四种主要死因死亡率

主要死因	死亡率/（1/10 万）
恶性肿瘤	103.8
脑血管疾病	87.9
心脏病	68.2
肺结核	25.2

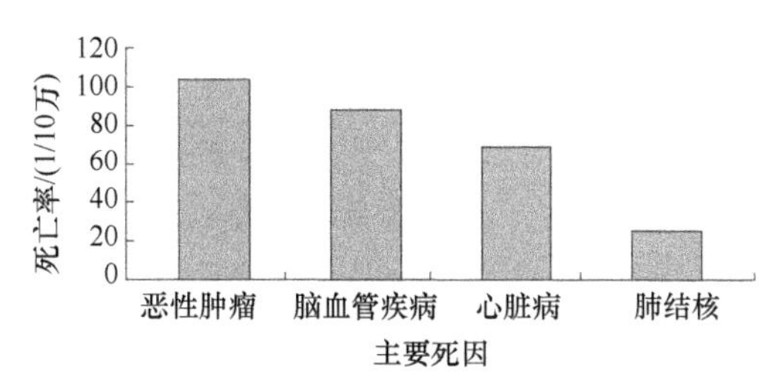

图 5-1 某地某年四种主要死因死亡率

例 5-3 用表 5-6 的资料绘制直条图，见图 5-2。

表 5-6 某年某县医院住院科室病床使用情况

科别	病床数	实际使用率/%	标化后使用率/%
内科	30	42.1	43.7
外科	41	76.3	80.5
妇科	27	69.8	73.5
儿科	34	54.5	61.6
传染科	15	60.2	69.0
康复科	6	30.6	32.4

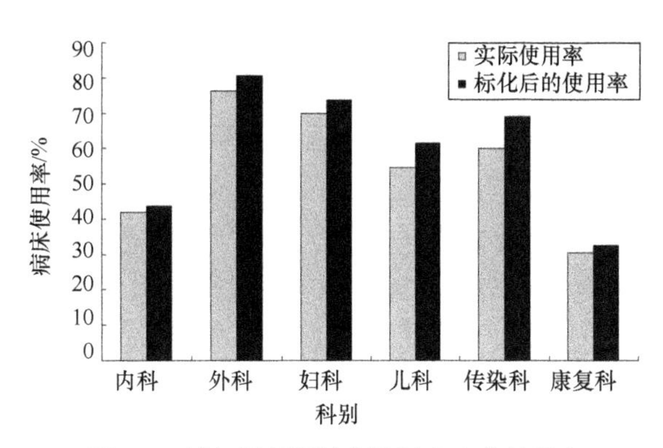

图 5-2 某年某县医院住院科室病床使用率

（二）构成图

构成图分为圆形构成图和直条构成图。

1. 圆形构成图 即圆图，是以圆的总面积 100%表示事物的全部，圆内各扇形面积为各部分所占的百分比，用来表示事物各部分的构成比。适用于构成比资料。

圆形构成图的绘制要点：是以圆形的 360° 为 100%，1%相当于 3.6° ，以统计资料中各构成的百分比乘以 360° 即得各构成扇面的角度；各扇面按顺时针方向排列，一般以相当于时针 12 点位置作为起点，“其他”项放最后。

例 5-4 用表 5-7 的资料绘制圆图，见图 5-3。

学历	人数	构成比/%
本科	56	41.18
大专	24	17.65
中专	38	27.94
高中及以下	18	13.23
合计	136	100.00

表 5-7 某年某市疾控中心专业技术人员学历构成

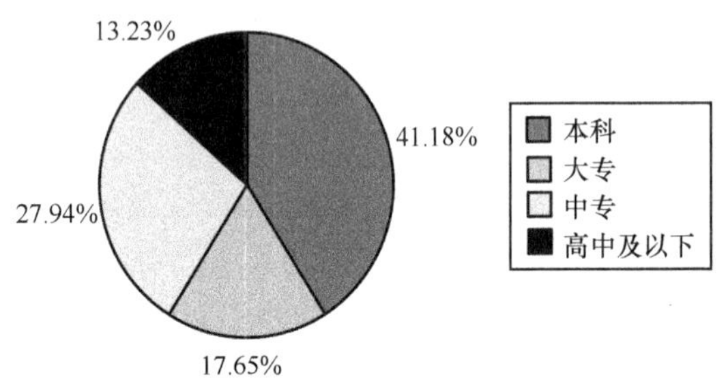

图 5-3 某年某市疾控中心专业技术人员学历构成

2. 直条构成图 即百分比构成图，是以某一矩形总长度表示事物的全部，将其分割成不同长度的段表示各构成的比重，适合描述定性变量的各类别所占的构成比，见图 5-4。

直条构成图的绘制要点：是以矩形总长度 L 为 100%，将长度 L 乘以各类别的构成比得到各构成的长度，按类别的自然顺序由左往右依次排列，“其他”项放最后（图 5-4）。

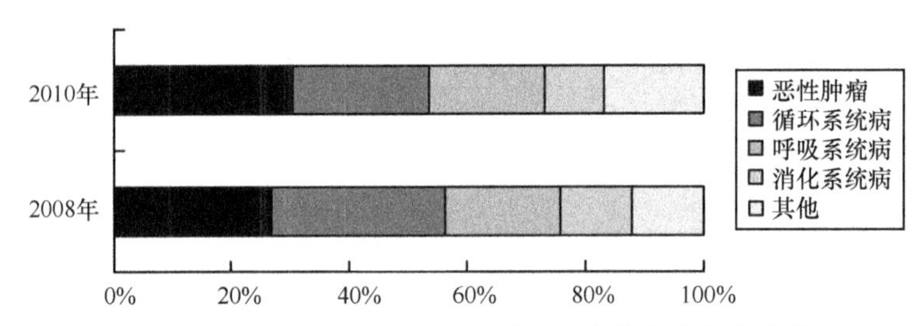

图 5-4 某医院 2008 年和 2010 年住院患者疾病构成比（单位：%）

（三）线图

线图是用线段的上升、下降来表示数值的变化，适合于描述某统计量随另一连续型数值变量变化的趋势，常用于描述统计量随时间变化而变化的趋势或某一现象随另一现象变迁的情况，适用于连续性资料，见图 5-5。通常横轴是时间或其他连续性变量，纵轴是统计量。如果横轴和纵轴都是算术尺度，称为普通线图；横轴是算术尺度，纵轴是对数尺度，称为半对数线图。

普通线图纵轴一般以 0 点作为起点，否则需作特殊标记或说明，不同指标或组别可以用不同的线段如实线、虚线等表示，各测定值标记点间以直线连接。

例 5-5 试对表 5-8 资料绘制线图，见图 5-5。

表 5-8 某地 1968～1974 年男女结核病死亡率

年份	男/（1/10 万）	女/（1/10 万）
1968	50.19	37.54
1969	42.97	25.10
1970	45.37	27.88
1971	44.42	25.50
1972	35.59	24.08
1973	38.41	24.15
1974	25.28	16.00

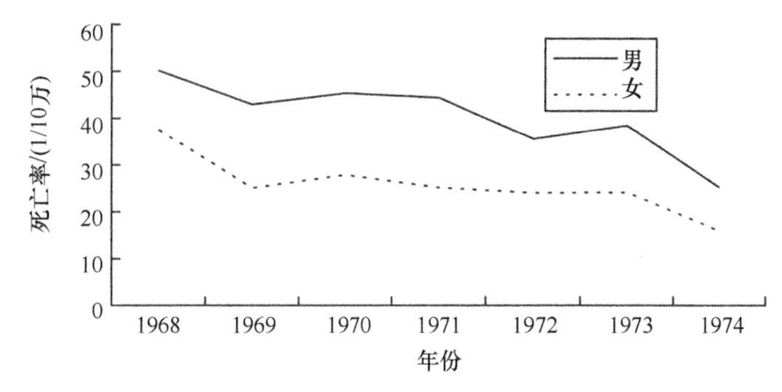

图 5-5 某地 1968～1974 年男女结核病死亡率

（四）直方图

直方图又称频数分布图，是以各矩形的面积表示各组段的频数，各矩形面积的总和为总频数，适用于表示连续性资料的频数分布。直方图的绘制要点如下。

1. 横轴尺度表示被观察现象的组段，纵轴表示频数或频率，纵轴尺度必须从 0 开始。

2. 各直方间不留空隙，可用直线分隔或仅连接相邻两条直线顶端，但左右两端必须有垂线至横轴，使直方图成为密闭的图形。

3. 当组距相等时，矩形的高度与频数成正比，故可直接按纵轴尺度绘出相应的矩形面积；当组距不等时，矩形的高度与频数不成正比，要折合成等距后再绘图。

例 5-6 用表 5-9 的资料绘制直方图，见图 5-6。

表 5-9 某地 126 名健康成年男性红细胞数的频数分布

组段/（10^{12}/L）	频数	累积频数
3.80～	3	3
4.00～	7	10
4.20～	12	22
4.40～	17	39
4.60～	19	58
4.80～	26	84
5.00～	18	102
5.20～	13	115
5.40～	6	121
5.60～	4	125
5.80～6.00	1	126
合计	126	

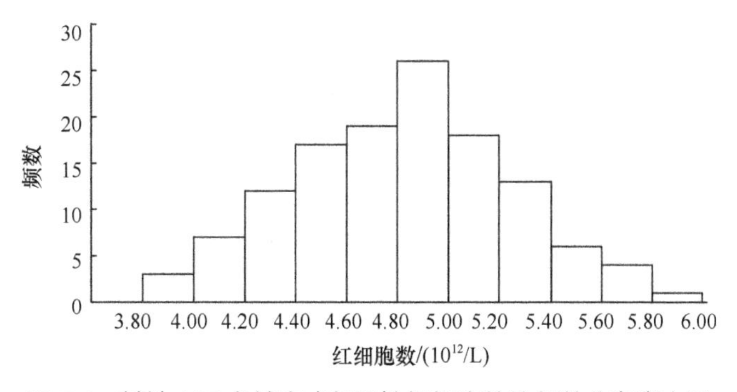

图 5-6 某地 126 名健康成年男性红细胞数的频数分布直方图

当组距不等时应折合成等距后再绘图。表 5-10 的资料中，各年龄组不等距，9 岁以前每岁一组，10 岁以后每 10 岁一组，因此先要计算各年龄组每岁患者人数，见第（3）栏，再按各年龄组取横轴尺度［第（1）栏］、再按该年龄组每岁患者人数［第（3）栏］取纵轴人数。图 5-7 是错误的，错在横轴尺度不等，没有按照各年龄每岁患者人数取纵轴尺度，因此给人以错觉；图 5-8 是正确的，它反映了某市流行性乙型脑炎（乙脑）患者年龄分布的特点，高峰在 10 岁前，其中 4～ 5 岁患者人数最多。

表 5-10　某年某市乙脑患者的年龄分布

年龄/岁 (1)	患者人数 (2)	每岁患者人数 (3)	年龄/岁 (1)	患者人数 (2)	每岁患者人数 (3)
0～	3	3	8～	8	8
1～	3	3	9～	6	6
2～	9	9	10～	36	3.6
3～	11	11	20～	13	1.3
4～	23	23	30～	11	1.1
5～	22	22	40～	4	0.4
6～	11	11	50～60	1	0.1
7～	14	14	—	—	—

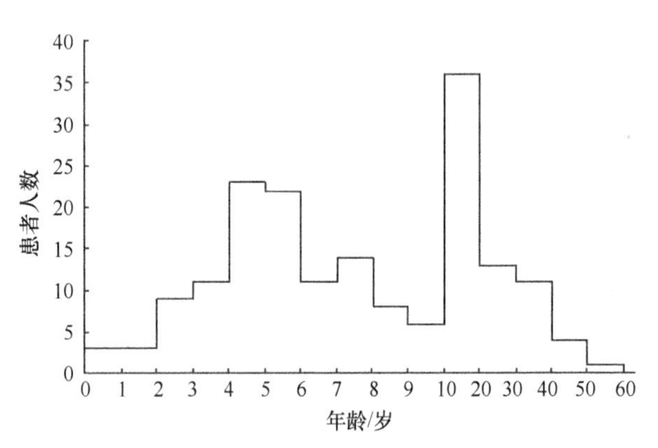

图 5-7　某年某市乙脑患者的年龄分布（错误图）

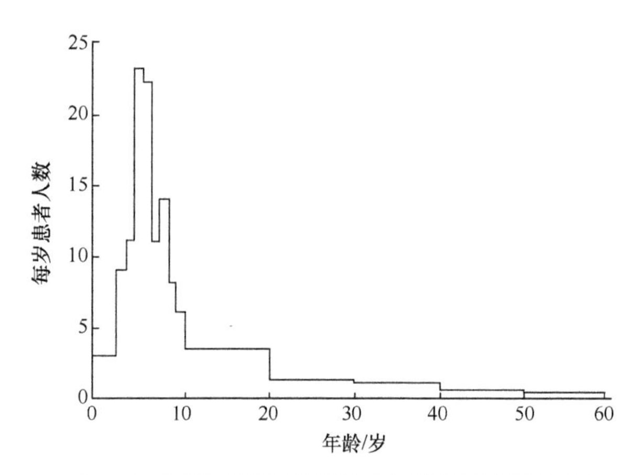

图 5-8　某年某市乙脑患者的年龄分布（正确图）

（五）散点图

散点图是用点的密集程度和变化趋势来表示两种现象间的相关关系。适用于双变量资料，均具有连续性变化的特征。绘制散点图时，通常横轴代表自变量，纵轴代表因变量。散点图与线图不同的是，对于横轴上的每个值，纵轴上可以有多个点与其相对应，且点与点之间不能用直线连接。

例 5-7　用表 5-11 资料绘制散点图（图 5-9）。

表 5-11　某年某高校 14 名 19 岁女大学生体重与肺活量

编号	体重/kg	肺活量/L	编号	体重/kg	肺活量/L
1	47	2.4	8	54	3.4
2	47	2.2	9	54	3.3
3	48	2.5	10	55	3.5
4	51	2.7	11	55	3.6
5	51	2.9	12	56	3.2
6	54	3.1	13	56	3.5
7	54	2.9	14	58	3.4

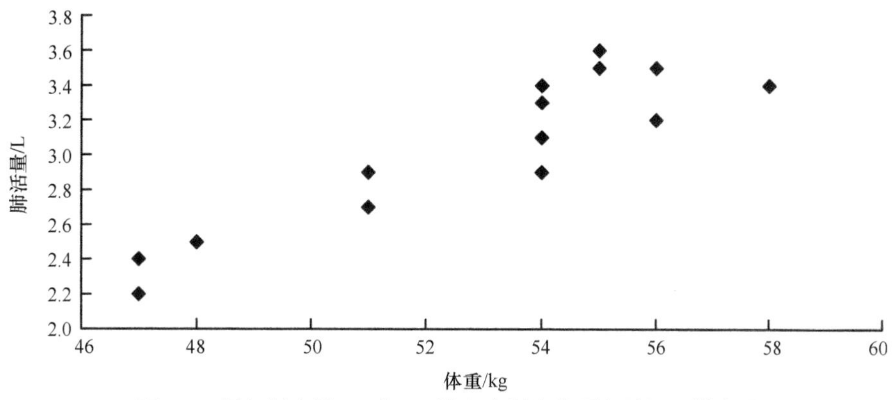

图 5-9　某年某高校 14 名 19 岁女大学生体重与肺活量散点图

链接

箱式图的绘制

箱式图是用于比较两组或多组资料的集中趋势和离散趋势，箱式图的中间横线表示中位数 M，箱子的长度表示四分位数间距，箱子上、下两端分别是上四分位数 P_{75} 和下四分位数 P_{25}，箱式图最外面两端连线表示最大值和最小值。箱子越长表示数据的离散程度越大。中间横线若在箱子的中心位置，表示数据分布对称，中间横线偏离箱子正中央越远，表示数据分布越偏离中位数。图 5-10 为比较抗肿瘤药不同剂量组与对照组用药后小白鼠的肿瘤重量。

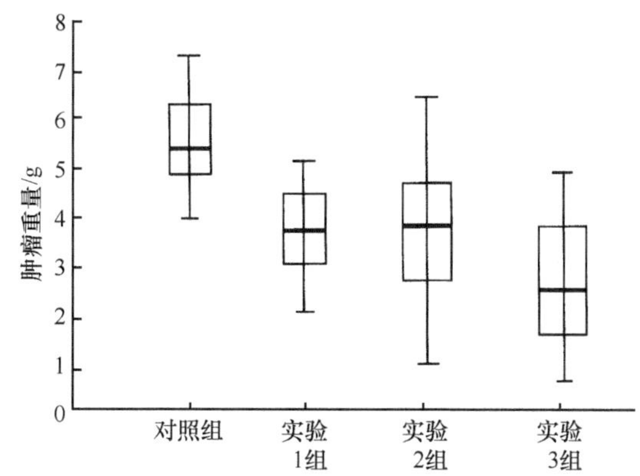

图 5-10　抗肿瘤药不同剂量组与对照组用药后小白鼠肿瘤重量的比较

目标检测

一、单选题

1. 调查某市中学生的近视患病情况，描述近视学生的年龄分布应用（　　）
   A. 直条图　B. 直方图　C. 普通线图　D. 圆图
2. 比较某地 2013 年和 2014 年 5 种传染病的发病率，应选择（　　）
   A. 普通线图　B. 直方图
   C. 构成比条图　D. 复式直条图
3. 描述某省 7 岁女孩的身高与体重之间的关系，宜绘制（　　）
   A. 普通线图　B. 直方图
   C. 散点图　D. 构成比条图
4. 描述 2005～2014 年某地男女结核病死亡率（单位：1/10 万）情况，宜绘制（　　）
   A. 普通线图　B. 直方图
   C. 散点图　D. 半对数线图
5. 在绘制有纵横轴的统计图时，纵横轴的比例一般以（　　）为宜
   A. 1∶3　B. 3∶5　C. 5∶7　D. 7∶9

二、简答题

1. 试述统计表的基本结构和相应的编制要求。
2. 简述绘制统计图的基本要求。

三、综合分析题

某市 2011 年部分县 650 例新生儿死亡按日统计资料如下：

<1	1～	2～	3～	4～	5～	6～	7～	14～20	21～27	28～30 天
271	62	40	30	26	24	21	73	50	19	135

试编制相应的统计表、绘制适当的统计图并进行分析。

（贺　生）

第6章

参 数 估 计

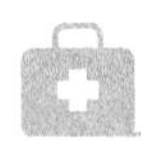

例 6-1

为了解某地区 9 岁女童的平均身高，随机抽取该地 100 例 9 岁女童，得到平均身高 $\bar{X}=134.5\text{cm}$，标准差 $S=5.0\text{cm}$。

问题： 1. 该例中身高的数据属于何种类型的资料？

2. 该地区所有 9 岁女童的平均身高是多少？

分析资料除对资料进行统计描述外，还有统计推断。统计推断包括总体参数的估计和假设检验。在医学研究中，有时总体的分布类型已知，但总体分布中常常含有未知参数。为了获得总体的未知参数，我们经常通过样本信息去推测总体的未知参数，这一过程称为参数估计。如对例 6-1 资料，可通过 100 例 9 岁女童的平均身高推断该地区所有 9 岁女童的平均身高，这就属于统计推断中的参数估计。同时还可比较判断该资料的样本均值与该地区、其他地区或全国的总体均值是否相等，这属于统计推断中的假设检验。本章重点介绍参数估计。

第1节 抽 样 误 差

在抽样研究中，因同质总体中的个体间存在差异即个体变异，随机抽样引起的样本指标（统计量）与总体指标（参数）之间的差异称为抽样误差。来自同一总体中的各样本指标间差异也反映了抽样误差的存在。

一、均值的抽样误差

通过计算机模拟实验我们发现，样本均值的分布具有一定的规律，根据数理统计中心极限定理：若原变量 X 服从正态分布 $N(\mu,\ \sigma^2)$，独立随机抽取样本含量为 n 的样本，其样本均值 $\bar{X}$ 的分布服从均值为 μ、标准差为 $\sigma/\sqrt{n}$ 的正态分布；即使从非正态分布的总体中进行独立随机抽样，当样本含量 n 逐渐增大时（$n>50$），其样本均值的分布也会逐渐逼近均值为 μ、标准差为 $\sigma/\sqrt{n}$ 的正态分布。即样本均值 $\bar{X}$ 的总体均值也为 μ，样本均值的标准差与原标准差成正比，与样本的例数即样本含量的平方根成反比。

由于随机抽样造成的样本均值与总体均值间以及各样本均值间的差异称为样本均值的抽样误差，样本均值的标准差称为标准误（SEM），用符号 $\sigma_{\bar{X}}$ 表示。标准误反映样本均值 $\bar{X}$ 围绕总体均值 μ 的离散程度，说明均值的抽样误差大小。

根据中心极限定理，标准误的计算公式为

$$\sigma_{\bar{X}}=\frac{\sigma}{\sqrt{n}} \tag{6-1}$$

式中，$\sigma_{\bar{X}}$ 为标准误，σ 为总体标准差，n 为样本含量。$\sigma_{\bar{X}}$ 越大，说明样本均值的分布越分散，样本均值与总体均值的差别越大，抽样误差越大，由样本均值估计总体均值的可靠性越小；反之，$\sigma_{\bar{X}}$ 越小，说明样本均值与总体均值的差别越小，抽样误差也越小，由样本均值估计总体均值的可靠性便越大。

由公式（6-1）可知，$\sigma_{\bar{X}}$ 与 σ 成正比，与 $\sqrt{n}$ 成反比。因此在实际工作中，可通过适当增加样本含量来减少标准误，降低抽样误差。

在抽样研究中，σ 往往是未知的，通常用样本标准差 S 来估计 σ，因而求得均值标准误的估计值 $S_{\bar{X}}$，计算公式为

$$S_{\bar{X}} = \frac{S}{\sqrt{n}} \tag{6-2}$$

例 6-2 试计算本章例 6-1 资料的标准误。

解： 由题可知，σ 未知，$n = 100$，$S = 5.0\text{cm}$，代入公式（6-2）得

$$S_{\bar{X}} = \frac{S}{\sqrt{n}} = \frac{5.0}{\sqrt{100}} = \frac{5.0}{10} = 0.5\text{cm}$$

故该抽样研究均值的标准误为 0.5cm。

标准误与标准差一样，也是离散程度指标。标准差是反映个体值变异程度大小的指标，而标准误则是反映抽样误差大小的指标，两者间既存在联系也存在区别，应用时应注意区分。标准误与标准差的区别与联系见表 6-1。

表 6-1 标准差和标准误的区别与联系

区别	标准差	标准误
统计学符号	总体标准差用 σ 表示 样本标准差用 S 表示	均值的标准误用 $\sigma_{\bar{X}}$ 表示 估计值用 $S_{\bar{X}}$ 表示
统计学意义	标准差越小，个体值相对集中，均值对数据的代表性越好。	标准误越小，样本均值的分布越集中，样本均值与总体均值差别越小，抽样误差越小，由样本均值估计总体均值的可靠性越大。
计算公式	$S = \sqrt{\dfrac{\sum (x - \bar{X})^2}{n - 1}}$	$S_{\bar{X}} = \dfrac{S}{\sqrt{n}}$
用途	描述个体值的变异程度	描述均值的抽样误差大小

联系：均为离散程度指标。
同一资料的标准误与标准差成正比，与样本含量的算术平方根成反比。

二、率的抽样误差

和样本均值的标准差一样，样本率的标准差也称为率的标准误。用以描述样本率与总体率之间变异程度的量的大小，说明样本率的抽样误差的大小。率的标准误越小，说明抽样误差越小，用样本率估计的总体率可靠性越大；反之，率的标准误越大，说明抽样误差越大，则样本率估计总体率的可靠性越小。当总体率 π 未知时，常用样本率 p 来估计。

率的标准误估计值为

$$S_p = \sqrt{\frac{p(1-p)}{n}} \tag{6-3}$$

式中，S_p 为样本率的标准误，p 为样本率，n 为样本含量。

例 6-3 抽样调查了某校 200 名 10 岁儿童的牙齿，患龋齿 130 人，试求该校儿童龋齿患病率的标准误。

解： 已知 $n = 130$，$p = \dfrac{130}{200} \times 100\% = 65\%$，按公式（6-3）计算该样本率的标准误为

$$S_p=\sqrt{\frac{p(1-p)}{n}}=\sqrt{\frac{0.65\times(1-0.65)}{200}}=0.0337=3.37\%$$

第2节 *t* 分 布

在第 3 章第 4 节中曾介绍，若某一随机变量 x 服从正态分布 $N(\mu,\ \sigma^2)$，则可通过 $Z=\frac{x-\mu}{\sigma}$ 将其转化为标准正态分布 $N(0,\ 1)$。同样也可对样本均值 $\bar{X}$ 进行 Z 变换，此时 $Z=\frac{\bar{X}-\mu}{\sigma_{\bar{X}}}$。经过 Z 变换，正态分布 $N(\mu,\ \sigma_{\bar{X}}^2)$ 转化为标准正态分布 $N(0,\ 1)$，即 Z 分布。但由于 $\sigma_{\bar{X}}$ 常常是未知的，故 Z 变换中常用 $S_{\bar{X}}$ 作为 $\sigma_{\bar{X}}$ 的估计值，即变换值为 $\frac{\bar{X}-\mu}{S_{\bar{X}}}$。用 $\frac{\bar{X}-\mu}{S_{\bar{X}}}$ 计算的值不是 Z 值，而是 t 值。从同一正态总体中抽取一系列样本含量为 n 的小样本，经变量转换后的值的分布已不再服从标准正态分布，而是 t 值的分布。

$$t=\frac{\bar{X}-\mu}{S_{\bar{X}}}=\frac{\bar{X}-\mu}{S/\sqrt{n}},\nu=n-1 \tag{6-4}$$

式中，ν 为自由度，指能够自由取值的变量个数。在数理统计中，自由度的计算公式为

$$\nu=n-k \tag{6-5}$$

式中，n 是样本含量，k 为计算某一统计量时需要用到的其他独立统计量的个数。如在公式（6-4）中，S 的计算也用到了 $\bar{X}$，故其他独立的统计量只有一个 $\bar{X}$，因此其自由度 $\nu=n-1$。例如，在 $X+Y=6$ 中有两个变量，由于受到总和 6 的限制，只有一个变量能够自由取值，此时 $\nu=1$；而在 $X+Y+Z=20$ 中，由于受到总和 20 的限制，三个变量中只有两个能自由取值，此时 $\nu=2$。

t 分布是指从正态总体中随机抽取一系列样本含量为 n 的小样本，通过公式 $t=\frac{\bar{X}-\mu}{S_{\bar{X}}}$ 计算转化后的 t 值分布。

一、*t* 分布曲线的特征

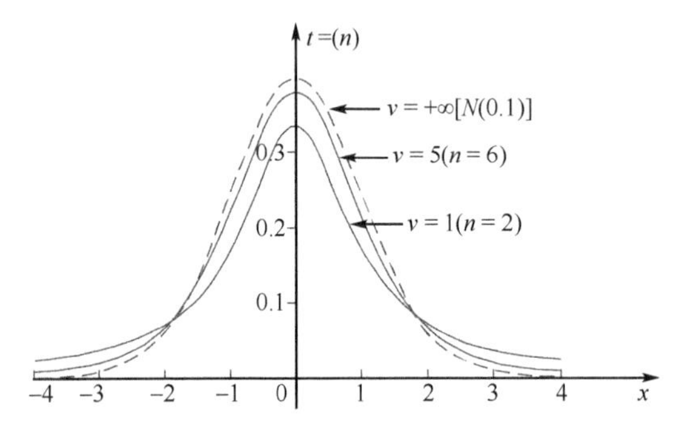

图 6-1 自由度为 1、5、∞时的 t 分布曲线

如果从正态总体中随机抽取一系列样本含量均为 2 的 k 个样本，每个样本又都可以按公式（6-4）计算出一个 t 值，如将 k 个 t 值编制成频数表并绘制成直方图，当 k 无限增大时，t 值的组距不断缩小，则可得到一条 t 分布曲线。同理，若从正态总体中随机抽取一系列样本含量均为 6 的样本时，也能得到一条 t 分布曲线。因此，当 n 变化时，就可以得到不同的 t 分布曲线（图 6-1）。

由图 6-1 可看出，t 分布曲线是与样本含量 n（严格来说是自由度）有关的一簇曲线。t 分布曲线具有以下特征。

1. t 分布曲线均在横轴上方，即 $f(x)>0$。

2. t 分布曲线是以 0 为中心、纵轴为对称轴，中间高、两端低，左右完全对称的单峰分布。

3. t 分布曲线是与 ν 有关的一簇曲线，其形态取决于自由度。①自由度 ν 越小，$S_{\bar{X}}$ 越大，t 值越分散，t 分布曲线峰部越矮，尾部越高；反之亦然。②当 $\nu\to\infty$ 时，$S_{\bar{X}}\to\sigma_{\bar{X}}$，$t$ 分布就是标准正态 Z 分布。

4. t 分布曲线下的面积分布具有一定的规律。

二、t分布曲线下面积分布的规律

1. 同一条 t 分布曲线下的对称区间所对应的面积相等。

2. t 分布曲线下、横轴上的总面积为 1 或 100%，不同 t 分布曲线所对应的相同区间的面积不等；同样，不同 t 分布曲线下相等的面积对应的区间也不相同。从正态总体中随机抽取一系列样本含量均为 n 的样本计算得到的 t 值，则有 95%的 t 值落在（$-t_{0.05/2,\nu}$，$t_{0.05/2,\nu}$）内，即$-t_{0.05/2,\nu}<t<t_{0.05/2,\nu}$；有 99%落在（$-t_{0.01/2,\nu}$，$t_{0.01/2,\nu}$）内，即$-t_{0.01/2,\nu}<t<t_{0.01/2,\nu}$。

3. t 分布曲线下、横轴上某一区间所对应的面积与总面积的比值，等于从总体中随机抽样的样本计算所得的 t 值落在该区间的概率。

由于 t 分布是一簇曲线，因此 t 分布曲线下某一区域的面积为固定面积（如 95%或 99%）时，所对应的界值不是一个常量，而是随着自由度 ν 大小而变化的。当 ν 确定后，t 分布曲线下双侧尾部的面积或单侧尾部的面积为指定概率 α 时，横轴上相应的 $t_{\alpha/2,\nu}$或 $t_{\alpha,\nu}$称为 t 界值。为方便应用，统计学家编制了 t 界值表，见附表 4。该表横标目为 ν，纵标目为概率，单侧概率或单尾概率是指 t 分布曲线下一侧尾部面积，双侧概率或双尾概率是指 t 分布曲线下两侧尾部面积之和，即附表 4 右上角图例中阴影部分。表中的数字为当自由度 ν 与概率确定时所对应的 t 界值。一般地，与单侧概率相对应的 t 界值记为 $t_{\alpha,\nu}$，与双侧概率相对应的 t 界值记为 $t_{\alpha/2,\nu}$。由于 t 分布是以 $t=0$ 为中心的对称分布，故表中只列出正值，查表时不管 t 值的正负，用绝对值即可。

从 t 界值可知：①同一概率时，自由度 ν 越大，$|t|$ 越小；②同一自由度 ν 时，$|t|$ 越大，概率 P 越小；③同一自由度 ν 下的同一界值，双侧概率是单侧概率的 2 倍；④当 $\nu\to\infty$ 时的 t 界值为相应概率下的 Z 值。

例 6-4　当 $\alpha=0.05$，自由度 $\nu=8$ 时，求 $t_{\alpha,\nu}$ 和 $t_{\alpha/2,\nu}$。

解：按 $\nu=8$，$\alpha=0.05$ 查附表 4 t 界值表，$\nu=8$ 和第一行单侧 $P=0.05$ 交叉点的数据为 1.860，即 $t_{\alpha,\nu}=t_{0.05,8}=1.860$；同样可查表得 $t_{\alpha/2,\nu}=t_{0.05/2,8}=2.306$。

第 3 节　总体均值和总体率的估计

一、概　　述

参数估计是指用样本指标值（统计量）去估计总体指标值（参数）。参数估计有点估计和区间估计两种方法。

1. 点估计　是指用随机样本的样本统计量直接作为总体参数的估计值，即直接用样本统计量作为相应总体参数。其方法简单、易于理解，但未考虑抽样误差的大小。

2. 区间估计　是指用已知样本统计量和标准误确定一个有概率意义的区间，且该区间具有较大的置信度（可信度）（$1-\alpha$）包含总体参数的估计方法。包含总体参数的可能范围称为总体参数的置信区间或可信区间（confidence interval，CI）。预先给定的概率（$1-\alpha$）称为置信度（可信度），（$1-\alpha$）常取 95%或 99%，也可自己设定，如果没有特别说明，一般取双侧 95%。置信区间的确切含义是：有（$1-\alpha$）的可能认为计算出的置信区间包含了总体参数，而不是总体参数落在该范围的可能是（$1-\alpha$）。

置信区间通常由两个数值即置信限（confidence limit，CL）构成，其中较小的值称为下限（lower limit，LL），较大的值称为上限（upper limit，UL）。严格来说，置信区间并不包含置信区间上下限两个值本身，因此用小括号“(　　)”表示该区间为开区间。

二、总体均值的估计

（一）总体均值的点估计

总体均值的点估计是指直接用随机样本的样本均值 $\overline{X}$ 作为总体均值 μ 的估计值。如在本章例 6-1 中，已知样本信息为 $\overline{X}=134.5\text{cm}$，$S=5.0\text{cm}$。此时，可用样本均值 134.5cm 作为总体均值的一个估计值，即认为该地区所有 9 岁女童平均身高为 134.5cm。但总体均值 μ 是确定的值，而样本均值是随机变量。若从该地区所有 9 岁女童中再随机抽取 200 例，得到该样本平均身高为 $\overline{X}=134.2\text{cm}$，则也可以用 134.2cm 作为总体平均身高的点估计值。

基于上述两个样本做出的点估计，哪个样本的估计更接近总体均值，或者说，哪一个结论更为可信，点估计难以回答这个问题。点估计这一方法虽然思想朴素、方法简单，但它并未充分利用样本信息，不能反映抽样误差的影响，因此无法评价这种估计的可信程度。在实际工作中，一般不提倡采用点估计这种方法来进行参数估计。

（二）总体均值的区间估计

总体均值的区间估计是按一定的概率（$1-\alpha$）估计总体均值的可能范围，该范围称为总体均值的 $1-\alpha$ 置信区间或可信区间。常取（$1-\alpha$）为 95%和 99%，即总体均值的 95%置信区间和 99%置信区间。

1. 置信区间的估计方法

（1）t 分布法　总体均值 μ 置信区间的计算公式可以利用 $\bar{X}$ 的抽样分布获得。根据均值的抽样分布理论：从正态分布总体 $N(\mu,\sigma^2)$ 中随机抽取样本含量为 n 的一个样本，总体标准差 σ 未知时，由样本标准差 S 代替 σ 时，统计量 $t=\dfrac{\bar{X}-\mu}{S_{\bar{X}}}$ 服从自由度为 $\nu=n-1$ 的 t 分布。

根据 t 分布原理则有

$$P(-t_{\alpha/2,\nu}<t<t_{\alpha/2,\nu})=1-\alpha\text{，即 }P\left(-t_{\alpha/2,\nu}<\frac{\bar{X}-\mu}{S/\sqrt{n}}<t_{\alpha/2,\nu}\right)=1-\alpha$$

基于上式，可得到总体均值 μ 的双侧（$1-\alpha$）置信区间的计算公式为

$$\bar{X}-t_{\alpha/2,\nu}S_{\bar{X}}<\mu<\bar{X}+t_{\alpha/2,\nu}S_{\bar{X}} \quad (6\text{-}6)$$

其中 $\nu=n-1$ 为自由度，$t_{\alpha/2,\nu}$ 表示自由度为 ν 的 t 分布曲线下两侧尾部面积各占 $\alpha/2$ 所对应的临界值，可由 t 界值表获得。为了方便，有时可将两个置信限记为 $\bar{X}\pm t_{\alpha/2,\nu}S_{\bar{X}}$。$1-\alpha$ 为置信度，当 $\alpha=0.05$ 时，置信度为 0.95 或 95%；当 $\alpha=0.01$ 时，置信度为 0.99 或 99%。

在样本含量足够大的情况下（如 $n>100$），t 分布近似标准正态分布，此时，可用标准正态分布的 Z 值代替 t 值，得到总体均值的双侧 $1-\alpha$ 置信区间为

$$(\bar{X}-Z_{\alpha/2}S_{\bar{X}},\bar{X}+Z_{\alpha/2}S_{\bar{X}}) \quad (6\text{-}7)$$

其中，$Z_{\alpha/2}$ 为标准正态分布曲线下两侧尾部面积各占 $\alpha/2$ 所对应的临界值，即 t 界值表中 $\nu=\infty$ 时的临界值。当双侧 $\alpha=0.05$ 时，$Z_{\alpha/2}=1.96$；双侧 $\alpha=0.01$ 时，$Z_{\alpha/2}=2.58$。

（2）正态近似法　当总体标准差 σ 未知时，不管样本含量 n 为多少，总体均值 μ 的置信区间均可由公式（6-6）计算。虽然在大样本时，可采用正态近似法做一定简化，由公式（6-7）进行估计，但此时公式（6-6）计算的置信区间仍更加准确。

例 6-5　某医生测得 25 名动脉粥样硬化患者血浆纤维蛋白原含量的均值为 3.32g/L，标准差为 0.57g/L，试估计该种患者血浆纤维蛋白原含量总体均值的 95%置信区间。

解：本例，$n=25$，$\bar{X}=3.32$，$S=0.57$

α 取双侧 0.05，$\nu=25-1=24$，查附表 4 t 界值表，得 $t_{0.05/2,24}=2.064$，按公式（6-6）计算：

$$C_{\mathrm{LL}}=\bar{X}-t_{0.05/2,\nu}S_{\bar{X}}=3.32-2.064\times0.57/\sqrt{25}=3.08\ \mathrm{g/L}$$

$$C_{\mathrm{UL}}=\bar{X}+t_{0.05/2,\nu}S_{\bar{X}}=3.32+2.064\times0.57/\sqrt{25}=3.56\ \mathrm{g/L}$$

根据样本计算，可推断该种患者血浆纤维蛋白原含量总体均值的95%置信区间为（3.08，3.56）g/L。

例 6-6 为了解某地区 9 岁女童的平均身高，随机抽取该地 200 例 9 岁女童，得到平均身高 $\bar{X}=134.2\mathrm{cm}$，标准差 $S=5.1\mathrm{cm}$，试估计该地区 9 岁女童身高的总体均值的 95%置信区间。

解：本例 $n=200$，$\bar{X}=134.2\mathrm{cm}$，$S=5.1\mathrm{cm}$

由于n较大（$n>100$），故可采用正态近似法。α 取双侧 0.05，$Z_{0.05/2}=1.96$，按公式（6-7）计算置信区间：

$$C_{\mathrm{LL}}=\bar{X}-Z_{0.05/2}S_{\bar{X}}=134.2-1.96\times5.1/\sqrt{200}=133.5\ \mathrm{cm}$$

$$C_{\mathrm{UL}}=\bar{X}+Z_{0.05/2}S_{\bar{X}}=134.2+1.96\times5.1/\sqrt{200}=134.9\ \mathrm{cm}$$

根据样本计算，可推断该地区 9 岁女童身高的总体均值的 95%置信区间为（133.5，134.9）cm。

本例若按公式（6-6）的t分布法计算，则 $\nu=200-1=199$，查附表 4 t 界值表，得 $t_{0.05/2,199}\approx1.972$（界值表中未列出 $t_{0.05/2,199}$ 的值，采用就近的 $t_{0.05/2,200}$ 值近似代替），故 95%置信区间为（133.5，134.9）cm。

2. 置信区间与医学参考值范围的区别

总体均值的置信区间与医学参考值范围在意义、计算公式及用途等多方面均存在差别，其具体区别见表6-2。

表 6-2 总体均值置信区间与医学参考值范围的区别

区别	总体均值置信区间	医学参考值范围
意义	按一定的置信度（$1-\alpha$）估计总体均数所在的范围	绝大多数“正常人”的某项解剖、生理、生化指标的波动范围
计算公式	①σ 未知：（$\bar{X}-t_{\alpha/2,\nu}S_{\bar{X}},\bar{X}+t_{\alpha/2,\nu}S_{\bar{X}}$） ②$\sigma$ 未知而 n 较大： （$\bar{X}-Z_{\alpha/2}S_{\bar{X}},\bar{X}+Z_{\alpha/2}S_{\bar{X}}$） ③$\sigma$ 已知：（$\bar{X}-Z_{\alpha/2}\sigma_{\bar{X}},\bar{X}+Z_{\alpha/2}\sigma_{\bar{X}}$）	①正态分布 双侧：（$\bar{X}-Z_{\alpha/2}S,\bar{X}+Z_{\alpha/2}S$） 单侧：（$\bar{X}-Z_{\alpha}S,+\infty$）或（$-\infty,\bar{X}+Z_{\alpha}S$） ②偏态分布 双侧：$P_x\sim P_{100-x}$ 单侧：（$P_x,+\infty$）或（$-\infty$，P_{100-x}）
用途	估计总体均值所在的范围	判断观察对象的某项指标正常与否，为临床诊断提供参考

三、总体率的估计

由于样本率与总体率之间存在抽样误差，可以根据率的标准误，用样本率来估计总体率，有点估计和区间估计两种方法。

1. 点估计　直接用某样本率 p 作为总体率 π 的估计值的方法称为点估计。如例 6-2，直接用样本率 65%作为该校儿童龋齿患病的总率。该法思维朴素，但没有考虑抽样误差，用得较少。

2. 区间估计　样本率来估计总体率时常采用区间估计法，利用样本资料可估计总体率的置信区间，α 一般取 0.05 或 0.01。估计时要根据 n 和 p 的大小选用不同的方法。

（1）查表法　当$n\leq50$时，特别是 p 接近 0 或 1 时，直接查附表 5 百分率的置信区间。

例 6-7 从某地随机抽取 20 名 40 岁成年男性，患高血压的有 8 名，问该地区 40 岁成年男性高血压患病率的 95%的置信区间？

解：本例 $n=20$，$x=8$，查附表 5 百分率的置信区间，在 $n=20$ 横行和 $x=8$ 纵列的交点处有两行数字，上行 19%～64%为 95%的置信区间，下行 15%～70%为 99%的置信区间，即该地区 40 岁成年男性高血压患病率的 95%的置信区间为 19%～64%。

注意：附表中只列出 $x\leq n/2$ 时的 x 值。当样本的 x 值大于表中 x 值时，应以（$n-x$）查表，求出阴性率的置信区间，再用 100 减去查得的数值就是阳性率的置信区间。例 6-7，若 $n=20$，$x=13$，附表中查不到，可以查 $x=20-13=7$，得 15～59，再由 100–15 = 85，100–59 = 41，可估计该地区 40 岁成年男性高血压患病率的 95%的置信区间为 41%～85%。

（2）正态近似法　当 n 较大，π 或 $1-\pi$ 不接近 0，也不接近 1 时，二项分布 $B(n,\pi)$ 近似正态分布 $N(n\pi,\sqrt{n\pi(1-\pi)})$，而对应的样本率 p 的分布也近似正态分布 $N(\pi,\sigma_P)$。因此，当 n 较大、样本率 p 和（$1-p$）均不太小时，如 np 和 n（$1-p$）均大于 5 时，可利用样本率 p 的近似正态分布来估计总体率的（$1-\alpha$）置信区间。计算公式为

$$(p-Z_{\alpha/2}S_p, p+Z_{\alpha/2}S_p) \quad (6\text{-}8)$$

例 6-8　某煤矿有工人 3911 人，其中尘肺患病率为 3.25%，试估计该煤矿工人尘肺患病率的 95%和 99%的置信区间。

解： 本例 $n=3911$，$p=3.25\%$，np 和 n（$1-p$）均大于 5，可用近似正态分布法来估计。

$$S_p=\sqrt{\frac{p(1-p)}{n}}=\sqrt{\frac{0.0325\times(1-0.0325)}{3911}}=0.28\%$$

代入公式（6-8）可分别得到总体率的 95%和 99%的置信区间：

95%的置信区间为：$(3.25\%-1.96\times0.28\%, 3.25\%+1.96\times0.28\%)=(2.70\%, 3.80\%)$

99%的置信区间为：$(3.25\%-2.58\times0.28\%, 3.25\%+2.58\times0.28\%)=(2.53\%, 3.97\%)$

注意： 用正态近似法估计总体率的置信区间时，np 和 n（$1-p$）值越大，估计的近似性越好。当 $n\leqslant50$ 时，若 π 与 0.5 差距大，虽然 np 和 n（$1-p$）已大于 5，还是用查表法所得范围较为恰当。

目标检测

一、单选题

1. 从同一总体中随机抽取多个样本，分别估计总体均值的 95%置信区间，则精确度高的是（　　）
   A. 均值大的样本　　B. 均值小的样本
   C. 标准误大的样本　　D. 标准误小的样本
2. 关于置信区间，下列叙述中错误的是（　　）
   A. 99%置信区间优于 95%置信区间
   B. 置信区间的精确度反映在区间的宽度
   C. 当样本含量确定时，准确度与精确度是矛盾的
   D. 当置信度（$1-\alpha$）确定时，增加样本含量可提高精确度
3. 总体均值的 95%置信区间的含义是（　　）
   A. 总体 95%的个体值在该区间内
   B. 样本 95%的个体值在该区间内
   C. 平均每 100 个样本（样本含量相同）均值，有 95 个在该区间内
   D. 平均每 100 个样本（样本含量相同），有 95 个样本所得的区间包含总体均值
4. 假设某地 35 岁以上正常成年男性收缩压的总体均值为 120.2mmHg，标准差为 11.2 mmHg，后者反映的是（　　）
   A. 个体差异的大小　　B. 抽样误差的大小
   C. 系统误差的大小　　D. 总体的平均水平
5. 如又从该地随机抽取 10 名 7 岁正常男孩，测得其平均收缩压为 90.5mmHg，标准差为 10.4 mmHg，则 7 岁正常男孩收缩压的总体均值的 95%置信区间为（　　）
   A. $90.5\pm1.96\times10.4$　　B. $90.5\pm t_{0.05/2,9}\times10.4/\sqrt{10}$
   C. $120.2\pm t_{0.05/2,9}\times11.2$　　D. $120.2\pm t_{0.05/2,9}\times11.2/\sqrt{10}$

二、综合分析题

1. 某实验室随机测定了 100 名正常成人血浆内皮素（ET）含量（单位：ng/L），得均值 $\bar{X}=81.0$，标准差 $S=18.2$（原始数据如下）。请回答以下问题：①计算抽样误差；②试估计正常成人 ET 含量总体均值的 95%置信区间。

56.12	68.13	53.98	69.62	77.79	74.78	101.11	34.02	83.29	67.08
122.18	71.63	71.54	71.89	101.24	85.38	81.42	102.33	79.68	71.42
101.66	98.67	79.18	89.82	68.10	84.98	116.22	98.20	103.80	60.25
98.60	56.87	92.59	53.38	92.16	81.27	87.79	49.66	100.79	103.93
68.42	114.19	70.55	94.75	111.99	72.95	61.30	73.03	72.39	76.10
59.06	113.13	86.49	95.06	87.33	80.69	61.32	78.81	86.66	47.63
59.63	78.48	84.69	79.49	82.60	105.26	75.65	65.26	87.75	79.99
75.57	88.96	37.64	81.29	71.57	69.25	55.48	68.35	77.41	87.45
117.02	75.51	82.11	83.29	85.29	79.95	82.02	77.24	57.15	102.83
111.47	108.01	78.02	88.42	74.64	79.38	66.55	64.16	129.20	70.44

2. 调查 1985 年某市某区 30 万人，流行性出血热发病人数为 204 人，求该市流行性出血热发病人数及发病率（单位：1/10 万）95%的置信区间。

（邓　宇　杨　亮）

第 7 章

t检验和 Z检验

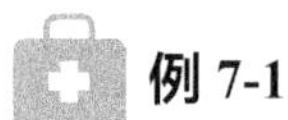

例 7-1

根据大量调查，已知健康成年男子的脉搏均值为 72.0 次/分。某医生在某山区随机测量了 25 名健康成年男子的脉搏数，求得其均值为 74.2 次/分，标准差为 4.0 次/分。

问题：能否认为该山区健康成年男子的脉搏平均水平与一般健康成年男子不同？

资料的统计推断除进行总体参数的估计外，另一重要内容就是假设检验。假设检验分为参数检验和非参数检验。以特定的总体分布为前提，对未知总体参数做推断的假设检验称为参数检验；不以特定的总体分布为前提，也不对总体参数作推断的假设检验称为非参数检验。本章重点讨论有关总体参数（均值、方差）等的参数检验问题。

第 1 节　假设检验概述

一、假设检验的基本概念

假设检验过去称显著性检验，它是指先对总体的参数或分布建立检验假设，再根据样本提供的信息用适当的统计方法推断总体的情况，并对建立的检验假设做出拒绝或不拒绝的结论。它是在抽样研究中判别样本指标与总体指标或样本指标与样本指标之间的差别是否是由抽样误差引起的一种统计方法。

如能否根据例 7-1 资料，认为该山区所有健康成年男子脉搏总体均值 μ 高于一般健康成年男子的脉搏次数 μ_0？显然不能！因为该山区所有健康成年男子脉搏的总体均值 μ 是未知的，$n=25$、$\bar{X}=74.2$ 次/分、$S=4.0$ 次/分是抽样得到的，存在抽样误差。也许 $\mu=\mu_0=72.0$ 次/分，现在 $\bar{X}=74.2\neq\mu_0=72.0$（次/分）有可能是抽样造成的，也有可能是山区这一环境条件造成的。那如何推断这种差异是否由抽样误差造成，怎样用样本来推断总体，这正是假设检验所要解决的问题。因此，应先建立检验假设，假设这种差异是由抽样误差造成的（或不是抽样误差造成的），再根据样本的数据和信息去推断、判断建立的假设是否成立，这一过程就称假设检验。

二、假设检验的基本原理

假设检验的基本原理可从假设检验的基本思想和推断的目的得以体现。

（一）假设检验的基本思想

以例 7-1 资料为例，产生 74.2 次/分与 72.0 次/分的不相等原因：一是主要由抽样误差造成，二是主要由环境因素引起，据此可建立两种假设。一种假设是抽样误差造成，即该山区的全体健康成年男子脉搏对应的总体均值 $\mu=\mu_0=72.0$ 次/分，只是由于抽样误差造成了样本均值 74.2 次/分不等于已知的总体均值 72.0 次/分，称之为原假设，也称为零假设或无差异假设或无效假设，记为 H_0，表示目前的差异是抽样误差引起的。另一种假设是样本对应的总体均值本来就不等于 72.0 次/分，即 $\mu\neq\mu_0=72.0$ 次/分，称之为备择假设或对立假设，记为 H_1，表示两者的差异主要由环境因素造成的，存在本质不同。假设该山区所有健康成年男子脉搏的总体均值等于一般健康成年男子脉搏的总体均值 72.0 次/分，那么由于偶然性得到的样本均值≥72.0 次/分的可能性会有多大？如果能计算出这个可能性即概率 P 的大小，就可以下结论了。

根据小概率事件原理，如果某个事件发生的可能性≤5%，就认为是小概率事件，在一次试验中几乎不会发生。因此，在例 7-1 资料中，如果计算出的概率 $P \leq 5\%$，就可以拒绝上述建立的 H_0，即该山区的全体健康成年男子脉搏对应的总体均值 $\mu=\mu_0=72.0$ 次/分的假设，认为样本均值与总体均值之间的差别不是偶然性造成的，山区的全体健康成年男子脉搏对应的总体均值与一般健康成年男子脉搏的总体均值存在差异。反之，如果 $P>5\%$，则不能拒绝 H_0，据此尚不能认为山区的全体健康成年男子脉搏对应的总体均值与一般健康成年男子脉搏的总体均值之间存在差异。

因此，确定概率 P 值的大小是假设检验的关键。假定健康成年男子脉搏数 x 服从正态分布 $N(\mu,\sigma^2)$，其中总体标准差 σ 未知。在检验假设 H_0 成立的情况下，$\mu=\mu_0=72.0$ 次/分，基于 t 分布的知识，可得

$$t=\frac{\bar{X}-\mu_0}{S_{\bar{X}}}=\frac{\bar{X}-\mu_0}{S/\sqrt{n}}, \nu=n-1 \qquad (7\text{-}1)$$

这里 $n=25$、$\bar{X}=74.2$ 次/分、$S=4.0$ 次/分，代入上式得到检验统计量 t 值为

$$t=\frac{74.2-72.0}{S_{\bar{X}}}=\frac{74.2-72.0}{4/\sqrt{25}}=2.75, \nu=25-1=24$$

根据前面的定义，P 值指 H_0 成立的条件下，出现等于及大于（或等于及小于）现有样本统计量的概率。备择假设 $\mu \neq \mu_0$，包括了 $\mu>\mu_0$ 和 $\mu<\mu_0$ 两种情形，故 P 值应该是自由度为 24 的 t 分布曲线下当前统计量对应的双侧尾部面积之和，即

$$P=P(|t| \geq 2.75)$$

按 $\nu=24$，查附表 4t 界值表，可得到 $0.01<P<0.02$。说明在原假设"该山区所有健康成年男子脉搏的总体均值等于一般健康成年男子脉搏的总体均值 72.0 次/分"成立的前提下，出现样本均值≥72.0 次/分可能性很小，这是一个小概率事件，可认为在一次试验中几乎不会发生，于是拒绝原假设，接受备择假设，可以认为"该山区所有健康成年男子脉搏的总体均值不等于一般健康成年男子脉搏的总体均值"。

因此，假设检验的基本思想是在总体参数相等这一假设成立的前提下，计算出现等于及大于（或等于及小于）现有样本统计量的可能性（P 值）。如果 P 值很小，小于等于事先规定的一个水准（如 $\alpha=0.05$），结论就是拒绝原假设"总体参数相等"，认为总体参数之间存在差异。如果 P 值大于事先规定的水准，就不拒绝原假设，尚不能认为总体参数之间存在差异。

（二）假设检验的目的

通过上述分析可以看出，假设检验的目的是判别抽样研究中，样本统计量的差异是由于总体参数（分布）不同造成的，还是由于抽样误差造成的。

（三）假设检验的基本原理

从假设检验的基本思想中不难看出，在整个假设检验的推导过程中，应用了反证法的原理和小概率事件不发生的原理即小概率事件在一次试验中可以认为不会发生。

三、假设检验的基本步骤

下面通过对例 7-1 资料完整地介绍假设检验的基本步骤。

（一）建立假设，确定检验水准

进行假设检验时首先必须建立原假设。在建立假设时，应该先根据研究目的及专业知识，确定检验的单双侧。如例7-1资料中，若只是判断山区健康成年男子与一般健康成年男子的脉搏均值是否相同，无需区分何者更高，此时包含了两种情况，即 $\mu>\mu_0$ 和 $\mu<\mu_0$，故应选择双侧检验；若有充分的理由或根据专业知识认为山区健康成年男子的脉搏均值不会低于一般健康成年男子的脉搏均值，即 $\mu>\mu_0$，则应选择单侧检验。一般情况下，探讨性研究选择双侧检验，验证性研究选择单侧检验，若无充分的理由及专业知识说明的情况下，一般采用选用双侧检验。

1. 建立假设　根据研究推断的目的，在确定检验的单双侧后，建立检验假设。检验假设有两种，一是原假设或无效假设、零假设和无差异假设，用 H_0 表示；二是备择假设或对立假设，用 H_1 表示。H_0 和 H_1 是互相联系的对立的假设，都是根据统计推断目的而提出的对总体特征的假设。假设检验是围绕 H_0 进行的，若拒绝 H_0，则接受 H_1。

H_0：差别由抽样误差引起，无本质差异。

H_1：存在本质差异（用符号应显示检验的单双侧）。

常用资料类型和设计类型用符号表示单侧检验和双侧检验的检验假设如表7-1、表7-2所示。

表7-1　样本均值 $\bar{X}$（相应的未知总体均值 μ）与已知总体均值 μ_0 的比较

	推断目的	检验假设 H_0	备择假设 H_1
双侧检验	是否 $\mu\neq\mu_0$	$\mu=\mu_0$	$\mu\neq\mu_0$
单侧检验	是否 $\mu>\mu_0$	$\mu=\mu_0$	$\mu>\mu_0$
	或是否 $\mu<\mu_0$	$\mu=\mu_0$	$\mu<\mu_0$

表7-2　两样本均值 $\bar{X}_1$ 和 $\bar{X}_2$（相应的未知总体均值分别为 μ_1 和 μ_2）的比较

	推断目的	检验假设 H_0	备择假设 H_1
双侧检验	是否 $\mu_1\neq\mu_2$	$\mu_1=\mu_2$	$\mu_1\neq\mu_2$
单侧检验	是否 $\mu_1>\mu_2$	$\mu_1=\mu_2$	$\mu_1>\mu_2$
	或是否 $\mu_1<\mu_2$	$\mu_1=\mu_2$	$\mu_1<\mu_2$

2. 确定检验水准　建立假设的同时，还必须给出检验水准。检验水准又称显著性水准，它是确定 H_0 是否成立的最大允许误差的概率，是预先规定的拒绝域的概率值，通常用 α 表示，习惯上取 $\alpha=0.05$ 或 $\alpha=0.01$。

（二）选定检验方法，计算检验统计量

根据研究设计类型、资料的类型、统计推断的目的要求以及适用条件，来选择适当的检验方法和计算公式，计算出相应的指标和统计量值。许多假设检验的方法都是以检验统计量来命名的，如 t 检验、Z 检验、χ^2 检验等。

（三）确定概率 *P* 值，作出统计推断

P 值是指如果检验原假设成立，则抽到现有样本统计量及更极端值的可能性即由抽样误差造成两个指标的差异的概率，亦可间接理解为 H_0 成立的可能性大小。

1. 确定概率 P 值　确定概率 P 值的方法可以用计算出的统计量，利用统计量的理论概率分布来获得，亦可用概率函数直接计算。为了方便应用，统计学家已将相应统计量的概率值的分布编制成表，一般是根据相关条件查相应的界值表即可得 P 值。

2. 作出统计推断　根据 P 值与检验水准 α 进行比较，确定其是否为小概率事件作出推断结论。推

断结论应包含统计结论和专业结论两部分，统计结论表现为是否拒绝 H_0，说明差异是否有统计学意义；专业结论方面，需要结合专业背景知识和统计学结论，给出差异是否具有实际意义的最终结论。

当 $P>\alpha$ 时，按所取 α 水准，不拒绝 H_0，差异无统计学意义（统计结论），尚不能认为……不等或不同（专业结论）。表示在 H_0 成立的条件下，出现大于现有统计量的概率不是小概率，现有的样本信息还不能拒绝 H_0。

当 $P\leqslant\alpha$ 时，按所取 α 水准，拒绝 H_0，差异有统计学意义（统计结论），可认为……不等或不同（专业结论）。表示在 H_0 成立的条件下，出现大于或等于现有统计量的概率是小概率，根据小概率事件原理，现有的样本信息不支持 H_0，故拒绝 H_0 接受 H_1。

例 7-1 资料假设检验具体步骤如下。

1. 建立假设，确定检验水准 α

H_0：$\mu=\mu_0$，即山区健康成年男子的脉搏与一般健康成年男子的脉搏均值相等（或无差别）。

H_1：$\mu\neq\mu_0$，即山区健康成年男子的脉搏与一般健康成年男子的脉搏均值不相等（或有差别）。

$\alpha=0.05$（双侧）

2. 选择 t 检验，计算检验统计量 t 值和确定自由度

本例 $n=25$，$\bar{X}=74.2$ 次/分，$S=4.0$ 次/分，$\mu_0=72.0$ 次/分，代入公式（7-1）得

$$t=\frac{\bar{X}-\mu_0}{S/\sqrt{n}}=\frac{74.2-72.0}{4.0/\sqrt{25}}=2.75,\quad \nu=25-1=24$$

3. 确定概率 P 值，作出统计推断

本例 $\nu=24$，查附表 4 t 界值表得 $t_{0.05/2,24}=2.064$，现有统计量 $t=2.75>2.064$，故 $P<0.05$，按 $\alpha=0.05$ 的水准，拒绝 H_0，接受 H_1，差异具有统计学意义，可以认为山区健康成年男子的脉搏均值与一般健康成年男子的脉搏均值不同。

四、假设检验的注意事项

假设检验中是以样本信息来推断总体特征，因此样本是否有代表性、选择的检验方法和计算公式是否满足应用条件等都是假设检验时考虑的问题。

（一）要有严密的抽样设计

应保证样本是从根据研究目的确定的同质总体中随机抽样获取的，样本要可靠且具有代表性，这是原假设检验结论正确的前提。例如，例 7-1 资料中 25 名山区健康成年男子应该是按照随机抽样的方法抽取的样本，是山区健康成年男子总体的有代表性的一份样本。另外，不同组间进行比较时，还应考虑组间的可比性，即对比组之间除要对比的因素不同以外，其他可能影响研究结果的因素应尽可能相同或相近。

（二）选择的检验方法和计算公式应满足应用条件

在选择假设检验方法时，除了要考虑资料的类型、样本含量的大小和设计类型外，还应考虑每种检验方法的适用条件和计算公式的应用条件。如定量资料可分为单变量和双变量，检验方法有参数检验和非参数检验，完全随机设计、配对设计及配伍设计的检验方法都不尽相同，在后续章节中将陆续介绍，学习过程中应注意总结。

（三）正确选用假设的单双侧检验

假设检验有单侧检验与双侧检验之分，需在研究设计时，根据研究目的和专业知识予以规定，而不能在计算出检验统计量后再确定。如在临床试验中，比较甲、乙两种治疗方法的疗效有无差别，目的是

区分两种方法有无不同，无需区分何者为优，则选用双侧检验；如果有充分的理由认为甲法疗效不比乙法差，此时应选用单侧检验。选用单侧检验还是双侧检验不应该在计算得到检验统计量后主观确定，否则可能得到相反的结论。例如，对同一份资料进行 t 检验，如果双侧检验的概率 P 值为 0.07，根据 t 分布曲线下面积的分布规律，其单侧检验的概率 P 值为 0.035。如均按同一检验水准 α 进行推断，则两者的结论截然相反。

（四）正确理解 P 值的含义

P 值是指在 H_0 成立的前提下，出现现有样本统计量以及更极端情况的概率。当 P 值小于等于事先确定的检验水准 α 时，说明差异由抽样误差引起的可能性较小，故拒绝 H_0。P 值的大小不仅与总体参数的差别有关，还与抽样误差的大小密切相关。假设检验的结论只能做出拒绝或不拒绝 H_0 的定性结论，不能简单地认为 P 值越小，总体参数之间差别越大，此时只能说明实际观测到的差异与 H_0 之间不一致的程度越大，越有理由拒绝 H_0。

（五）假设检验的结论不能绝对化

假设检验的结论是根据 P 值的大小与检验水准 α 比较后做出的，具有概率性质，有可能拒绝了实际成立的 H_0 或不拒绝实际不成立的 H_0，即在进行假设检验时可能会犯两种类型的错误。

1\. 第一类错误和第二类错误　如果检验假设 H_0 实际上是成立的，但由于抽样的偶然性而得到的样本资料计算获得的统计量得出拒绝了 H_0 的结论，此时所犯的这类“弃真”错误就称为第一类（Ⅰ型）错误，即拒绝了实际上成立的 H_0，其发生的概率大小为已知的检验水准 α。反之，把不拒绝实际上不成立的 H_0 所犯的这类“存伪”错误称为第二类（Ⅱ型）错误，其发生的概率是未知的 β。第二类错误 β 只有与特定的 H_1 结合起来才有意义（图 7-1）。

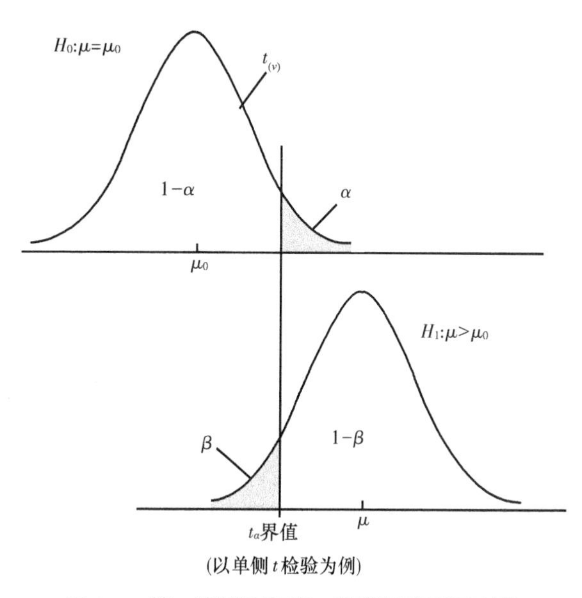

图 7-1　第一类错误和第二类错误关系示意图

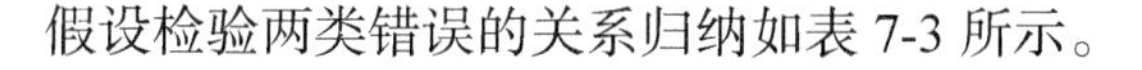
假设检验两类错误的关系归纳如表 7-3 所示。

表 7-3　假设检验两类错误的关系

客观实际	假设检验的结论	
	拒绝 H_0	不拒绝 H_0
H_0 成立	第一类错误（已知，大小为 α，可取单、双侧）	推断正确（$1-\alpha$）
H_0 不成立	推断正确（$1-\beta$）	第二类错误（未知，大小为 β，单侧）

第一类和第二类错误的联系：当样本含量固定时，α 增大 β 减小、α 减小 β 增大，即两者成反比；要想同时减小 α 和 β，则只有增大样本含量。

当假设检验的结论为不拒绝 H_0 时，结论可能正确，也可能错误。如果两总体间确实存在差异，那么作出不拒绝 H_0 的结论便是错误的，这可能是因为检验效能太小而没发现总体之间的差异所造成的。因此，当结论为不拒绝 H_0 时，通常需要了解检验效能的大小。检验效能是指如果两总体参数间确实存在差异，即 H_1：$\mu \neq \mu_0$ 成立，使用假设检验方法能够发现这种差异（拒绝 H_0）的能力，记作（$1-\beta$）。通常情况下，要求检验效能不能低于 0.8。

实际工作中，可根据要求通过调整 α 来控制 β。如果目的是减小第一类错误，α 可以取小一些，如 α 可取 0.01、0.05；如果目的是减小第二类错误，α 可以取大一些，如 α 可取 0.05、0.10 或 0.20 等。

2. 结论应具有概率性质　在假设检验时可能会犯第一类错误或第二类错误，可能在 $\alpha = 0.05$ 水准下拒绝 H_0，而在 $\alpha = 0.01$ 水准下时就不拒绝 H_0；在同一水准下，就现有样本不拒绝 H_0，但若增大样本含量，由于减小了抽样误差，就有可能拒绝 H_0。因此，对假设检验的结论不要做出"肯定……""一定……""必定……" 的结论。特别需要注意的是当 $P>\alpha$ 时，按所取的 α 水准，差异无统计学意义，应该使用不拒绝 H_0，而不能使用接受 H_0。因为此时犯的是第二类错误，其大小为未知的 β，是没有任何概率保证的。

第2节 t 检 验

t 检验是定量资料最基本、最常用的参数检验方法之一，按设计的类型常见的有单样本 t 检验、配对 t 检验和两独立样本的 t 检验等。

一、单样本 t 检验

单样本 t 检验即样本均值与已知总体均值比较的 t 检验，已知总体均值（μ_0）一般为理论值、标准值或经过大量观察所得稳定值。检验目的是推断样本均值代表的未知总体均值 μ 与已知总体均值 μ_0 是否相等或有无差别。应用于总体标准差 σ 未知且样本含量小（$n<50$），样本来自正态总体或样本所属的总体分布为正态分布。

例 7-2　已知某地新生儿出生体重均值为 3.36kg。从该地农村随机抽取 40 名新生儿，测得其平均体重为 3.27kg，标准差为 0.44kg，问该地农村新生儿出生体重是否与该地新生儿平均体重不同?

解：本例为定量资料，总体标准差 σ 未知，$n = 40<50$（小样本），新生儿出生体重值的分布为正态分布；根据研究分析的目的应选用双侧检验。具体步骤如下。

1. 建立检验假设，确定检验水准 α

H_0：$\mu = \mu_0 = 3.36$kg，即该地农村新生儿出生体重与该地新生儿平均出生体重相同。

H_1：$\mu \neq \mu_0 = 3.36$kg，即该地农村新生儿出生体重与该地新生儿平均出生体重不同。

$\alpha = 0.05$

2. 计算检验统计量 t 值，确定自由度 ν　将 $\mu_0 = 3.36$，$n = 40$，$\overline{X} = 3.27$，$S = 0.44$ 代入公式（7-1）得

$$t = \frac{\overline{X} - \mu_0}{S_{\overline{X}}} = \frac{\overline{X} - \mu_0}{S / \sqrt{n}} = \frac{3.27 - 3.36}{0.44 / \sqrt{40}} = -1.294$$

$$\nu = n - 1 = 40 - 1 = 39$$

3. 确定概率 P 值，作出统计推断　按 $\nu = 39$ 和 $t = -1.294$ 的绝对值查附表 4 t 界值表，得 $0.20<P<0.40$；按 $\alpha = 0.05$ 的检验水准，不拒绝 H_0，差异无统计学意义，尚不能认为该地农村新生儿出生体重与该地新生儿平均出生体重不同。

二、配对 t 检验

配对 t 检验亦称为配对设计均值的比较。在医学科研中，配对设计主要有以下几种情况：①配对的两个同质受试对象分别接受两种不同的处理；②同一样品用两种方法或仪器进行检验；③同一受试对象的两个部位分别接受两种不同的处理，或同一受试对象处理前与处理后进行比较。

配对 t 检验的目的是推断两种处理的结果有无差别或两种方法（仪器）的检验结果是否一致。其基本原理是：如果两种处理的效应相同或两种方法的检验结果一致，即 $\mu_1 = \mu_2$，则 $\mu_1 - \mu_2 = 0$。因此，配对 t 检验是对每对数据的差值进行检验，可先求出各对子的差值 d 的样本均值 $\overline{d}$，若两种处理的效应无差别，理论上差值的总体均值 $\mu_d = 0$。故这类资料的比较可看作是样本均值 $\overline{d}$ 与总体均值 $\mu_d = 0$ 的比较。要求差值的总体分布为正态分布。根据基本原理，其计算公式为

$$t=\frac{\bar{d}-\mu_d}{S_{\bar{d}}}=\frac{\bar{d}-0}{S_d/\sqrt{n}}=\frac{\bar{d}}{S_d/\sqrt{n}},\quad \nu=n-1 \tag{7-2}$$

式中，d 为每对数据的差值，$\bar{d}$ 为差值的样本均值，S_d 为差值的标准差，$S_{\bar{d}}$ 为差值的标准误，n 为对子数，ν 为自由度。

例 7-3 有 12 名志愿受试者服用某减肥药，服药前和服药后一个疗程各测量一次体重（kg），收集的资料如表 7-4 所示。问此减肥药是否有效？

表 7-4 某减肥药研究的体重观察值

个体编号	服药前体重/kg	服药后体重/kg	差值（d）	d^2
1	101	100	−1	1
2	131	136	5	25
3	131	126	−5	25
4	143	150	7	49
5	124	128	4	16
6	137	126	−11	121
7	126	116	−10	100
8	95	105	10	100
9	90	87	−3	9
10	67	57	−10	100
11	84	74	−10	100
12	101	109	8	64
合计	—	—	$(\sum d)=-16$	$(\sum d^2)=710$

解： 该资料为定量资料、配对设计、差值的分布服从正态分布，根据研究分析的目的确定为单侧检验。具体步骤如下。

1. 建立检验假设，确定检验水准

H_0：$\mu_d=0$，即该减肥药无效。

H_1：$\mu_d<0$，即该减肥药有效。

$\alpha=0.05$

2. 计算检验统计量 t 值，确定自由度 ν

本例 $n=12$，$\sum d=-16$，$\sum d^2=710$，$\bar{d}=\sum d/n=-16/12=-1.33$。

$$S_d=\sqrt{\frac{\sum d^2-(\sum d)^2/n}{n-1}}=\sqrt{\frac{710-(-16)^2/12}{12-1}}=7.91$$

将上述有关数值代入公式（7-2）计算得

$$t=\frac{\bar{d}}{S_{\bar{d}}}=\frac{\bar{d}}{S_d/\sqrt{n}}=\frac{-1.33}{7.91/\sqrt{12}}=-0.58,\quad \nu=n-1=12-1=11$$

3. 确定概率 P 值，作出统计推断 按 $\nu=11$ 和 $t=-0.58$ 的绝对值查附表 4 t 界值表，得 $0.10<P<0.20$；按 $\alpha=0.05$ 的检验水准，不拒绝 H_0，差异无统计学意义，尚不能认为该减肥药有效。

三、两独立样本的 t 检验

两独立样本的 t 检验又称两样本均值比较的 t 检验或称为成组 t 检验。检验目的是推断两个样本均值分别代表的两个未知总体均值 μ_1 和 μ_2 是否相等或有无差别。应用于两个样本含量小（n_1、n_2 均小于 50 即小样本），两样本均来自正态总体或样本所属的总体分布为正态分布，且两样本总体方差 σ^2 相等即方差齐性。计算公式为

$$t=\frac{\bar{X}_1-\bar{X}_2}{S_{\bar{X}_1-\bar{X}_2}}=\frac{\bar{X}_1-\bar{X}_2}{\sqrt{S_C{}^2\left(\frac{1}{n_1}+\frac{1}{n_2}\right)}}$$

$$S_C{}^2=\frac{(n_1-1)S_1{}^2+(n_2-1)S_2{}^2}{n_1+n_2-2},\quad \nu=n_1+n_2-2 \tag{7-3}$$

式中，$\bar{X}_1$、$\bar{X}_2$ 分别表示两样本均值，$S_C{}^2$ 为合并方差，$S_1{}^2$、$S_2{}^2$ 分别表示两样本方差，n_1、n_2 为两样本含量，ν 为自由度。

链接

方差齐性检验

在进行两样本均值比较的 t 检验时，必须知道两总体方差是否相等即进行方差齐性检验。方差齐性检验的条件是两样本均值来自正态分布总体，要判断两总体方差 σ_1^2 与 σ_2^2 是否相等，可用 F 统计量检验，其表达式为：$F=\frac{S_1^2(较大)}{S_2^2(较小)}$，$\nu_1=n_1-1$，$\nu_2=n_2-1$。式中，$S_1^2$ 为较大样本方差，S_2^2 为较小样本方差，ν_1、ν_2 分别为分子、分母的自由度。求得统计量 F 值后，查 F 界值表可得出结论。值得注意的是，方差齐性检验为双侧检验。

例 7-4 某医生研究血清白介素-6（IL-6）与银屑病的关系，收集资料整理的结果见表 7-5。问银屑病患者与正常人的血清 IL-6 平均水平是否不同?

表 7-5 银屑病组与正常对照组的血清白介素-6

组别	例数	均值/（pg/ml）	标准差
银屑病患者	12	182.4	27.7
正常人	12	149.7	19.5

解： 该资料为定量资料，成组设计（完全随机设计两组），血清 IL-6 的分布服从正态分布、总体方差相等（可通过正态性检验和方差齐性检验判断），据研究分析的目的确定为双侧检验。具体步骤如下。

1. 建立检验假设，确定检验水准 α

H_0：$\mu_1=\mu_2$，即银屑病患者与正常人的血清 IL-6 平均水平相等。

H_1：$\mu_1\neq\mu_2$，即银屑病患者与正常人的血清 IL-6 平均水平不相等。

$\alpha=0.05$

2. 计算检验统计量 t 值，确定自由度 ν

将例题资料得到的 $n_1=12$，$\bar{X}_1=182.4$，$S_1=27.7$；$n_2=12$，$\bar{X}_2=149.7$，$S_2=19.5$；代入公式（7-3）得

$$t=\frac{\bar{X}_1-\bar{X}_2}{S_{\bar{X}_1-\bar{X}_2}}=\frac{182.4-149.7}{\sqrt{\frac{27.7^2\times(12-1)+19.5^2\times(12-1)}{12+12-2}\left(\frac{1}{12}+\frac{1}{12}\right)}}=3.34$$

$$\nu=n_1+n_2-2=12+12-2=22$$

3. 确定概率 P 值，作出统计推断　按 $\nu=22$ 和 $t=3.34$ 查附表 4 t 界值表，得 $0.002<P<0.005$；按

$\alpha = 0.05$ 的检验水准，拒绝 H_0，接受 H_1，差异有统计学意义，可认为银屑病患者与正常人的血清 IL-6 平均水平不相等，银屑病患者的血清 IL-6 较高。

四、t′ 检验

一般情况下，当小样本资料不服从正态分布或总体方差不等时，不能直接进行 t 检验。解决这个问题的方法有两个，一是通过变量变换，二是用非参数检验——秩和检验。在进行两小样本均值的比较时，两总体方差不相等即 $\sigma_1^2 \neq \sigma_2^2$，可使用 t' 检验。用公式（7-4）计算统计量 t' 值，t' 值与 P 值的关系同 t 值与 P 值的关系，用公式（7-5）计算自由度 ν。

$$t' = \frac{\bar{X}_1 - \bar{X}_2}{\sqrt{\dfrac{S_1^2}{n_1} + \dfrac{S_2^2}{n_2}}} \tag{7-4}$$

$$\nu = \frac{(S_{\bar{X}_1}^2 + S_{\bar{X}_2}^2)^2}{\dfrac{S_{\bar{X}_1}^4}{n_1 - 1} + \dfrac{S_{\bar{X}_2}^4}{n_2 - 1}} \tag{7-5}$$

例 7-5　某医院的医生测得慢性胃炎和慢性胆囊炎患者的空腹血糖值如表 7-6 所示，据此结果可否认为两种患者空腹血糖值不同。

表 7-6　两种患者的空腹血糖值比较

组别	例数	均值/（mmol/L）	标准差
慢性胆囊炎	24	7.412	3.286
慢性胃炎	28	6.014	1.330

解：两小样本均值比较作 t 检验时，即使两样本来自正态分布的总体，还应做方差齐性检验来推断两总体方差 σ_1^2 与 σ_2^2 是否相等。方差齐性检验步骤如下。

1. 建立检验假设，确定检验水准 α

H_0：$\sigma_1^2 = \sigma_2^2$，即两总体方差相等。

H_1：$\sigma_1^2 \neq \sigma_2^2$，即两总体方差不等。

$\alpha = 0.05$

2. 计算统计量 F 值，确定自由度 ν

本例 $n_1 = 24$，$S_1 = 3.286$；$n_2 = 28$，$S_2 = 1.330$ 代入公式 $F = \dfrac{S_1^2(较大)}{S_2^2(较小)}$，$\nu_1 = n_1 - 1$，$\nu_2 = n_2 - 1$，得

$$F = \frac{S_1^2(较大)}{S_2^2(较小)} = \frac{3.286^2}{1.330^2} = 6.10，\ \nu_1 = n_1 - 1 = 24 - 1 = 23，\ \nu_2 = n_2 - 1 = 28 - 1 = 27。$$

3. 确定概率 P 值，作出统计推断　按 $\nu_1 = 23$、$\nu_2 = 27$ 和 $F = 6.10$ 查附表 6 F 界值表，得 $P < 0.05$；按 $\alpha = 0.05$ 的检验水准，拒绝 H_0，接受 H_1，差异有统计学意义，可认为慢性胃炎和慢性胆囊炎患者的空腹血糖总体方差不齐。

因两种患者空腹血糖的总体方差不齐，其样本均值的比较不能用两独立样本的 t 检验，而选用 t' 检验。检验步骤如下。

1. 建立检验假设，确定检验水准 α

H_0：$\mu_1 = \mu_2$，即两种患者的空腹血糖的总体均值相等。

H_1：$\mu_1 \neq \mu_2$，即两种患者的空腹血糖的总体均值不等。

$\alpha = 0.05$

2. 计算检验统计量t'，确定自由度ν

本例$n_1 = 24$，$\bar{X}_1 = 7.412$，$S_1 = 3.286$；$n_2 = 28$，$\bar{X}_2 = 6.014$，$S_2 = 1.330$。按公式（7-4）和公式（7-5）计算得到t'和自由度ν。

$$t' = \frac{\bar{X}_1 - \bar{X}_2}{\sqrt{\frac{S_1^2}{n_1} + \frac{S_2^2}{n_2}}} = \frac{7.412 - 6.014}{\sqrt{\frac{3.286^2}{24} + \frac{1.330^2}{28}}} = 1.95$$

$$\nu = \frac{(S_{\bar{X}_1}^2 + S_{\bar{X}_2}^2)^2}{\frac{S_{\bar{X}_1}^4}{n_1 - 1} + \frac{S_{\bar{X}_2}^4}{n_2 - 1}} = \frac{\left(\frac{3.286^2}{24} + \frac{1.330^2}{28}\right)^2}{\frac{\left(\frac{3.286^2}{24}\right)^2}{24-1} + \frac{\left(\frac{1.330^2}{28}\right)^2}{28-1}} = 5.18 \approx 5$$

3. 确定概率 P 值，作出统计推断　按$\nu = 5$和$t' = 1.95$查附表 4 t 界值表，得 $0.10 < P < 0.20$；按 $\alpha = 0.05$ 的检验水准，不拒绝 H_0，差异无统计学意义，尚不能认为慢性胃炎和慢性胆囊炎患者的空腹血糖不同。

五、两样本几何均数比较的 t 检验

有些资料不服从正态分布，但服从对数正态分布（如抗体滴度的资料），宜用几何均数描述其平均水平。以x表示原始观察值，则$\lg x$往往服从正态分布，故以$\lg x$为基础用前面介绍的公式（7-3）计算统计量t值，这时的检验称为两样本几何均数的t检验。推断两个样本几何均数它们各自代表的总体几何均数有无差异或是否相等，步骤方法同两独立样本的t检验，计算公式只需将观察值x用$\lg x$来代替即可。

例 7-6　将 20 名钩端螺旋体患者的血清用标准株和水生株做凝集试验，抗体滴度的倒数（即稀释度）结果如下。问两组抗体的平均效价有无差别?

标准株（11 人）：100、200、400、400、400、400、800、1600、1600、1600、3200。

水生株（9 人）：100、100、100、200、200、200、200、400、1600。

解：具体步骤如下。

1. 建立检验假设，确定检验水准α

H_0：$\mu_{\lg x_1} = \mu_{\lg x_2}$，即两组对数值的总体均值相等。

H_1：$\mu_{\lg x_1} \neq \mu_{\lg x_2}$，即两组对数值的总体均值不等。

$\alpha = 0.05$

2. 计算检验统计量t值，确定自由度ν

先计算两组值的对数值的均值和标准差，得到：$\bar{X}_1 = 2.7935$，$S_1 = 0.4520$；$\bar{X}_2 = 2.3344$，$S_2 = 0.3821$；将计算结果和$n_1 = 11$，$n_2 = 9$代入公式（7-3）得

$$t = \frac{\bar{X}_1 - \bar{X}_2}{S_{\bar{X}_1 - \bar{X}_2}} = \frac{2.7935 - 2.3344}{\sqrt{\frac{0.4520^2 \times (11-1) + 0.3821^2 \times (9-1)}{11+9-2}\left(\frac{1}{11} + \frac{1}{9}\right)}} = 2.42$$

$$\nu = n_1 + n_2 - 2 = 11 + 9 - 2 = 18$$

3. 确定概率 P 值，作出统计推断　按$\nu = 18$和 $t = 2.42$ 查附表 4 t 界值表，得 $0.02 < P < 0.05$；按 $\alpha = 0.05$ 的检验水准，拒绝 H_0，接受 H_1，差异有统计学意义，可认为两组抗体的平均效价不同，标准株高于水生株。

第3节 Z 检 验

Z检验亦称为Z-test，以前称为U检验。当样本含量较大（如$n>50$或$n_1+n_2>100$）或总体标准差σ已知时，t分布与标准正态分布很接近。此时Z检验尤为有用，因检验统计量Z的计算比t简单，而且两者结果也相差不大。因此，只要记住几个常用的Z界值，即可获得概率P值作出统计推断。应用Z检验时除要求样本含量较大（$n>50$或$n_1+n_2>100$），或样本含量较小但σ已知外，样本还应来自于正态分布的总体。常见的资料类型有单样本和两样本均值比较的Z检验。

一、单样本Z检验

单样本Z检验也称为样本均值与已知总体均值比较的Z检验，适用于当n较大或总体标准差σ已知时。其假设检验的步骤与单样本t检验一致，计算检验统计量按下列公式进行：

$$Z=\frac{\bar{X}-\mu_0}{S/\sqrt{n}} \quad (n\text{较大时}) \tag{7-6}$$

$$Z=\frac{\bar{X}-\mu_0}{\sigma/\sqrt{n}} \quad (\sigma\text{已知时}) \tag{7-7}$$

例 7-7 某罐头厂生产肉类罐头，其自动装罐机在正常工作时每罐净重服从正态分布$N(500, 64)$（单位：g）。某日随机抽查10瓶罐头，得净重为：505，512，497，493，508，515，502，495，490，510。问装罐机当日工作是否正常？

解：由题可知，样本所属的总体服从正态分布，总体方差$\sigma^2=64$，符合Z检验的应用条件。由于当日装罐机的每罐平均净重可能高于或低于正常工作状态下的标准净重，故需作双侧检验。具体步骤如下。

1. 建立检验假设，确定检验水准α

H_0：$\mu=\mu_0=500$g，即当日装罐机每罐平均净重与正常工作状态下的标准净重相等。

H_1：$\mu\neq\mu_0=500$g，即当日装罐机每罐平均净重与正常工作状态下的标准净重不相等。

$\alpha=0.05$

2. 计算统计量 Z 值　根据资料提供的数据，先计算出 10 瓶罐头的均值 $\bar{X}=\frac{x_1+x_2+\cdots x_n}{n}=\frac{505+512\cdots+510}{n}=502.70$，$\sigma_{\bar{X}}=\frac{\sigma}{\sqrt{n}}=\frac{8}{\sqrt{10}}=2.530$，将上述值代入公式（7-7）计算得到$Z$值

$$Z=\frac{\bar{X}-\mu_0}{\sigma/\sqrt{n}}=\frac{502.70-500}{8/\sqrt{10}}=1.067$$

3. 确定概率 P 值，作出统计推断　因计算出的 $Z=1.067<Z_{0.05}=1.96$，所以概率 $P>0.05$；按$\alpha=0.05$的检验水准，不拒绝H_0，差异无统计学意义，尚不能认为装罐机当日工作不正常。

二、两独立样本均值比较的Z检验

两独立样本均值比较的Z检验适用于两样本含量较大（如$n_1>50$且$n_2>50$），样本来自正态分布的总体和总体方差相等的定量资料。其假设检验的步骤同两独立样本的t检验，计算检验统计量按下列公式进行：

$$Z=\frac{\bar{X}_1-\bar{X}_2}{\sqrt{\frac{S_1^2}{n_1}+\frac{S_2^2}{n_2}}} \tag{7-8}$$

例 7-8 研究正常人与高血压患者胆固醇含量（单位：mg%）的资料为正常人组：$n_1=506$，$\bar{X}_1=180.6$，$S_1=34.2$，高血压组：$n_2=142$，$\bar{X}_2=223.6$，$S_2=45.8$。试比较两组血清胆固醇含量有无差别。

解：由题可知，两样本均为大样本且所属的总体服从正态分布，总体方差齐性，符合Z检验的应

用条件。根据研究分析的目的需作双侧检验。具体步骤如下。

1. 建立检验假设，确定检验水准 α

H_0：$\mu_1=\mu_2$，即正常人与高血压两组血清胆固醇含量相等（无差别）。

H_1：$\mu_1\neq\mu_2$，即正常人与高血压两组血清胆固醇含量不相等（有差别）。

$\alpha=0.05$

2. 计算统计量 Z 值　将两组资料中相应的样本含量、均值和标准差值 $n_1=506$，$\bar{X}_1=180.6$，$S_1=34.2$ 和 $n_2=142$，$\bar{X}_2=223.6$，$S_2=45.8$ 代入公式（7-8），得

$$Z=\frac{\bar{X}_1-\bar{X}_2}{\sqrt{\frac{S_1^2}{n_1}+\frac{S_2^2}{n_2}}}=\frac{180.6-223.6}{\sqrt{\frac{34.2^2}{506}+\frac{45.8^2}{142}}}=10.4$$

3. 确定概率 P 值，作出统计推断　因计算出的 $Z=10.4>Z_{0.01}=2.58$，所以概率 $P<0.01$；按 $\alpha=0.05$ 的检验水准，拒绝 H_0，接受 H_1，差异有统计学意义，可认为两组血清胆固醇含量不相等，高血压患者的血清胆固醇含量高于正常人。

从上可知，相同类型资料的 t 检验与 Z 检验除适用的样本不同（t 检验适用于小样本，Z 检验适用于较大样本）和计算公式不同之外，其余的应用条件和检验步骤基本相同。

目标检测

一、单选题

1. 分别从随机数字表抽得 25 个两位数的随机数字作为两个样本，并计算得到 $\bar{X}_1$，S_1^2；$\bar{X}_2$，S_2^2，则理论上应有（　　）

A. $\bar{X}_1=\bar{X}_2$，$S_1^2\neq S_2^2$

B. $\bar{X}_1=\bar{X}_2$，$S_1^2=S_2^2$

C. 作两样本均值的 t 检验，必然得出无差别的结论

D. 两样本总体均值的 95%置信区间很可能有重叠

2. 进行正态性检验时，若按 $\alpha=0.10$ 水准，结论为尚不能认为总体不服从正态分布，此时若推断有错，其犯错误的概率为（　　）

A. 等于 α　　B. 等于 $1-\alpha$

C. β，且 β 未知　　D. $1-\beta$，且 β 已知

3. 进行两样本均值比较时，若按 $\alpha=0.05$ 水准，尚不能认为两总体均值有差异，此时若推断有错，其错误的概率为（　　）

A. 大于 0.05　　B. 小于 0.05

C. 等于 0.05　　D. β，而 β 未知

4. 为研究两种方法的检测效果，将 20 名患者配成 10 对，采用配对 t 检验进行统计分析，则其自由度为（　　）

A. 20　　B. 10

C. 9　　D. 19

5. 对完全随机设计两小样本定量资料比较的假设检验，首先应考虑（　　）

A. 用 t 检验

B. Z 检验

C. 秩和检验

D. 资料符合 t 检验还是秩和检验条件

二、简答题

1. 试述假设检验的基本思想和基本步骤。
2. 试述常见设计类型资料 t 检验的应用条件。

三、综合分析题

1. 有一种新镇静催眠药，据说在一定剂量下，能比某种旧镇静催眠药平均增加睡眠时间 3 小时，根据资料用某种旧镇静催眠药时，平均睡眠时间为 20.8 小时。标准差为 1.6 小时，为了检验这个说法是否正确，收集到一组使用新镇静催眠药的睡眠时间为 26.7，22.0，24.1，21.0，27.2，25.0，23.4。试问：从这组数据能否说明新镇静催眠药已达到新的疗效（假定睡眠时间服从正态分布）。

2. 为研究化疗的毒副作用，某研究者测量了 10 例乳腺癌患者化疗前和化疗后 1 天的尿白蛋白（Alb）含量，数据见表 7-7。

表 7-7　10 例乳腺癌患者化疗前后的 Alb 含量（单位：mg/L）

患者编号	1	2	3	4	5	6	7	8	9	10
化疗前	3.3	11.7	9.4	6.8	2.0	3.1	5.3	4.5	21.8	17.6
化疗后	33.0	30.8	8.8	11.4	42.6	5.8	1.6	12.3	22.4	27.0

分析化疗对 Alb 含量是否有影响？

（曹　毅　李珊珊　贺　生）

第8章
方差分析

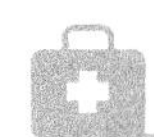

例 8-1

某研究者在北京某单位随机抽取男性不同年龄组工作人员共 48 名，进行体重指数（BMI）的抽样调查，得到的资料如表 8-1 所示。

表 8-1　北京某单位男性工作人员不同年龄组的体重指数（单位：kg/m²）

	18～岁组	30～岁组	45～岁组	
	21.65	27.15	20.28	
	20.66	28.58	22.88	
	25.32	23.44	24.45	
	26.02	27.03	22.58	
	22.14	27.32	25.26	
	18.23	25.72	27.18	
	27.43	29.71	29.42	
	22.26	30.48	24.76	
	22.91	21.31	26.59	
	21.30	25.97	29.83	
	21.36	28.02	24.62	
	20.13	23.76	22.41	
	19.57	24.50	26.37	
	18.019	20.50	29.14	
	27.09	27.59	25.56	
	18.82	23.93	26.49	
n_i	16	16	16	48 (N)
$\bar{X}_i$	22.0675	25.9381	25.4888	24.6821 ($\bar{X}$)
S_i^2	8.9653	8.1064	7.1856	10.7929 (S^2)

问题：试比较不同年龄组的体重指数有无差别。

前面介绍了两个样本均值比较的 t 检验和 Z 检验，当分组数 $k>2$ 时，即检验多个正态总体的均值是否相等时，不适宜使用 t 检验或 Z 检验，其原因有：①检验过程烦琐，检验的可靠度降低；②估计误差的精确性低，检验的灵敏性降低；③犯第一类错误的概率增大。因此，对多组均值差异的假设检验宜采用方差分析。方差分析是 20 世纪 20 年代发展起来的一种统计分析方法，是由英国著名统计学家 R.A.Fisher 提出，又称 F 检验（F-test），是通过对数据的差异来分析推断多个正态总体的均值是否有差异的一种统计方法。

第 1 节　方差分析概述

一、方差分析的基本思想

方差分析的基本思想是将全部观察值的总变异按研究目的、设计类型不同，分解成两个或多个组成部分，然后将各部分的变异与随机误差进行比较，以判断各部分的变异是否具有统计学意义。

最常见的基本设计有完全随机设计和随机区组设计。完全随机设计方差分析的总变异分为由处理因素引起的变异（组间变异）和由随机误差引起的变异（组内变异）两个部分；随机区组设计方差分析的总变异分为由处理因素引起的变异（组间变异）、区组因素引起的变异（区组变异）和由随机误差引起的变异（组内变异）三个部分。

下面以例 8-1 资料来介绍完全随机设计资料的方差分析（研究单因素两个或多个水平的实验设计，又称为单因素方差分析）变异的分解和基本思想。从表 8-1 中的数据显示有以下 3 种变异。

（一）总变异

48 名男性工作人员的体重指数不完全相同，反映全部个体观察值之间总的变异情况，称为总变异。该变异既包含了不同年龄组（即处理因素）的影响，又包含了随机误差（即工作人员的个体变异和测量误差）的影响。总变异用总离均差平方和 $SS_{总}$ 来表示，计算公式为

$$SS_{总}=\sum(x-\bar{X})^2=\sum x^2-\frac{\sum(x)^2}{N}，\quad \nu_{总}=N-1 \tag{8-1}$$

式中，$SS_{总}$ 为总变异，x 为观察值的代表值，$\bar{X}$ 为总体均值，N 为总例数，$\nu_{总}$ 为总自由度。

（二）组间变异

3 个年龄组的体重指数样本均值 $\bar{X}_i$ 之间各不相同，与总体均值 $\bar{X}$ 也不相同，这种变异称为组间变异。它反映了不同处理的影响，同时也包括了随机误差（包含个体变异和测量变异引起的误差）。其大小可用各组样本均数 $\bar{X}_i$ 与总体均值 $\bar{X}$ 的离均差平方和 $SS_{组间}$ 表示，组间均方用 $MS_{组间}$ 表示，计算公式为

$$SS_{组间}=\sum n_i(\bar{X}_i-\bar{X})^2=\sum\frac{\left(\sum x_i\right)^2}{n_i}-\frac{\sum(x_i)^2}{N} \tag{8-3}$$

$$\nu_{组间}=\nu_1=k-1 \tag{8-4}$$

式中，k 为处理组数，n_i 为各组的例数。

（三）组内变异

各组内每个观察值 x 的大小也各不相同，与本组的样本均值 $\bar{X}_i$ 也不相同，这种变异称为组内变异。组内变异仅反映随机误差（包含个体变异和测量变异引起的误差），故又称为误差变异。组内变异可用组内各个观察值 x 与所在组的均值 $\bar{X}_i$ 的差值的平方和 $SS_{组内}$ 来表示，组内均方用 $MS_{组内}$ 表示，计算公式为

$$SS_{组内}=\sum(x-\bar{X}_i)^2 \text{ 或 } SS_{组内}=SS_{总}-SS_{组间}，\quad \nu_{组内}=\nu_2=N-k \tag{8-5}$$

总离均差平方和分解为组间离均差平方和及组内离均差平方和，即

$$SS_{总}=SS_{组间}+SS_{组内} \tag{8-6}$$

相应的总自由度分解为组间自由度和组内自由度，即

$$\nu_{总}=\nu_{组间}+\nu_{组内} \tag{8-7}$$

由于组间变异和组内变异的大小与自由度的大小有关，因此不能直接比较离均差平方和。将各部分的离均差平方和除以各自的自由度，得到相应的平均变异指标——均方 MS 。组间均方和组内均方的计算公式为

$$MS_{组间} = \frac{SS_{组间}}{\nu_{组间}} \tag{8-8}$$

$$MS_{组内} = \frac{SS_{组内}}{\nu_{组内}} \tag{8-9}$$

若各样本所代表的总体均值相等，即各样本来自于同一总体，在本例就是指不同年龄组的体重指数的均值相等，组间变异和组内变异一样，只反映随机误差作用的大小。如果此时无随机误差，则 $MS_{组间} = MS_{组内}$。$MS_{组间}/MS_{组内}$ 值服从分子自由度 ν_1、分母自由度 ν_2 的 F 分布。

$$F = \frac{MS_{组间}}{MS_{组内}} \tag{8-10}$$

从理论上，如果处理效应相同，则 $F=1$，但由于随机误差的影响，$F\approx1$。相反，各处理效应不同，即三个总体均值不全相同时，$MS_{组间} > MS_{组内}$，$F>1$。但 F 值大到多少才有统计学意义，要根据 F 值的抽样分布的规律获得对应的 P 值与建立检验假设时所取的检验水准 α 进行比较，作出统计推断结论。

综上所述，方差分析是根据不同的设计类型把全部数据的总变异分解成两个或多个组成部分（完全随机设计分解为组间和组内两个部分，随机区组分解为组间、区组和组内三个部分），分别将各部分的变异均方与随机误差均方进行比较，通过计算 F 值及确定的相应的概率 P 值来判断均值间的差别是否有统计学意义的一种统计学方法。

完全随机设计（单因素）资料的方差分析计算公式见表 8-2。

表 8-2　完全随机设计资料的方差分析表

变异来源	SS	ν	MS	F
总变异	$SS_{总}=\sum(x-\bar{X})^2$	$N-1$	—	—
组间变异	$\sum n_i(\bar{X}_i-\bar{X})^2$	$k-1$	$SS_{组间}/\nu_{组间}$	$MS_{组间}/MS_{组内}$
组内变异	$SS_{总}-SS_{组间}$	$N-k$	$SS_{组内}/\nu_{组内}$	—

二、方差分析的应用条件

方差分析主要用于两组及以上多组资料间均值的比较，同时还可分析一个、两个或多个因素对试验结果的作用和影响，收集的数据应满足以下基本条件。

1. 各样本是相互独立的随机样本　即各个因素每一水平所得的样本都是随机样本，并且随机样本间是相互独立的。

2. 各样本所属的总体服从正态分布　即各个因素每一水平的观察值的分布服从正态分布。

3. 各样本的总体方差相等　即各个因素每一水平的观察值的总体方差齐性。

第 2 节　完全随机设计资料的方差分析

完全随机设计又称为单因素设计，如果用于临床试验中则称为随机对照试验。

下面以例 8-1 资料来介绍方差分析的基本步骤。

解：该资料为完全随机设计，满足方差分析的应用条件，假设检验的步骤如下。

1. 建立检验假设，确定检验水准 α

H_0：三个总体均值相等（$\mu_1=\mu_2=\mu_3$），即三组工作人员的体重指数总体均值相等（无差别）。

H_1：三个总体均值不等或不全相等，即三组工作人员的体重指数总体均值不等或不全相等（有差别）。

$\alpha = 0.05$

2. 计算检验统计量 F 值，确定自由度 ν　根据表 8-2 计算统计量 F 值及自由度。

$$SS_{总} = \sum x^2 - \frac{\sum (x)^2}{N} = 29\,314.854 - \frac{1175.91^2}{48} = 507.264$$

$$\nu_{总} = N - 1 = 48 - 1 = 47$$

$$SS_{组间} = \sum \frac{\left(\sum x_i\right)^2}{n_i} - \frac{\left(\sum x_i\right)^2}{N} = \frac{353.08^2}{16} + \frac{415.01^2}{16} + \frac{407.82^2}{16} - \frac{1175.91^2}{48} = 143.406$$

$$\nu_{组间} = k - 1 = 3 - 1 = 2$$

$$MS_{组间} = \frac{SS_{组间}}{\nu_{组间}} = \frac{143.406}{2} = 71.703$$

$$SS_{组内} = SS_{总} - SS_{组间} = 507.264 - 143.406 = 363.858$$

$$\nu_{组内} = N - k = 48 - 3 = 45$$

$$MS_{组内} = \frac{SS_{组内}}{\nu_{组内}} = \frac{363.858}{45} = 8.086$$

将计算结果列成表 8-3 方差分析表。

表 8-3　方差分析的结果

变异来源	SS	ν	MS	F	P
总变异	507.264	47	—		
组间变异	143.406	2	71.703	8.868	＜0.01
组内变异	363.858	45	8.086		

3. 确定概率 P 值，作出统计推断

按 $\nu_1 = 2$，$\nu_2 = 45$ 和 $F = 8.868$ 查附表 7 F 界值表，得 $P < 0.01$；按 $\alpha = 0.05$ 的检验水准，拒绝 H_0，接受 H_1，差异有统计学意义，可认为该机构不同年龄组工作人员体重指数总体均值有差别。

该资料用 SPSS 统计软件进行分析情况参见第 11 章例 11-4。

注意：如果方差分析的结果为拒绝 H_0，接受 H_1，只能说明各组总体均值之间不等或不全相等（有差别），不能说明各组总体均值间两两都不等或有差别。如果要进一步分析哪两组间有差别，可进行多个均值间的多重比较。

当 $k = 2$ 时，完全随机设计方差分析与成组设计两样本均值比较资料的 t 检验是完全等价的，并且有 $t^2 = F$。

第 3 节　随机区组设计资料的方差分析

随机区组设计又称为配伍组设计，它是 1∶1 配对设计的扩大。该设计先按影响试验结果的非处理因素（如性别、体重、年龄、职业、病情、病程等）将受试对象配成区组，再分别将各区组内的受试对象随机分配到各处理或对照组。因此，每次随机分配是对同一个区组内的受试对象进行，每个处理组受试对象数量相同，随机区组设计的方差分析属于无重复数据的两因素（双因素）方差分析。

在对总变异和自由度进行分解时，将区组变异从完全随机设计的组内变异中分离出来，减小组内变异，从而提高了统计检验效率。

总离均差平方和分解为组间离均差平方和、区组离均差平方和及组内离均差平方和，即

$$SS_{总}=SS_{组间}+SS_{区组}+SS_{组内} \quad 或\; SS_{总}=SS_{处理}+SS_{区组}+SS_{误差} \tag{8-11}$$

相应的总自由度分解为组间自由度和组内自由度，即

$$\nu_{总}=\nu_{组间}+\nu_{区组}+\nu_{组内} \quad 或 \quad \nu_{总}=\nu_{处理}+\nu_{区组}+\nu_{误差} \tag{8-12}$$

随机区组设计（配伍组）资料的方差分析计算公式见表 8-4。

表 8-4 随机区组设计资料的方差分析表

变异来源	SS	ν	MS	F
总变异	$SS_{总}=\sum(x-\bar{X})^2$	$N-1$	—	—
处理组	$\sum n_i(\bar{X}_i-\bar{X})^2$	$k-1$	$\frac{SS_{处理}}{\nu_{处理}}$	$\frac{MS_{处理}}{MS_{误差}}$
区　组	$\sum n_j(\bar{X}_j-\bar{X})^2$	$b-1$	$\frac{SS_{区组}}{\nu_{区组}}$	$\frac{MS_{区组}}{MS_{误差}}$
误　差	$SS_{总}-SS_{处理}-SS_{区组}$	$\nu_{总}-\nu_{处理}-\nu_{区组}$	$\frac{SS_{误差}}{\nu_{误差}}$	—

例 8-2 某研究者采用随机区组设计进行实验，比较三种抗癌药物对小白鼠肉瘤抑瘤效果，先将 15 只染有肉瘤小白鼠按体重大小配成 5 个区组，每个区组内 3 只小白鼠随机接受三种抗癌药物，以肉瘤的重量为指标，试验结果见表 8-5。问三种不同的药物的抑瘤效果有无差别？

表 8-5 不同药物作用后小白鼠肉瘤重量（单位：g）

区组	A 药	B 药	C 药	n_j	$\sum x_j$
1	0.82	0.65	0.51	3	1.98
2	0.73	0.54	0.23	3	1.50
3	0.43	0.34	0.28	3	1.05
4	0.41	0.21	0.31	3	0.93
5	0.68	0.43	0.24	3	1.35
n_i	5	5	5	15（n）	
$\sum x_i$	3.07	2.17	1.57	6.81 $(\sum x)$	
$\bar{X}_i$	0.614	0.434	0.314	0.454 $(\bar{X})$	
$\sum x_i^2$	2.0207	1.0587	0.5451	3.6245 $(\sum x^2)$	

解：该资料为随机区组设计，满足方差分析的应用条件，假设检验的步骤如下。

1. 建立检验假设，确定检验水准 α

处理组：

H_0：三个总体均值相等（$\mu_A=\mu_B=\mu_C$），即三种抗癌药物的抑瘤效果相同（无差别）。

H_1：三个总体均值不等或不全相等，即三种抗癌药物的抑瘤效果不同或不全相同（有差别）。

随机区组：

H_0：五个总体均值相等，即不同体重小白鼠对抗癌药物的抑瘤效果相同（无差别）。

H_1：五个总体均值不等或不全相等，即不同体重小白鼠对抗癌药物的抑瘤效果不同或不全相同（有差别）。

$\alpha=0.05$

2. 计算统计量 F 值及自由度 ν　根据表 8-4 计算统计量 F 值及自由度。

$$SS_{总}=\sum x^2-\sum(x)^2/N=3.6245-3.0917=0.5328$$

$$\nu_{总}=N-1=15-1=14$$

$$SS_{处理}=\frac{1}{5}\times(3.07^2+2.17^2+1.57^2)-3.0917=0.2280$$

$$\nu_{处理}=k-1=3-1=2$$

$$MS_{处理}=\frac{SS_{处理}}{\nu_{处理}}=\frac{0.2280}{2}=0.1140$$

$$SS_{区组}=\frac{1}{3}\times(1.98^2+1.50^2+1.05^2+0.93^2+1.35^2)-3.0917=0.2284$$

$$\nu_{区组}=b-1=5-1=4$$

$$MS_{区组}=\frac{SS_{区组}}{\nu_{区组}}=\frac{0.2284}{4}=0.0571$$

$$SS_{误差}=SS_{总}-SS_{处理}-SS_{区组}=0.5328-0.2280-0.2284=0.0764$$

$$\nu_{误差}=\nu_{总}-\nu_{处理}-\nu_{区组}=14-2-4=8$$

$$MS_{误差}=\frac{SS_{误差}}{\nu_{误差}}=\frac{0.0764}{8}=0.0096$$

将计算结果列成表 8-6 方差分析表。

表 8-6 例 8-1 资料的方差分析表

变异来源	*SS*	*ν*	*MS*	*F*	*P*
总变异	0.5328	14	—	—	—
处理组	0.2280	2	0.1140	11.88	<0.01
区　组	0.2284	4	0.0571	5.95	<0.05
误　差	0.0764	8	0.0096	—	—

3. 确定概率 P 值，作出统计推断　根据处理组 F 值的分子自由度 $\nu_{处理}=2$，分母自由度 $\nu_{误差}=8$；区组 F 值的分子自由度 $\nu_{区组}=4$，分母自由度 $\nu_{误差}=8$ 查附表 7 F 界值表，得到处理组和区组的 P 值；按 $\alpha=0.05$ 的检验水准，拒绝 H_0，接受 H_1，差异有统计学意义，可以认为三种抗癌药物的抑瘤效果中至少有 2 种不同，不同体重小白鼠对抗癌药物的抑瘤效果中至少有 2 组不同。同理，要具体判断哪些不同，还需运用多个均值间的两两比较方法进一步分析。

该资料用 SPSS 统计软件进行分析情况参见第 11 章例 11-5。

随机区组设计确定区组因素应是对试验结果有影响的非处理因素。区组内各试验对象应均衡，区组之间试验对象具有较大的差异为好，这样可以利用区组控制非处理因素的影响，并在方差分析时将区组间的变异从组内变异中分解出来。因此，当区组间差别有统计学意义时，这种设计的误差比完全随机设计小，可以提高试验效率。

第 4 节　多个样本均值的两两比较

如经方差分析后，得到的结果为 $P<\alpha$，拒绝 H_0，接受 H_1，差异有统计学意义，说明处理组的总体均值不全相等，若要了解具体哪两个总体均值不等则需进一步作多个样本均值间的两两比较。

如果多个样本均值间的两两比较使用前面介绍的两独立样本的 t 检验来进行，则会增大第一类错误的概率，就可能把本来无差别的两个总体均值判为有差别。例如，有 4 个样本均值进行两两比较，如使用两样本的 t 检验，则要比较 $C_4^2=\frac{4!}{2!(4-2)!}=6$ 次，即有 6 个对比组。若检验水准均取 α=0.05 即规定允许第一类错误的概率为 0.05，则比较 1 次推断正确为（1 − 0.05）= 0.95，此时犯第一类错误的概率为 0.05。如对 4 个样本均值进行两两比较，则需进行 6 次推断，根据概率的乘法法则，推断正确为 $(1-0.05)^6=0.7351$，此时犯第一类错误的概率 1 − 0.7351 = 0.2649，此值已远远大于 0.05。因此，样本均值间的多重比较不能用两独立样本均值比较的 t 检验。

多个均值多重比较的方法较多，本书仅介绍常用的 SNK 方法。目前，两两比较都不用手工计算，一般均采用 SAS、SPSS、PEMS 等统计软件包直接计算。

SNK 法是国内外常用而较为经典的检验方法。可以对所有对照组及处理组的样本均值进行两两比较，目的是比较每两个样本均值所代表的总体均值是否不同，其检验统计量为 q，又称 q 检验。计算公式为

$$q=\frac{|\bar{X}_{\mathrm{A}}-\bar{X}_{\mathrm{B}}|}{S_{\bar{X}_{\mathrm{A}}-\bar{X}_{\mathrm{B}}}} \tag{8-13}$$

式中，q 为检验统计量，$\bar{X}_{\mathrm{A}}$ 及 $\bar{X}_{\mathrm{B}}$ 为任意比较的两样本均值，$S_{\bar{X}_{\mathrm{A}}-\bar{X}_{\mathrm{B}}}$ 为两样本均值差值的标准误。

当两样本 n 相等时

$$S_{\bar{X}_{\mathrm{A}}-\bar{X}_{\mathrm{B}}}=\sqrt{MS_{\text{误差}}/n} \tag{8-14}$$

当两样本 n 不相等时

$$S_{\bar{X}_{\mathrm{A}}-\bar{X}_{\mathrm{B}}}=\sqrt{\frac{MS_{\text{误差}}}{2}\left(\frac{1}{n_{\mathrm{A}}}+\frac{1}{n_{\mathrm{B}}}\right)} \tag{8-15}$$

$$\nu=\nu_{\text{误差}}$$

上式中 $MS_{\text{误差}}$ 在单因素方差分析中即为 $MS_{\text{组内}}$。

例 8-3　对例 8-2 资料三种不同药物的抑瘤效果进行两两比较。

解： 1.建立假设检验，确定检验水准 α

H_0：$\mu_{\mathrm{A}}=\mu_{\mathrm{B}}$，即任两对比较组的总体均值相等。

H_1：$\mu_{\mathrm{A}}\neq\mu_{\mathrm{B}}$，即任两对比较组的总体均值不相等。

$\alpha=0.05$

2. 计算检验统计量 q 及自由度 ν　将三个样本均值由小到大排列，并编组次。

组别	C 药	B 药	A 药
均值	0.314	0.434	0.614
组次	1	2	3

例 8-3 已求得 $MS_{\text{误差}}=0.0096$，$\nu_{\text{误差}}=8$。各组例数均为 5，有

$$S_{\bar{X}_i-\bar{X}_j}=\sqrt{\frac{0.0096}{2}\times\left(\frac{1}{5}+\frac{1}{5}\right)}=0.0438\text{。}$$

多个均值两两比较值，具体见表 8-7。

表 8-7　三种不同药物的抑瘤效果两两比较结果

对比组次 （1）	$\bar{X}_i-\bar{X}_j$ （2）	α （3）	q （4）	$q_{0.05}$ （5）	$q_{0.01}$ （6）	P （7）
1 与 2	0.12	2	2.74	3.26	4.75	>0.05
1 与 3	0.30	3	6.85	4.04	5.64	<0.01
2 与 3	0.18	2	4.11	3.26	4.75	<0.05

3. 确定概率 P 值，作出统计推断　以 $MS_{\text{误差}}$ 的自由度 $\nu_{\text{误差}}=8$ 和组数 a 查附表 8 q 界值表，按 $\alpha=0.05$ 水准，可认为 A 药和 B 药、C 药的抑瘤效果有差别，还不能认为 B 药和 C 药的抑瘤效果有

差别。

交叉设计资料的方差分析、析因设计资料的方差分析和重复测量资料的方差分析在本书不做介绍，如有兴趣可参见其他统计学书籍。

链接

许宝騄——享誉国际的中国统计学家

中国数学家、统计学家许宝騄（1910—1970），1936 年在伦敦大学统计系攻读博士学位，师从费希尔、内曼等国际著名统计学家。1948 年当选为中央研究院第一届院士。1955 年当选为中国科学院学部委员（院士）。

在概率论极限理论研究的方面，许宝騄创造性地提出“全收敛”的概念；对中心极限定理的研究，改进了克拉美定理和贝莱定理。在数理统计领域，他对 Neyman-Pearson 理论作出了重要的贡献，得到了一些重要的非中心分布，论证了 F 检验在上述理论中的优良性；同时他对多元统计分析研究中导出正态分布样本协方差矩阵特征根的联合分布和极限分布，被公认为多元统计分析的奠基人之一。许宝騄被公认为在数理统计和概率论方面第一个具有国际声望的中国数学家。

目标检测

一、单选题

1. 当组数等于 2 时，对于同一资料，方差分析结果与 t 检验结果（　　）

   A. 方差分析结果更准确　　B. t 检验结果更准确

   C. 完全等价且 $t^2 = F$　　D. 完全等价且 $\sqrt{t} = F$

2. 方差分析结果有 $F_{处理} > F_{0.05,(\nu_1,\nu_2)}$，则结论正确的是（　　）

   A. 各样本均值间差异均有统计学意义

   B. 各总体均值间差异均有统计学意义

   C. 各样本均值不全相等

   D. 各总体均值不全相等或全不相等

二、简答题

1. 简述方差分析的基本思想及其应用条件。
2. 试比较完全随机设计方差分析与随机区组设计方差分析在设计和差异分解上有何不同。

三、综合分析题

某医生研究不同方案治疗缺铁性贫血的效果，将 36 名缺铁性贫血患者随机等分为 3 组，分别给予一般疗法、一般疗法 + 药物 A 低剂量，一般疗法 + 药物 A 高剂量三种处理，测量一个月后患者红细胞的升高数（单位：10^2/L），结果如表 8-8 所示。

表 8-8　三种方案治疗一个月后缺铁性贫血患者红细胞的升高数（单位：10^2/L）

编号	一般疗法	一般疗法 + 药物 A 低剂量	一般疗法 + 药物 A 高剂量
1	0.81	1.32	2.35
2	0.75	1.41	2.50
3	0.74	1.35	2.43
4	0.86	1.38	2.36
5	0.82	1.40	2.44
6	0.87	1.33	2.46
7	0.75	1.43	2.40
8	0.74	1.38	2.43
9	0.72	1.40	2.21
10	0.82	1.40	2.45
11	0.80	1.34	2.38
12	0.75	1.46	2.40

问三种治疗方案有无差异？

（曹　毅　李珊珊　贺　生）

第9章 非参数检验

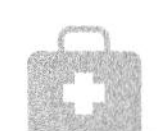

例 9-1

某医院欲比较A、B两种药物治疗下呼吸道感染的效果，将240例下呼吸道感染患者随机分为A、B两组，观察结果见表9-1。

表 9-1　A 药和 B 药治疗下呼吸道感染的疗效

组别	有效/人	无效/人	合计/人	有效率/%
A药	114	6	120	95.00
B药	104	16	120	86.67
合计	218	22	240	90.83

问题：A、B两种药物治疗下呼吸道感染的有效率是否有差别?

前面介绍的 t 检验、Z 检验均为参数检验方法，它们在应用时均要求样本来自正态分布的总体，且总体方差相等。若欲分析的单变量定量资料为偏态分布，总体方差不齐，则不宜使用上述检验方法，而应选用不以特定的总体分布为前提的非参数检验。

相对于参数检验而言的，非参数检验是不以特定的总体分布为前提，也不对总体参数作推断的一类假设检验方法。它只是通过样本观察值比较总体的分布或分布位置，故称为非参数检验，又称任意分布检验。非参数检验具有对资料的要求不高、应用范围广、计算简便等优点。但由于非参数检验并不利用原始数据本身而是用原始数据的秩次来计算检验统计量，未能充分利用原始资料提供的信息，因而存在检验效能（$1-\beta$）低于参数检验，犯第二类错误 β 增大等不足。若要使 β 相同，非参数检验要比参数检验有更多的样本例数。对于符合参数检验的资料，或经变量变换后符合参数检验的资料应首选参数检验；对不满足参数检验条件的资料，才选用非参数检验。

第1节　秩和检验

一、配对设计资料的秩和检验

配对设计资料的秩和检验或配对符号秩和检验是由 Wilcoxon 于 1945 年提出，故又称 Wilcoxon 符号秩和检验。Wilcoxon 符号秩和检验方法适用于不满足 t 检验应用条件的配对设计的定量资料、有序分类资料及其他不能精确测量的资料。目的是通过检验配对样本的差值是否来自中位数为 0 的总体，来推断两个总体中位数有无差别，即推断两种处理的结果是否不同。

配对秩和检验的基本思想为：在配对样本中，由于随机误差的存在，其对差值的影响不可避免。假定两种处理的效应相同，即在 H_0 成立的前提下，差值的总体分布为对称分布，差值的总体中位数为 0，相当于把这些差值按其绝对值大小编秩次并标上原来的符号后，正秩次之和与负秩次之和在理论上应相等或较为接近；如果正秩次之和与负秩次之和差异太大，超出抽样误差可解释的范围时，则有理由怀疑

H_0的成立，从而拒绝H_0接受H_1。

现以例9-2说明符号秩和检验的基本思想与基本步骤和方法。

例9-2 为观察血浆置换法治疗凝血功能异常的临床疗效，某医师治疗11例凝血功能异常患者，置换前后患者的凝血酶原时间见表9-2。试比较血浆置换法治疗前后凝血功能异常患者的凝血酶原时间有无差别。

表9-2 凝血功能异常患者血浆置换治疗前后凝血酶原时间结果

患者编号	血浆置换前/s	血浆置换后/s
1	25.33	14.69
2	10.45	13.13
3	30.87	12.68
4	24.31	13.45
5	15.50	15.50
6	58.25	14.20
7	79.27	13.39
8	14.38	12.05
9	75.29	15.17
10	12.95	15.28
11	11.85	12.48

解：本例为配对设计的小样本定量资料，其配对差值经正态性检验不服从正态分布，故不宜使用配对设计t检验，而应选用符号秩和检验。根据研究分析的目的，应选择双侧检验。具体步骤如下。

1. 建立检验假设，确定检验水准α

H_0：血浆置换法治疗前后患者的凝血酶原时间差值的总体中位数等于0，即$M_d=0$。

H_1：血浆置换法治疗前后患者的凝血酶原时间差值的总体中位数不等于0，即$M_d \neq 0$。

$\alpha = 0.05$

2. 计算检验统计量T值

（1）求差值d 见表9-3第（4）栏。

（2）编秩次 按差值的绝对值从小到大编秩次，并将各秩次加上原差值的正、负号。当差值为0，舍去不计，n相应减少；当差值绝对值相等，符号相反时取平均秩次。本例中差值绝对值为2.33的有两个，其秩次为2和3，则取平均秩次皆为$(2+3) \div 2=2.5$，见表9-3第（5）栏。

（3）求秩和，确定检验统计量T值 分别计算正差值的秩和与负差值的秩和，正秩和用T_+表示，负秩和用T_-表示，取两者中较小的秩和作为检验统计量T。总秩和T_+与T_-之和应为$n(n+1)/2$（n为差值不为0的对子数）。本例中$T_+ = 47.5$，$T_- = 7.5$，取T_-为T，$T = 7.5$。总秩和T_+与T_-之和为55，$n = 10$（5号差值为0，舍去不计）则$n(n+1)/2 = 10 \times (10+1)/2 = 55$，表明秩和计算无误。

表9-3 凝血功能异常患者血浆置换治疗前后凝血酶原时间结果

患者编号 （1）	血浆置换前/s （2）	血浆置换后/s （3）	差值 （4）=（2）-（3）	秩次 （5）
1	25.33	14.69	10.64	5
2	10.45	13.13	−2.68	−4
3	30.87	12.68	18.19	7
4	24.31	13.45	10.86	6

续表

患者编号 （1）	血浆置换前/s （2）	血浆置换后/s （3）	差值 （4）=（2）-（3）	秩次 （5）
5	15.50	15.50	0.00	—
6	58.25	14.20	44.05	8
7	79.27	13.39	65.88	10
8	14.38	12.05	2.33	2.5
9	75.29	15.17	60.12	9
10	12.95	15.28	−2.33	−2.5
11	11.85	12.48	−0.63	−1
合计				$T_+=47.5$，$T_-=7.5$

3. 确定概率 P 值，作出统计推断

（1）查表法　当 $5\leqslant n\leqslant 50$ 时，查附表 9 T 界值表。在表的左侧找到 n 所在的行，将统计量 T 与该行界值比较，若 T 值在上、下界值范围内，其 P 值大于表上方相应的概率水平；若 T 值在上、下界值上或范围外，其 P 值等于或小于相应的概率水平，即内大外小。

本例 $T_+=47.5$，$T_-=7.5$。按 $n=10$，$T_-=7.5$ 查 T 界值表，T 值在 8～47 之外，该界值范围对应的概率为 0.05；但在 5～50 之内，该界值范围对应的概率为 0.02，故 $0.02<P<0.05$。按 $\alpha=0.05$ 水准，拒绝 H_0，接受 H_1，差异有统计学意义，可认为血浆置换法治疗前后凝血功能异常患者的凝血酶原时间有差别。

（2）正态近似法　随着样本含量 n 的增大，统计量 T 的分布逐渐逼近均值为 $n(n+1)/4$，方差为 $n(n+1)(2n+1)/24$ 的正态分布，若 $n>50$ 时（超出 T 界值表的可查范围），可用秩和分布的正态近似法进行 Z 检验，按公式（9-1）计算标准正态统计量 Z 值。

$$Z=\frac{\left|T-n(n+1)/4\right|-0.5}{\sqrt{\dfrac{n(n+1)(2n+1)}{24}}} \tag{9-1}$$

式中，0.5 为连续性校正因子，因为 Z 值是连续的，而 T 值不连续。

如果相同秩次的个数出现较多时（大于 25%），用上式求得的 Z 值偏小，应按式（9-2）计算校正的统计量 Z_C。

$$Z_C=\frac{\left|T-n(n+1)/4\right|-0.5}{\sqrt{\dfrac{n(n+1)(2n+1)}{24}-\dfrac{\sum(t_j^3-t_j)}{48}}} \tag{9-2}$$

式中，$C=1-\sum(t_j^3-t_j)/(N^3-N)$；$t_j$（$j=1$，2，…）为第 j 个相同秩次的个数，假定相同秩次有 2 个 1.5，5 个 8，3 个 14，则 $t_1=2$，$t_2=5$，$t_3=3$，所以有

$$\sum(t_j^3-t_j)=(2^3-2)+(5^3-5)+(3^3-3)=150$$

若无相同秩次，则 $\sum\left(t_j^3-t_j\right)=0$。

二、两独立样本比较的秩和检验

前面曾介绍了两独立样本均值的比较，但是样本资料要求总体服从正态分布，当此条件不满足时，可采用 Wilcoxon Mann-Whitney test 方法，其目的是比较两独立样本分别代表的总体分布有无差异。

Wilcoxon 秩和检验的基本思想：假设含量为 n_1 与 n_2 的两个样本（且 $n_1\leqslant n_2$），来自同一总体或分布相同的两个总体，则 n_1 样本的秩和 T_1 与其理论秩和 $n_1(N+1)/2$ 相差不大，即$[T_1-n_1(N+1)/2]$仅为

抽样误差所致。当二者相差悬殊，超出抽样误差可解释的范围时，则有理由怀疑该假设，从而拒绝 H_0。

例 9-3 某医生将慢性支气管炎患者按是否合并肺气肿分为两类，用某药治疗这两类患者 208 人，其中未合并肺气肿患者 126 人，合并肺气肿患者 82 人，疗效见表 9-4。问该药对这两类患者的疗效有无不同？

解： 假设检验的步骤如下。

1. 建立检验假设，确定检验水准 α

H_0：两类患者疗效总体分布相同。

H_1：两类患者疗效总体分布不同。

$\alpha = 0.05$

2. 计算检验统计量 T 值

（1）编秩　本例为等级资料，先按组段计算各等级的合计人数，见表 9-4 第（4）栏，由此确定第（5）栏各组段秩次范围，然后计算出各组段的平均秩次见第（6）栏，如疗效为“控制”共 107 例，其秩次范围为 1～107，平均秩次为（1 + 107）÷ 2 = 54。

表 9-4　某药对这两类慢性支气管炎患者的疗效

疗效	患者数			秩次范围	平均秩次	秩和	
	未合并肺气肿	合并肺气肿	合计			未合并肺气肿	合并肺气肿
（1）	（2）	（3）	（4）	（5）	（6）	（7）=（2）×（6）	（8）=（3）×（6）
控制	65	42	107	1～107	54.0	3510	2268
显效	18	6	24	108～131	119.5	2151	717
有效	30	23	53	132～184	158.0	4740	3634
无效	13	11	24	185～208	196.5	2554.5	2161.5
合计	126	82	208	—	—	12955.5	8780.5

（2）求各组秩和　以各组段的平均秩次分别与各等级例数相乘，再求和得到 $T_1 = 8780.5$，$T_2 = 12955.5$，见第（7）、（8）栏。

（3）计算统计量 T 值　以样本例数较小者为 n_1，其秩和为 T_1。设 $N = n_1 + n_2$，则有 $T_1 + T_2 = N(N+1)/2$。若 $n_1 \neq n_2$，则 $T = T_1$；若 $n_1 = n_2$，则 $T = T_1$ 或 $T = T_2$。即两样本例数相等时，取任意组的秩和作为检验统计量；两样本例数不相等时，取样本含量较小组的秩和作为检验统计量。本例 $n_1 = 82$，$n_2 = 126$，检验统计量 $T = 8780.5$。本例由于 $n_1 = 82$，超过了两样本比较的秩和检验用的 T 界值表范围，需用正态近似 Z 检验，根据中心极限定理，这时 T_1 的分布已接近均值为 $n_1(N+1)/2$，方差为 $n_1n_2(N+1)/12$ 的正态分布，故可由公式（9-3）计算 Z 值：

$$Z = \frac{|T - n_1(N+1)/2| - 0.5}{\sqrt{n_1 n_2 (N+1)/12}} \tag{9-3}$$

式中，0.5 为连续性校正数，因为 T 值不连续，而 Z 值是连续的。当相持出现较多（如超过 25%）时，按式（9-3）计算的 Z 值偏小，可改用公式（9-4）进行校正：

$$Z_C = \frac{Z}{\sqrt{C}} \tag{9-4}$$

其中 $C = 1 - \sum(t_j^3 - t_j)/(N^3 - N)$，$t_j(j = 1,\ 2,\ \cdots)$ 为第 j 次相持的秩次个数。

本例由于相同秩次过多（每个等级的人数为相同秩次的个数，即 t_j），故需按式（9-3）和式（9-4）计算 Z_C 值。

$$Z=\frac{|8780.5-82\times(208+1)\div 2|-0.5}{\sqrt{82\times 126\times(208+1)\div 12}}=0.4974$$

$$C=1-\sum(t_j^3-t_j)/(N^3-N)$$

$$=1-\frac{(107^3-107)+(24^3-24)+(53^3-53)+(24^3-24)}{208^3-208}=0.8443$$

$$Z_C=Z/\sqrt{C}=0.4974\div\sqrt{0.8443}=0.5413$$

3. 确定概率 P 值，做出推断结论　$Z_C=0.5413<1.96$，$P>0.05$。按 $\alpha=0.05$ 水准不拒绝 H_0，差别无统计学意义，尚不能认为该药对两类支气管炎患者的疗效分布不同。

三、多个独立样本比较的秩和检验

多个独立样本比较的秩和检验是由 Kruskal 和 Wallis 在 Wilcoxon 两样本秩和检验的基础上扩展而来，又称 Kruskal-Wallis H 秩和检验，用于推断非正态分布定量变量或有序分类变量的多个总体分布位置有无差别。

例 9-4　某医院用三种复方小叶枇杷治疗慢性支气管炎患者，数据见表 9-5，试比较三种方剂的疗效有无差异。

表 9-5　三种复方小叶枇杷治疗慢性支气管炎患者疗效的比较

疗效等级	例数				秩次范围	平均秩次
	老复方	复方Ⅰ	复方Ⅱ	合计		
(1)	(2)	(3)	(4)	(5)	(6)	(7)
无效	47	35	4	86	1～86	43.5
好转	184	44	25	253	87～339	213
显效	115	18	9	142	340～481	410.5
控制	36	4	1	41	482～522	502
合计	382	101	39	522	—	—

解：假设检验步骤如下。

1. 建立检验假设，确定检验水准 α

H_0：三种方剂疗效的总体分布位置相同。

H_1：三种方剂疗效的总体分布位置不全相同。

$\alpha=0.05$

2. 计算检验统计量 H 值

（1）编秩　编秩方法同两独立样本比较。各等级合计、秩次范围、平均秩次的计算结果，见表 9-5 第（5）～（7）栏。

（2）求各组秩和　计算各组各等级的频数与平均秩次的乘积之和。

本例，$R_1=47\times 43.5+184\times 213+115\times 410.5+36\times 502=106\,516$

$R_2=35\times 43.5+44\times 213+18\times 410.5+4\times 502=20\,291.5$

$R_3=4\times 43.5+25\times 213+9\times 410.5+1\times 502=9695.5$

（3）计算检验统计量 H 值　用公式（9-5）计算 H 值。

$$H=\frac{12}{N(N+1)}\sum\frac{R_i^2}{n_i}-3(N+1) \qquad (9\text{-}5)$$

式中，n_i 为各组例数，$N=n_1+n_2+\cdots+n_k$，R_i 为各组秩和。

当相持出现较多时，由式（9-5）求得 H 值偏小，可用公式（9-6）进行校正得 H_C 值。

$$H_C = \frac{H}{C} \tag{9-6}$$

其中 $C = 1 - \sum(t_j^3 - t_j)\big/(N^3 - N)$，$t_j$ 为第 j 次相持时相同秩次的个数。本例：

$$H = \frac{12}{522 \times (522+1)}\left(\frac{106516^2}{382} + \frac{20291.5^2}{101} + \frac{9695.5^2}{39}\right) - 3 \times (522+1) = 21.6325$$

由于相同秩次出现较多，按式（9-18）计算 H_C 值。

$$C = 1 - [(86^3 - 86) + (253^3 - 253) + (142^3 - 142) + (41^3 - 41)] \div (522^3 - 522) = 0.8611$$

$$H_C = 21.632 \div 0.8611 = 25.1214$$

3. 确定 P 值，作出统计推断

（1）查 H 界值表　当组数 $k = 3$，且各组例数 $n_i \leqslant 5$ 时，可查附表 11H 界值表得到 P 值。因本例 $k = 3$，各组例数均大于 5，超出 H 界值表的范围，不能通过查 H 界值表获得 P 值。

（2）查 χ^2 界值表　当组数或各组例数超出 H 界值表时，由于 H_0 成立时 H 值近似地服从 $\nu = k-1$ 的 χ^2 分布，此时可由 χ^2 界值表得到 P 值。

本例 $k = 3$，各组例数均大于 5，可由 $\nu = 3 - 1 = 2$ 查附表 12 χ^2 界值表，得 $P<0.005$。按照 $\alpha = 0.05$ 水准，拒绝 H_0，接受 H_1，差异有统计学意义，可认为三种复方小叶枇杷方剂治疗慢性支气管炎患者的疗效有差别。

若要具体回答三种复方小叶枇杷方剂治疗慢性支气管炎患者的疗效每两种之间是否有差别，还需进一步做两两比较。

此例资料用 SPSS 软件分析见第 11 章例 11-7。

四、多个独立样本间的多重比较

多个独立样本比较的 Kruskal-Wallis H 秩和检验，当结论为拒绝 H_0 时，只能得出各总体分布位置不全相同的结论。要回答哪两个总体分布位置不同，还要进一步做两两比较。两两比较的方法很多，如扩展的 t 检验法、Nemenyi 法等。下面介绍扩展的 t 检验法。统计量 t 值计算公式如下：

$$t = \frac{\left|\bar{R}_i - \bar{R}_j\right|}{\sqrt{\dfrac{N(N+1)(N-1-H)}{12(N-k)}\left(\dfrac{1}{n_i} + \dfrac{1}{n_j}\right)}}, \quad \nu = N - k \tag{9-7}$$

式中，$\bar{R}_i$、$\bar{R}_j$ 为两对比组的平均秩次；n_i、n_j 为两对比组的样本含量；k 为处理组数，$N = n_1 + n_2 + \cdots + n_k$；$H$ 为 Kruskal-Wallis H 秩和检验中的统计量 H 或 H_C 值；式中分母为 $(\bar{R}_i - \bar{R}_j)$ 的标准误。多重比较具体的方法步骤见例 9-5。

例 9-5　对例 9-3 资料做三个样本间的两两比较。

解： 检验步骤如下。

1. 建立检验假设，确定检验水准 α

H_0：任意两个处理组总体分布位置相同。

H_1：任意两个处理组总体分布位置不同。

$\alpha = 0.05$

2. 计算检验统计量 t 值

（1）求各组平均秩次 $\bar{R}_i$：

$$老复方：\bar{R}_1 = \frac{106\,516}{382} = 278.84$$

$$复方Ⅰ：\bar{R}_2=\frac{20\,291.5}{101}=200.91$$

$$复方Ⅱ：\bar{R}_3=\frac{9695.5}{39}=248.60$$

（2）列出两两比较计算表，求得 t 值，见表 9-6。

表 9-6 例 9-3 资料的两两比较

对比组 (1)	n_i (2)	n_i (3)	$\lvert\bar{R}_i-\bar{R}_j\rvert$ (4)	t (5)	P (6)
老复方与复方Ⅰ	382	101	77.93	4.7242	<0.001
老复方与复方Ⅱ	382	39	30.24	1.000	>0.20
复方Ⅰ与复方Ⅱ	101	39	47.69	1.7158	>0.05

表中第（5）栏为按式（9-7）计算的 t 值。本例 $N=522$，$k=3$，$H_C=25.1214$，则老复方与复方Ⅰ比较的 t 值为

$$t=\frac{|278.84-200.91|}{\sqrt{\frac{522(522+1)(522-1-25.1214)}{12\times(522-3)}\left(\frac{1}{382}+\frac{1}{101}\right)}}=4.7242$$

由此得表 9-6 第（5）栏中的 t 值。

3. 确定概率 P 值，作出统计推断 根据表 9-6 第（5）栏中的 t 值，以 $\nu=522-3=519$ 查附表 4 t 界值表，得 P 值，见表 9-6 第（6）栏。按照 $\alpha=0.05$ 水准，老复方与复方Ⅰ比较拒绝 H_0，差异有统计学意义；而老复方与复方Ⅱ、复方Ⅰ与复方Ⅱ比较均不拒绝 H_0，差异无统计学意义，故可认为 3 种复方小叶枇杷治疗慢性支气管炎患者疗效的差别主要存在于老复方与复方Ⅰ两种方剂之间。

多个独立样本间的多重比较除采用上述介绍的扩展的 t 检验法外，在实际工作中更多采用调整检验水准 α 后进行两两比较。为了控制多重比较会增大犯第一类错误的概率 α，采用 Bonferroni 法调整 α 水准，调整后的 α' 水准为：$\alpha'=\alpha/$需比较的次数。例如，三组间两两均需进行比较，则比较的次数为 3 次，检验水准调整为 $\alpha'=0.05\div3=0.017$。

欲作比较的每两组直接采用两独立样本的 Wilcoxon 秩和检验，所得 P 值与 α' 进行比较，若 $P\leqslant\alpha'$，拒绝 H_0，可认为两组间差异有统计学意义；若 $P>\alpha'$，则不拒绝 H_0，尚不能认为两组间存在统计学差异。

第 2 节 χ^2（卡方）检验

χ^2 检验以 χ^2 分布和拟合优度检验为理论依据，是一种应用范围很广的统计方法。它在分类资料统计推断中的主要应用于：两个率或两个构成比比较的检验；多个率或多个构成比比较的检验；两个分类属性变量的独立性检验等。

一、χ^2 检验的基本思想与应用条件

χ^2 检验是一种用来处理具有 k（$k\geqslant2$）种可能结果的多个实验的未知概率或比率的检验方法，它以 χ^2 分布为理论依据，主要用于分类资料的分析，其基本原理是通过比较实际频数和理论频数的分布来进行相关的统计推断。下面以例 9-5 资料为例，说明 χ^2 检验的基本思想。

例 9-6 将病情相似的 178 名消化性溃疡患者随机分成两组，分别用甲药和乙药治疗，四周后疗效见表 9-7。问两种药物治疗消化性溃疡的有效率有无差别？

表 9-7 两种药物治疗消化性溃疡的疗效

组别	有效人数（频数）	无效人数（频数）	合计	有效率/%
甲药	69（61.69）	21（28.31）	90	76.67
乙药	53（60.31）	35（27.69）	88	60.23
合计	122	56	178	68.54

对于两个样本率的资料，可表达为以下基本形式。

a	b
c	d

a、b、c、d 为 4 个基本数据，其余数据均可由这 4 个数据计算出来，该资料称为四格表资料。四格表资料多用于比较两种处理的效果，而每种处理只产生两种相互对立的结果，如有效与无效、患病与未患病、阳性与阴性、检出与未检出等。

表 9-7 的资料，假设 H_0 成立，即两种药物的有效率相同，即 $\pi_1=\pi_2$。实际甲药的有效率为 76.67%，高于乙药的 60.23%，但这仅是抽样观察，存在着抽样误差。即使两种药物的有效率（总体率）完全相同，由于抽样误差的存在也可能得到不同的样本率。所以，当两个样本率不同时，可能有两种原因：一种是差别仅由抽样误差所致；另一种可能是两种药物的有效率（总体率）确有不同。为了区别这两种情况，做出检验假设 H_0：$\pi_1=\pi_2$，即假设差别仅由抽样所致。根据两总体率相同的假设，推算出来的频数称为理论频数，用符号 T 表示；从样本观察到的频数称为实际频数，用符号 A 表示。若 H_0 成立，两种药物的有效率应接近它们合计的有效率 68.54%，则甲药组治疗有效的理论患者数为 $90\times68.54\%=61.69$ 人，即四格表第 1 行第 1 列格子的理论频数为

$$T_{11}=90\times\frac{122}{178}=\frac{90\times122}{178}=61.69$$

式中，90、122 分别为该格子对应的行合计、列合计。一般理论频数可由公式（9-8）求得

$$T_{RC}=\frac{n_R n_C}{n} \tag{9-8}$$

式中，T_{RC} 为第 R 行第 C 列格子的理论频数，n_R 为该格子相应的行合计数，n_C 为该格子相应的列合计数，n 为总例数。按式（9-8）计算表 9-7 中其余 3 个格子的理论频数，见表 9-7 括号内数字。

然后，利用实际频数 A 与相应的理论频数 T，得到 χ^2 统计量

$$\chi^2=\sum\frac{(A-T)^2}{T} \tag{9-9}$$

χ^2 值反映了实际频数和理论频数吻合的程度。A 与 T 相差越大，则 $\sum(A-T)^2$ 的值越大，反之则越小。将每个格子的（$A-T$）$^2/T$ 的值相加，即得式（9-9）。

若 H_0 成立，则四个格子的实际频数 A 与理论频数 T 相差不应该很大，即 χ^2 统计量不应该很大。若 A 与 T 完全相同，则 χ^2 值必为零。自由度 ν 可按公式（9-10）计算：

$$\nu=k-1-s=(R-1)(C-1) \tag{9-10}$$

式中，k 为格子数，s 为估计的参数个数，R 为行数，C 为列数。

按式（9-9）算得的 χ^2 值近似服从自由度为 ν 的 χ^2 分布。χ^2 分布是一种与自由度 ν 有关的分布形式，其值域为 $(0,+\infty)$。图 9-1 中给出了自由度为 $\nu=1$、$\nu=3$ 和 $\nu=5$ 的 3 种 χ^2 分布的概率密度曲线。χ^2 分布右侧尾部面积为 α 时的临界值记为 $\chi^2_{\alpha,\nu}$，详见 χ^2 界值表。根据假设检验的基本思想，当在单次抽样中获得的 $\chi^2\geqslant\chi^2_{\alpha,\nu}$ 时，$P\leqslant\alpha$，则认为发生了 H_0 成立条件下的小概率事件，继而作出拒绝 H_0、

接受 H_1 的统计推断；反之，当 $\chi^2 < \chi^2_{\alpha,\nu}$ 时，$P>\alpha$，此时不拒绝 H_0。

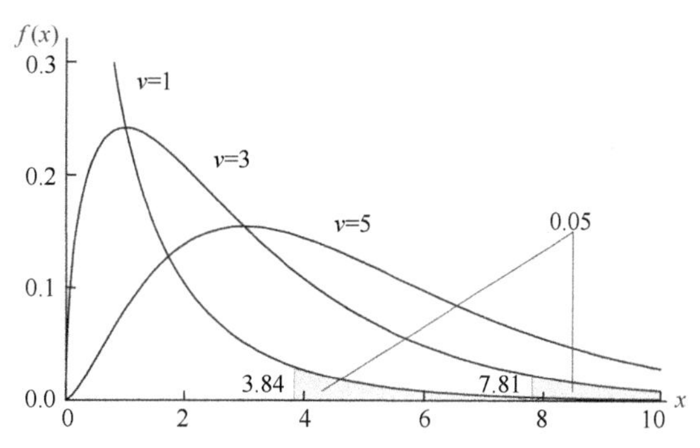

图 9-1　3 种自由度对应的 χ^2 分布的概率密度曲线

二、四表格资料的 χ^2 检验

（一）独立样本四格表资料的 χ^2 检验

独立样本四格表资料是指两独立样本率的资料，均可表示为表 9-8 的四格表形式。其分析目的在于利用样本信息完成两个总体率的比较。

表 9-8　两独立样本率比较的四格表

组别	属性		合计
	Y_1	Y_2	
1	$a\,(T_{11})$	$b\,(T_{12})$	$a+b$
2	$c\,(T_{21})$	$d\,(T_{22})$	$c+d$
合计	$a+c$	$b+d$	n

1. 独立样本四格表资料的 χ^2 检验步骤

现以例 9-5 说明独立样本四格表资料的 χ^2 检验的步骤。

解： 假设检验的具体步骤如下。

（1）建立检验假设，确定检验水准 α

H_0：$\pi_1=\pi_2$，即两种药物治疗消化性溃疡的有效率相同。

H_1：$\pi_1\neq\pi_2$，即两种药物治疗消化性溃疡的有效率不同。

$\alpha=0.05$

（2）计算 χ^2 值和自由度

将 A 与 T 的值代入式（9-9），得

$$\chi^2=\sum\frac{(A-T)^2}{T}$$

$$=\frac{(69-61.69)^2}{61.69}+\frac{(21-28.31)^2}{28.31}+\frac{(53-60.31)^2}{60.31}+\frac{(35-27.69)^2}{27.69}$$

$$=5.570$$

$$\nu=1$$

（3）确定 P 值，作出统计推断　查附表 12 χ^2 界值表得 $P<0.05$，按 $\alpha=0.05$ 水准，拒绝 H_0，接受 H_1，差异有统计学意义，可以认为两种药物治疗消化性溃疡的有效率不同，甲药的有效率高于乙药。

在本章例 9-5 中，两组有效率不同有两种可能：一种是两药的总体有效率无差别，两样本率的差别

仅由抽样误差所致；另一种可能是两种药物的有效率确有不同。如果本例采用两样本率比较的 Z 检验，按公式得 $Z=2.361$。可见，两个统计量的关系为 $Z^2=\chi^2$，相对应的界值的关系为 $Z_{0.05/2}^2=\chi_{0.05,1}^2$，两种方法是完全等价的。

2. 四格表 χ^2 专用公式　为简化计算，省去求理论频数的过程，对于四格表资料，还可以四格表专用公式计算 χ^2 值，即

$$\chi^2=\frac{(ad-bc)^2 n}{(a+b)(c+d)(a+c)(b+d)} \tag{9-11}$$

式中，a、b、c、d 为四格表的基本数据，n 为总合计例数。将例 9-5 数据代入式（9-11），得

$$\chi^2=\frac{(69\times35-21\times53)^2\times178}{90\times88\times122\times56}=5.577$$

可见，与前面的基本公式计算结果相同。

3. 四格表 χ^2 检验的条件及其连续性校正　如前所述，基于频数算得的 χ^2 值只是近似服从 χ^2 分布。对于四格表资料，在 $n\geqslant40$ 且所有格子的 $T\geqslant5$ 时，这种近似才较好。当理论频数小于 5 时，近似程度降低。为改善 χ^2 统计量分布的连续性，英国统计学家 F. Yates 提出了专门针对四格表的连续性校正方法，又称 Yates 校正。因此，在分析独立样本四格表资料时，需根据具体情况作不同处理。

（1）当 $n\geqslant40$，且 $T\geqslant5$ 时，用式（9-9）或式（9-11）计算 χ^2 值。

（2）当 $n\geqslant40$，且有 $1\leqslant T<5$ 时，用公式（9-12）或公式（9-13）计算校正的 χ^2 值，或用四格表的确切概率法。

$$\chi^2=\sum\frac{(|A-T|-0.5)^2}{T} \tag{9-12}$$

$$\chi^2=\frac{(|ad-bc|-n/2)^2 n}{(a+b)(c+d)(a+c)(b+d)} \tag{9-13}$$

（3）当 $n<40$ 或 $T<1$ 时，用四格表的确切概率法。

例 9-7　某研究欲比较甲、乙两药治疗白色葡萄球菌败血症的疗效，将 65 例白色葡萄球菌败血症患者随机等分为两组，试验结果见表 9-9。问两药治疗白色葡萄球菌败血症的有效率有无差异？

表 9-9　两种药物治疗白色葡萄球菌败血症的效果

药物	有效/例	无效/例	合计	有效率/%
甲	24	8	32	75.00
乙	31	2	33	93.94
合计	55	10	65	84.62

解：假设检验的步骤如下。

（1）建立检验假设，确定检验水准 α

H_0：$\pi_1=\pi_2$，即两种药物治疗白色葡萄球菌败血症的有效率相同。

H_1：$\pi_1\neq\pi_2$，即两种药物治疗白色葡萄球菌败血症的有效率不同。

$\alpha=0.05$

（2）计算 χ^2 值和自由度

本例中甲药组治疗无效时对应的格子，其理论频数 $T_{12}=\dfrac{32\times10}{65}=4.92$，$1<T_{12}<5$，而 $n>40$，故应计算校正的 χ^2 值。将数据代入式（9-13），得

$$\chi^2=\frac{(|ad-bc|-n/2)^2 n}{(a+b)(c+d)(a+c)(b+d)}=\frac{(|24\times2-8\times31|-65\div2)^2\times65}{32\times33\times55\times10}=3.140$$

$\nu=1$

（3）确定 P 值，作出统计推断

查附表 12 χ^2 界值表得 $P>0.05$，按 $\alpha=0.05$ 水准，不拒绝 H_0，差异无统计学意义，可以认为两药治疗白色葡萄球菌败血症的有效率没有差异。

（二）配对设计四格表资料的 χ^2 检验

配对设计四格表资料的 χ^2 检验常用于两种检验方法、两种培养方法、两种诊断方法的比较。其特点是对样本中各观察单位分别用两种方法处理，然后观察两种处理方法的某两分类变量的计数结果，如表 9-10 所示。

表 9-10　配对设计四格表形式

甲	乙		合计
	+	−	
+	a	b	$a+b$
−	c	d	$c+d$
合计	$a+c$	$b+d$	n

对于配对设计四格表，虽与前述独立样本的四格表形式相似，即都对应 a、b、c、d 4 个格子，但内容及检验方法不一样。在表 9-10 中，由于研究对象先按某种方式配成对，再按甲、乙两种属性统计，所得结果不是相互独立的，因此不能直接采用前述的独立样本四格表资料的 χ^2 检验。

由表 9-10 可以看出：

$$甲的阳性率=\frac{a+b}{n}，乙的阳性率=\frac{a+c}{n}$$

$$甲、乙的阳性率之差=\frac{a+b}{n}-\frac{a+c}{n}=\frac{b-c}{n}$$

由此可见，在配对设计四格表中，a、d 在比较两种属性的阳性率有无差异时不起作用，故只需比较甲$_+$乙$_-$的对子数 b 与甲$_-$乙$_+$的对子数 c 之间的差别来反映两种属性的阳性率的差异，则无效假设 H_0 为 $B=C$，即 b、c 代表的总体相等，b、c 对应的理论频数均为 $\frac{b+c}{2}$。将这两个格子的实际频数和理论频数代入式（9-9），得配对设计四格表的 χ^2 检验公式为

$$\chi^2=\frac{(b-c)^2}{b+c}，\ \nu=1 \quad（9\text{-}14）$$

上式又称 McNemar 检验，是无效假设 H_0 成立，即总体 $B=C$ 条件下，式（9-9）的特例。

当 $b+c<40$ 时，需作连续性校正，公式如下：

$$\chi^2=\frac{(|b-c|-1)^2}{b+c}，\ \nu=1 \quad（9\text{-}15）$$

注意：a、d 反映的是甲、乙两种属性一致的情况。由于 a、d 两个格子不能反映差异，因此，当 a、d 比较大，b、c 比较小时，若得到的差异有统计学意义，需结合两样本率差异的大小得出专业结论。

例 9-8　某实验室分别用乳胶凝聚法和免疫荧光法对 80 名系统性红斑狼疮患者血清中抗核抗体进行测定，结果见表 9-11。两种方法的检测结果有无差别？

表 9-11 两种方法的检测结果

免疫荧光法	乳胶凝聚法		合计
	+/（名）	−/（名）	
+	45	26	71
−	5	4	9
合计	50	30	80

解：假设检验的步骤如下。

1. 建立检验假设，确定检验水准 α

H_0：$B=C$，即两种方法的检测结果相同。

H_1：$B\neq C$，即两种方法的检测结果不同。

$\alpha=0.05$

2. 计算 χ^2 值和自由度

本例 $b+c=31<40$，故用式（9-15）计算 χ^2 值：

$$\chi^2=\frac{(|b-c|-1)^2}{b+c}=\frac{(|26-5|-1)^2}{26+5}=12.903,\quad \nu=1$$

3. 确定 P 值，作出统计推断　查附表 12 χ^2 界值表，得 $P<0.05$，按 $\alpha=0.05$ 水准，拒绝 H_0，接受 H_1，差异有统计学意义，可以认为两种方法的检测结果不同。由于免疫荧光法检测的阳性率为 88.75%，乳胶凝聚法的阳性率为 62.50%，则免疫荧光法的阳性率高于乳胶凝聚法。

此例资料用 SPSS 软件分析的情况见第 11 章例 11-8。

注意：比较两种诊断试验的诊断效能有无差异时，要求所投入的检品是用标准法检出的阳性样品，或者受检对象是确诊的病例，以便判断两种方法的优劣。

三、$R\times C$ 列联表资料的 χ^2 检验

对于单变量定性资料，均可通过列表形式表达，因为其基本数据有 R 行 C 列，故统称 $R\times C$ 行列表，简称 $R\times C$ 表。四格表（2×2 表）是最简单的一种 $R\times C$ 表形式。$R\times C$ 列联表资料的 χ^2 检验，主要包括多个样本率或构成比的比较检验和两个分类变量的独立性检验。

$R\times C$ 表 χ^2 检验的通用公式为公式（9-16），它同样适用于四格表资料，且与公式（9-9）等价，但用公式（9-16）计算更为简便。

$$\chi^2=n\left(\sum\frac{A^2}{n_R n_C}-1\right) \tag{9-16}$$

式中符号意义与公式（9-8）、公式（9-9）相同。

（一）多个样本率（或构成比）的比较检验

1. 多个样本率的比较

例 9-9　某医院研究三种不同疗法治疗周围面神经炎的疗效，结果见表 9-12。问三种疗法的有效率有无差别？

表 9-12 三种疗法治疗周围面神经炎的效果

治疗方法	有效/人	无效/人	合计	有效率/%
A 疗法	130	6	136	95.59
B 疗法	108	14	122	88.52

续表

治疗方法	有效/人	无效/人	合计	有效率/%
C疗法	86	21	107	80.37
合计	324	41	365	88.77

解： 假设检验的步骤如下。

（1）建立检验假设，确定检验水准 α

H_0：$\pi_1=\pi_2=\pi_3$，即三种疗法治疗周围面神经炎的有效率相等。

H_1：三种疗法治疗周围面神经炎的有效率不全相同。

$\alpha=0.05$

（2）计算检验统计量

将表9-12的数据代入式（9-16），得

$$\chi^2=n\left(\sum\frac{A^2}{n_R n_C}-1\right)$$

$$=365\times\left(\frac{130^2}{136\times324}+\frac{6^2}{136\times41}+\frac{108^2}{122\times324}+\frac{14^2}{122\times41}+\frac{86^2}{107\times324}+\frac{21^2}{107\times41}-1\right)$$

$$=13.913$$

$$\nu=(3-1)\times(2-1)=2$$

（3）确定 P 值，作出统计推断　查附表12 χ^2 界值表得 $P<0.05$，按 $\alpha=0.05$ 水准，拒绝 H_0，接受 H_1，差异有统计学意义，可以认为三种疗法治疗周围面神经炎的有效率不同或不全相同。

2. 多个样本构成比的比较

例 9-10　为了解不同性别白血病患者的血型分布状况，得表9-13的数据。问男性白血病患者与女性患者的血型分布构成比有无差别？

表 9-13　男性白血病患者与女性白血病患者的血型分布构成

性别	A型/人	B型/人	O型/人	AB型/人	合计
男	32	30	38	12	112
女	25	35	28	9	97
合计	57	65	66	21	209

解： 假设检验的步骤如下。

（1）建立检验假设，确定检验水准 α

H_0：男性白血病患者与女性患者的血型分布总体构成相同。

H_1：男性白血病患者与女性患者的血型分布总体构成不同。

$\alpha=0.05$

（2）计算检验统计量

将表9-13的数据代入式（9-16），得

$$\chi^2=n\left(\sum\frac{A^2}{n_R n_C}-1\right)$$

$$=209\times\left(\frac{32^2}{112\times57}+\frac{30^2}{112\times65}+\frac{38^2}{112\times66}+\frac{12^2}{112\times21}+\frac{25^2}{97\times57}+\frac{35^2}{97\times65}+\frac{28^2}{97\times66}+\frac{9^2}{97\times21}-1\right)$$

$$=2.122$$

$$\nu=(2-1)\times(4-1)=3$$

（3）确定 P 值，作出统计推断

查 χ^2 界值表得 $P>0.5$，按 $\alpha=0.05$ 水准，不拒绝 H_0，差异无统计学意义，尚不能认为男性白血病患者与女性患者的血型总体构成不同。

3. 多个样本率（或构成比）间的两两比较

若想进一步了解哪两者的差异有统计学意义，需要进行多个样本率（或构成比）的两两比较。有的研究者简单地将多个样本率比较的列联表资料分割成多个四格表，再用四格表 χ^2 检验进行统计推断。但这样分割的四格表彼此不独立，会增大犯第一类错误的概率，使结论不可靠。

一般可借鉴均值多重比较的原理进行多个样本率（或构成比）的两两比较。但是根据目前的研究来看，任何两两比较的方法都存在一定的缺陷。因此，采用这些方法时，得出的结论都要结合实际来分析。现以例 9-11 为例，介绍目前较为常用的一种调整检验水准的方法，其他方法可参阅有关书籍。

例 9-11 对例 9-9 的三种疗法治疗周围面神经炎的有效率作进一步的两两比较。多个样本率比较的列联表资料经两两分割，可整理成多个四格表的形式。如果有 k 个组，就会进行 $m=C_k^2=\dfrac{k(k-1)}{2}$ 次比较，则可分割出 m 个四格表。例 9-8 中有 3 个组，将原列联表两两分割，可得到 $m=\dfrac{3\times(3-1)}{2}=3$ 个四格表，见表 9-14。

表 9-14 三种疗法有效率的两两比较

对比组合	组别	有效/人	无效/人	合计	α'	χ^2	P 值
	A	130	6	136			
对比组 1	B	108	14	122	0.017	4.487	>0.025
	合计	238	20	258			
	A	130	6	136			
对比组 2	C	86	21	107	0.017	14.035	<0.001
	合计	216	27	243			
	B	108	14	122			
对比组 3	C	86	21	107	0.017	2.925	>0.05
	合计	194	35	229			

为保证假设检验时犯第一类错误的总概率 α 不变，必须重新规定每次比较的检验水准为 $\alpha'=1-\sqrt[m]{1-\alpha}$。本例中，$\alpha=0.05$，$m=3$，则 $\alpha'=1-\sqrt[3]{1-0.05}=0.017$。

由表 9-14 最后三列可见，A、B 两组有效率的比较，经独立样本四格表资料的 χ^2 检验，$\chi^2=4.487$，$\nu=1$，查附表 12 χ^2 界值表，得 $P>0.025$，按 $\alpha'=0.017$，不拒绝 H_0，差异无统计学意义，尚不能认为 A、B 两种疗法治疗周围面神经炎的有效率有差别；同理，A、C 两组有效率的比较，经检验 χ^2，差异有统计学意义，可以认为 A、C 两种疗法治疗周围面神经炎的有效率不同；B、C 两组有效率的比较，经 χ^2 检验，差异无统计学意义，尚不能认为 B、C 两种疗法治疗周围面神经炎的有效率有差别。综上所述，A 疗法治疗周围面神经炎的有效率高于 C 疗法，但尚不能认为 A、B 两种疗法和 B、C 两种疗法的有效率不同。

（二）两分类属性变量的独立性检验

两分类属性变量的独立性检验主要是分析列联表中的行变量和列变量之间是否相互独立的检验方法，如果变量之间彼此不关联，则称两变量之间独立。对这类问题的研究称为独立性检验，也称为关联性检验。独立性检验必须同时处理两变量之间的关系，判断两变量之间的相关性是否显著。若存在关联，再计算列联系数，以进一步说明两者之间的关联程度。

1. 2×2 列联表的独立性检验　两个分类变量（属性）取值结果是二分类变量，这样构成行数或和列数等于 2 的交叉表，即 2×2 列联表，如表 9-15 所示。现举例 9-11 介绍。

例 9-11　某医师欲研究幽门螺杆菌与家庭成员病史的关联性，随机抽取 599 例慢性胃炎或胃溃疡患者，分析其幽门螺杆菌感染情况及家庭成员有无胃病史。结果见表 9-15。试分析幽门螺杆菌感染与家庭成员胃病史是否存在关联性及关联强度如何？

表 9-15　幽门螺杆菌感染与家族成员胃病史关联性分析

家庭成员胃病史情况	幽门螺杆菌感染情况		合计
	阳性/例	阴性/例	
有	125	57	182
无	198	219	417
合计	323	276	599

解：该资料两变量为幽门螺杆菌感染和家庭成员胃病史，两变量取值结果均为两类，均属二分类变量。所以，分析幽门螺杆菌感染与家庭成员胃病史之间是否存在关联性，须应用四格表的独立性检验。具体步骤如下。

（1）建立检验假设，确定检验水准 α

H_0：幽门螺杆菌感染与家族成员胃病史之间无关联。

H_1：幽门螺杆菌感染与家族成员胃病史之间有关联。

$\alpha = 0.05$

（2）计算统计量

本例 $n = 599 > 40$，且最小的理论频数 $T_{12} = \dfrac{n_{R,\min} \times n_{C,\min}}{n} = \dfrac{182 \times 276}{599} = 83.86 > 5$，故选择四格表非校正专用公式计算 χ^2 值。

$$\chi^2 = \frac{(ad - bc)^2 n}{(a+b)(c+d)(a+c)(b+d)} = \frac{(125 \times 219 - 57 \times 198)^2 \times 599}{182 \times 417 \times 323 \times 276} = 22.92$$

$$v = (R - C)(C - 1) = (2 - 1) \times (2 - 1) = 1$$

（3）确定 P 值，做出统计推断　查 χ^2 界值表，得 $\chi^2 > \chi^2_{0.005,1} = 7.88$，$P < 0.005$，按 $\alpha = 0.05$ 水准，拒绝 H_0，接受 H_1，差异有统计学意义，可认为幽门螺杆菌感染与家族成员胃病史之间有关联。

经 χ^2 检验确定两变量之间存在关联关系，则需进一步说明两者的关联强度，通常选用 Pearson 列联系数，其计算公式为

$$\text{Pearson 列联系数} \quad r = \sqrt{\frac{\chi^2}{\chi^2 + n}} \tag{9-17}$$

式中，χ^2 是根据样本资料计算的 χ^2 值，n 为样本含量。

$$\text{本例 Pearson 列联系数} \; r = \sqrt{\frac{22.92}{22.92 + 599}} = 0.1920$$

列联系数取值介于 0 和 1 之间，值越接近于 1，说明两变量间关系强度越大。理论上需对总体列联系数是否为 0 做假设检验，但此检验等价于上述两分类变量独立性的 χ^2 检验。

2. $R \times C$ 列联表的独立性检验　一个样本每个个体的两个分类变量（属性），至少有一个是多分类变量，这样构成行数或和列数大于 2 的交叉表，即 $R \times C$ 列联表，如表 9-16 所示。$R \times C$ 列联表的独立性检验思路与 2×2 列联表的基本一致，现通过举例介绍。

例 9-13 某研究者为了解个人文化程度与公共场所禁烟态度是否有关，对某城市某社区的 400 名成人进行调查，结果如表 9-16 所示，试分析个体的文化程度是否与其对公共场所禁烟态度有关？

表 9-16 不同文化程度的个人对公共场所禁烟态度

文化程度	公共场所禁烟态度				合计
	不需禁烟/人	指定公共场所禁烟/人	所有公共场所禁烟/人	不知道/人	
小学	21	55	13	14	103
高中	22	144	43	7	216
大学	5	48	25	3	81
合计	48	247	81	24	400

解： 该资料中文化程度、公共场所禁烟态度均为分类变量，且观察结果均为多分类，因此应用 $R\times C$ 列联表的独立性检验。具体步骤如下。

（1）建立检验假设，确定检验水准

H_0：文化程度与公共场所禁烟态度之间无关联。

H_1：文化程度与公共场所禁烟态度之间有关联。

$\alpha=0.05$

（2）计算统计量

将表 9-16 数据代入 $R\times C$ 列联表 χ^2 值计算公式：

$$\chi^2=n\left(\sum\frac{A^2}{n_R n_C}-1\right)$$
$$=400\left(\frac{21^2}{103\times 48}+\frac{55^2}{103\times 247}+\frac{13^2}{103\times 81}+\cdots+\frac{48^2}{81\times 247}+\frac{25^2}{81\times 81}+\frac{3^2}{81\times 24}\right)$$
$$=31.842$$
$$\nu=(R-1)(C-1)=(3-1)\times(4-1)=6$$

（3）确定 P 值，做出统计推断

查附表 12 χ^2 界值表，得 $\chi^2>\chi^2_{0.005,3}=12.84$，$P<0.005$，按 $\alpha=0.05$ 水准，拒绝 H_0，接受 H_1，可以认为个人文化程度与公共场所禁烟态度之间有关联。

计算 Cramer 列联系数，主要适用于 $R\times C$ 列联表，计算公式为

$$\text{Cramer列联系数}V=\sqrt{\frac{\chi^2}{n(k-1)}} \quad (9\text{-}18)$$

式中：χ^2 是假设检验时计算的统计量 χ^2 值，n 为样本含量，k 为行数和列数中的最小值。

$$\text{本例Cramer列联系数}V=\sqrt{\frac{\chi^2}{n(k-1)}}=\sqrt{\frac{31.842}{400\times(3-1)}}=0.199$$

Cramer 列联系数 V 与 Pearson 列联系数 r 取值范围与含义一致，但应注意两个系数的适用条件。

由上可见，两个分类变量的独立性检验与几个独立样本频率比较的假设检验所用的 χ^2 检验公式及应用条件、理论频数计算公式和自由度的计算公式完全相同。但是，必须注意，这两种分析方法之间的研究目的、设计方案、数据结构及结果解释都不相同。

（三）$R\times C$ 表 χ^2 检验注意事项

1. 计算 χ^2 值时，必须用绝对数，而不能用相对数，因为 χ^2 值的大小与频数大小有关。

2. $R\times C$ 表 χ^2 检验要求理论频数不宜太小，不宜有 1/5 以上格子的理论频数小于 5，或不能有 1 个格子的理论频数小于 1。否则有可能导致分析的偏性。

对于理论频数太小的情形，大致有 4 种处理方法。①最好增大样本含量，以达到增大理论频数的目的；②用确切概率法；③将理论频数太小的行或列与性质相近的邻行或邻列合并，相应的实际频数相加，使重新计算的理论频数增大。不过，行或列合并时应注意从专业角度判断其是否合理，如相邻年龄组可以合并，但不同血型就不能合并；④删去理论频数太小的格子所对应的行或列。上述合并或删除的方法都会损失信息，损害样本的随机性。

3. 结果为有序多分类变量的 $R\times C$ 列联表，在比较各处理组的平均效应大小有无差别时，应该用秩和检验。

χ^2 检验只能说明各组构成是否均衡而不能检验效应是否有差别。如两种药物临床疗效比较，疗效分为痊愈、显效、进步和无效四个等级，χ^2 检验得到差别有统计意义的结果时，并不能说明哪种药物的疗效更好。因为，如果对其中的两列不同疗效的数值进行调换，χ^2 值不会有变化，但秩和统计量有变化。所以当结果为有序多分类变量时，χ^2 检验只能说明各处理组效应的构成是否有差别。若要比较各处理组的效应大小是否有差别，应考虑效应变量的等级顺序，宜采用秩和检验。

4. 当多个样本率（或构成比）比较的 χ^2 检验，结论为拒绝 H_0 时，只能认为各样本率（或构成比）之间总的说来有差别，但不能说明它们彼此之间都有差别，或某两者间有差别。

四、四格表的 Fisher 确切概率法

四格表的 Fisher 确切概率法检验也称四格表概率的直接计算法，是一种直接计算概率的假设检验。它适用于四格表中理论频数小于 1 或 n 小于 40 的情况，特别是用其他检验方法所得的概率 P 接近检验水准 α 时。该方法由 R. A. Fisher 提出，其理论依据是超几何分布，非 χ^2 检验的范畴，但作为四格表资料 χ^2 检验方法的补充，故仍列入本章内容。

（一）基本思想

四格表确切概率法的基本思想：在四格表（表 9-17）周边合计不变的条件下，利用超几何分布直接计算样本事件及比样本事件更极端情形发生的概率。

表 9-17 四格表的基本形式

分组	发生数	未发生数	发生率
A	a	b	p_A
B	c	d	p_B

由于四格表的自由度为 1，在周边合计不变的条件下，只需依次增减样本四格表第 1 个格子的数据，即 a 由小变大，即可得到各种组合的四格表，然后利用公式（9-10）计算出各种组合的概率 P_i：

$$P_i=\frac{(a+b)!(c+d)!(a+c)!(b+d)!}{a!b!c!d!n!} \tag{9-19}$$

式中，a、b、c、d 为四格表的实际频数，!为阶乘符号，n 为总例数，i 为各种组合的序号。各种组合的概率 P_i 服从超几何分布，且 $\sum P_i=1$。

找出概率小于或等于原四格表概率的所有四格表，将其对应的概率相加，得到双侧概率。最后，将计算出的概率与检验水准 α 比较，作出结论。

如果是单侧检验，确定 P 值的方法与双侧检验不同。原四格表及以左的四格表的 P_i 之和称为左侧概率，原四格表及以右的四格表的 P_i 之和称为右侧概率，分别记为 P_L 和 P_R。根据备择假设选择左侧或

者右侧概率：当 H_1 为 $\pi_A > \pi_B$ 时，$P_{单} = P_R$；当 H_1 为 $\pi_A < \pi_B$ 时，$P_{单} = P_L$。

（二）计算步骤

现以例 9-14 说明四格表 Fisher 确切概率法的计算步骤。

例 9-14 为比较新旧两种疗法治疗腰椎间盘突出症的效果，将 21 名腰椎间盘突出症患者随机分到两组，分别用两种方法治疗，结果如表 9-18 所示。问两种疗法疗效是否不同？

表 9-18 两种疗法治疗腰椎间盘突出症的效果比较

疗法	治愈/人	未治愈/人	合计	治愈率/%
新疗法	14（a）	2（b）	16	87.5
旧疗法	8（c）	3（d）	11	72.7
合计	22	5	27	81.5

解：假设检验的步骤如下。

1. 建立检验假设，确立检验水准 α

H_0：两种疗法治疗腰椎间盘突出症的治愈率相等，即 $\pi_{新} = \pi_{旧}$。

H_1：两种疗法治疗腰椎间盘突出症的治愈率不相等，即 $\pi_{新} \neq \pi_{旧}$。

$\alpha = 0.05$

2. 计算概率 在四格表边缘合计不变的条件下，以最小行、列合计所对应的格子为基础，其取值的变动范围为 0～最小周边合计。本例中，将 b 或 d 从 0 增至 5，可得到 6 个四格表，并按 a 由小到大排列，结果见表 9-19。

表 9-19 Fisher 确切概率法计算用表

序号 1		序号 2		序号 3		序号 4*		序号 5		序号 6	
治愈	未治愈	治愈	未治愈	治愈	未治愈	治愈	未治愈	治愈	未治愈	治愈	未治愈
11	5	12	4	13	3	14	2	15	1	16	0
11	0	10	1	9	2	8	3	7	4	6	5
$P(1)=0.0541$		$P(2)=0.2480$		$P(3)=0.3815$		$P(4)=0.2453$		$P(5)=0.0654$		$P(6)=0.0057$	

*为表 9-18 资料

按式（9-19）计算各种四格表的概率 $P(a)$，见表 9-19 最底部一行。如

$$P_1 = \frac{(11+5)!(11+0)!(11+11)!(5+0)!}{11!5!11!0!27!} = 0.0541$$

3. 确定 P 值和作出推断结论 在所有四格表中，将小于等于原四格表概率的所有四格表对应的概率相加，得到双侧概率为

$$\begin{aligned} P_{双侧} &= P_1 + P_4 + P_5 + P_6 \\ &= 0.0541 + 0.2453 + 0.0654 + 0.0057 \\ &= 0.3705 \end{aligned}$$

按 $\alpha = 0.05$ 检验水准，不拒绝 H_0，差异无统计学意义，尚不能认为新旧两种疗法治疗腰椎间盘突出症的疗效有差别。若本例研究新疗法治疗的有效率是否高于旧疗法，应作单侧检验。H_1：$\pi_{新} > \pi_{旧}$，$P_{单} = P_R = 0.2453+0.0654+0.0057 = 0.3164$，按单侧 $\alpha = 0.05$ 水准，不拒绝 H_0，差异无统计学意义，尚不能认为该新疗法治疗腰椎间盘突出症的有效率高于旧疗法。

目标检测

一、单选题

1. 独立样本四格表 χ^2 检验校正公式的应用条件为（　　）
   A. $n\geqslant 40$ 且 $1\leqslant T<5$　　B. $n\geqslant 40$ 且 $1\leqslant A<5$
   C. $n\geqslant 40$ 且 $A\geqslant 5$　　D. $n\geqslant 40$ 且 $T\geqslant 5$
2. 当多个样本率比较，得到 $P<0.05$，可以认为（　　）
   A. 多个样本率不全相同
   B. 多个样本率全部不相同
   C. 多个总体率不全相同
   D. 多个总体率全部不相同
3. $R\times C$ 列联表 χ^2 检验中如果某些格子的理论频数太小，最好采用的处理方式是（　　）
   A. 将理论频数太小的行或列合并，相应的实际频数相加
   B. 删去理论频数太小的格子所对应的行或列
   C. 采用四格表连续性校正的公式
   D. 增大样本含量，以达到增大理论频数的目的
4. 两数值变量资料的小样本比较的假设检验，首先应考虑（　　）
   A. 用 t 检验
   B. 用秩和检验
   C. t 检验与秩和检验均可
   D. 看资料符合 t 检验还是秩和检验的条件
5. 在作两样本均值比较时，已知 n_1、n_2 均小于 30、总体方差不齐且呈极度偏态的资料宜用（　　）
   A. t' 检验　　B. t 检验
   C. Z 检验　　D. 秩和检验
6. 四格表资料的 χ^2 检验，其自由度 ν 的计算公式为（　　）
   A. $(R-1)(C-1)$　　B. $R\times C$
   C. $R(C-1)$　　D. $C(R-1)$
7. χ^2 值的取值范围为（　　）
   A. $\chi^2\leqslant 1$　　B. $1\leqslant\chi^2$
   C. $0<\chi^2<\infty$　　D. $-\infty<\chi^2<0$

二、简答题

1. 请简述 χ^2 检验的基本思想。
2. 请简述 χ^2 检验的应用条件。
3. χ^2 检验可用于解决哪些问题？

三、综合分析题

1. 将 80 例均为初治的高血压患者随机分配到 A、B 两种治疗方案中，每组各 40 例，A 方案 31 例有效，B 方案 14 例有效，问两种治疗方案的有效率有无差别？
2. 某研究者欲评价某药治疗胃溃疡的疗效，将 68 例胃溃疡患者随机等分为两组，试验组采用该新药治疗，对照组采用某已知阳性对照药治疗。一个疗程后观察疗效，结果见表 9-20。

表 9-20　两种药物治疗胃溃疡的疗效

组别	痊愈	显效	无效	有效率/%
试验组	20	6	8	76.47
对照组	16	4	14	58.82

（1）若比较两药治疗胃溃疡的疗效构成比有无差异，应选用什么统计方法？请写出具体的步骤及分析结果。
（2）若比较两药治疗胃溃疡的有效率有无差异，应选用什么统计方法？请写出方法名称并简要说明理由。
（3）若比较两药治疗胃溃疡的疗效大小有无差异，应选用什么统计方法？请写出方法名称并简要说明理由。

3. 在研究人参镇静作用的实验中，以 5%人参浸液对某批小白鼠 120 只作腹腔注射，而以等量蒸馏水对同批 93 只小白鼠作同样注射为对照，结果见表 9-21，请问 5%人参浸液有无镇静作用？

表 9-21　5%人参浸液镇静作用的实验结果

镇静等级	例数	
	人参组	对照组
-	5	64
±	8	12
+	17	9
++	20	7
+++	70	1

（张　远　邓　宇　贺　生）

第 10 章

相关分析与回归分析

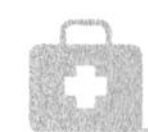

例 10-1

对某大学二年级学生进行体检，测得 10 名男生的身高与前臂长的资料见表 10-1。

表 10-1　10 名男生的身高和前臂长

编号	身高值 x/cm	前臂长 y/cm
1	175	47
2	173	45
3	168	46
4	169	47
5	179	48
6	188	50
7	178	47
8	183	46
9	180	49
10	165	43

问题：该校二年级男生的身高与前臂长之间是否有关联？如有，是什么样的关联？如何进行分析和判断？

在医学研究中，经常遇到研究的变量不只有一个的定量资料。例如，研究身高与体重、身高与前臂长、胸围与肺活量、年龄与血压、环境中某种物质的含量与人群中某疾病的发病率等两个变量之间有无关系，这些资料中的两个变量之间的关系具有随机性的一种“趋势”，即某一变量 x 在一定的范围内取不同的值，另外一变量 y 随自变量 x 的变化呈现一定的趋势。这种关系在统计上称为两个随机变量之间的关联性。本章将讨论两个变量之间的关联问题。

第 1 节　线性相关分析

一、线性相关的基本概念

分析两个变量 x 与 y 之间的关系时，可把两个变量的每对值（x_i，y_i）可视为直角坐标系的一个点，绘制散点图。案例中的资料绘制的散点图如图 10-1 所示。

由图 10-1 可见，虽然两变量所有的散点分布不在一条直线上，但其形状大致呈直线趋势，其数量变化的方向相同。这表明某大学二年级男生的身高越高，其前臂长就有越长的趋势，身高与前臂长之间有相关关系。

（一）相关的概念

相关又称相关关系，是指两个变量既存在密切的数量关系，但又不像函数能以一个变量精确地求出另一个变量的值。

（二）线性相关的概念

线性相关又称直线相关，统计学上将两个随机变量之间呈直线趋势的关系称为线性相关。它是用来说明两个变量间是否有线性相关关系，描述具有线性关系的两变量间的相互关系，用于双变量正态分布资料。常用相关系数来表示线性相关关系的相关方向及密切程度，总体相关系数的统计学符号为ρ，样本相关系数的统计学符号为r，相关系数的取值为[–1，1]。

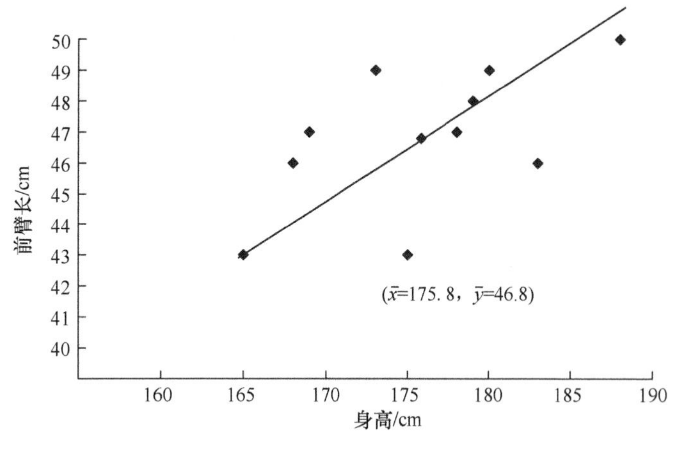

图 10-1　10名二年级男大学生的身高与前臂长散点图

二、相关系数的意义及其计算

（一）相关系数的意义

1. 相关系数的概念　相关系数又称为 Pearson 积矩相关系数，是用以说明具有线性相关关系的两个变量间的密切程度与相关方向的指标。相关系数没有单位，其取值的范围为$-1\leqslant r\leqslant 1$。

2. 相关系数的含义　相关系数的正负号表示两变量间线性相关的方向，为正表示正相关；为负表示负相关；为 0 则为零相关或无线性相关。相关系数绝对值的大小则表示两组变量的密切程度，绝对值越接近于 1，说明两变量的相关密切程度越高；绝对值越接近 0，说明两变量的相关密切程度越低；等于 1 为完全相关。如两相关系数的绝对值相等、符号相反，则表示两组变量的密切程度相同，方向相反。

（1）正相关　当$0<r\leqslant 1$时，说明两个变量x、y呈同向变化，即x增大，y也有增大的趋势；当$r=1$时，为完全正相关，说明两个变量x、y呈同向变化且散点在一条直线上，如图 10-2A 和 B 所示。

（2）负相关　当$-1\leqslant r<0$时，两个变量x、y呈反向变化，即x增大，y有减小的趋势；当$r=-1$时，为完全负相关，说明两个变量x、y呈反向变化且散点基本在一条直线上，如图 10-2C 和 D 所示。

（3）无关或非线性相关　当$r=0$时，为无相关关系或为非线性相关，如图 10-2E 和 F 所示。

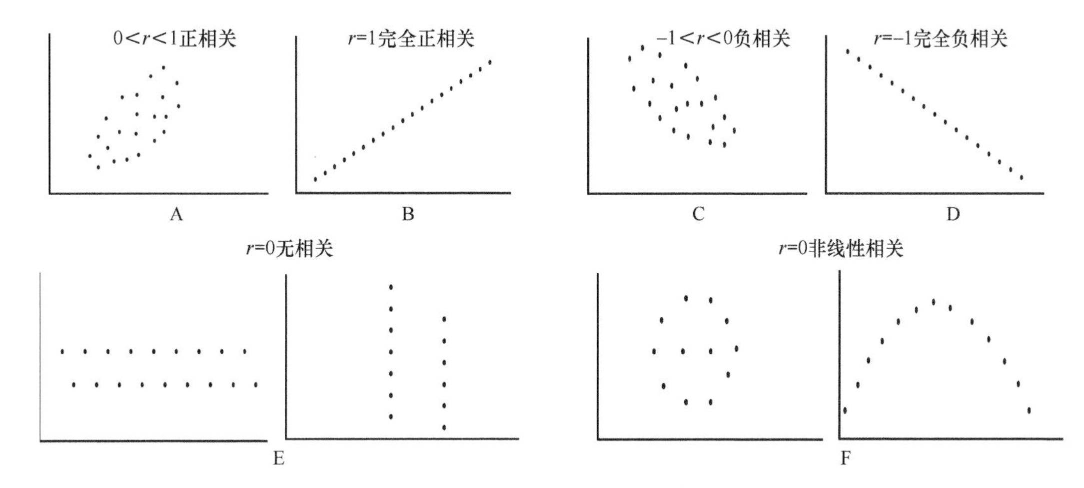

图 10-2　两变量相关性常见的散点图

（二）相关系数的计算

1. 直接法　适用于样本含量较小的双变量正态分布资料。其计算步骤如下。

（1）作散点图　通过绘制散点图初步判断两变量间是否有直线趋势，如有则继续进行第二步。

（2）计算 $\sum x$、$\sum y$、$\sum x^2$、$\sum y^2$、$\sum xy$ 的值　分别计算两变量的和、两变量的平方和、两变量对应值乘积之和。

（3）计算 $\sum(x-\bar{x})^2$、$\sum(y-\bar{y})^2$ 和 $\sum(x-\bar{x})(y-\bar{y})$　分别计算 x、y 离均差平方和及离均差积之和。

（4）代入下列公式计算 r 值：

$$r=\frac{l_{xy}}{\sqrt{l_{xx}\cdot l_{yy}}}=\frac{\sum(x-\bar{x})(y-\bar{y})}{\sqrt{\sum(x-\bar{x})^2\sum(y-\bar{y})^2}} \quad (10\text{-}1)$$

$$l_{xy}=\sum xy-(\sum x)\cdot(\sum y)/n \quad (10\text{-}2)$$

$$l_{xx}=\sum x^2-(\sum x)^2/n \quad (10\text{-}3)$$

$$l_{yy}=\sum y^2-(\sum y)^2/n \quad (10\text{-}4)$$

例 10-2　试计算案 10-1 资料的相关系数。

解：相关系数的计算步骤如下。

（1）根据原始数据作如 10-1 散点图，可以看出身高 x 与前臂长 y 的散点呈直线趋势。

（2）分别计算身高值 x 和前臂长 y 的总和、平方和及 x 与 y 对应值的乘积之和。可在案例的表格上增加 x^2、y^2、xy 三列，编制成表 10-2。

表 10-2　相关系数的计算表

编号	身高值 x/cm （1）	前臂长 y/cm （2）	x^2 （3）	y^2 （4）	xy （5）
1	175	47	30 625	2 209	8 225
2	173	45	29 929	2 025	7 785
3	168	46	28 224	2 116	7 728
4	169	47	28 561	2 209	7 943
5	179	48	32 041	2 304	8 592
6	188	50	35 344	2 500	9 400
7	178	47	31 684	2 209	8 366
8	183	46	33 489	2 116	8 418
9	180	49	32 400	2 401	8 820
10	165	43	27 225	1 849	7 095
合计	1 758 Σx	468 Σy	309 522 Σx^2	21 938 Σy^2	82 372 Σxy

表 10-2 中有：$\sum x=1758$、$\sum y=468$、$\sum x^2=309\,522$、$\sum y^2=21\,938$、$\sum xy=82\,372$，计算得出：$\bar{X}=175.8$、$\bar{Y}=46.8$。

（3）分别将上述相应值代入公式（10-2）、公式（10-3）和公式（10-4），计算两变量离均差平方和及离均差积之和。

$$l_{xy}=82\,372-1757\times468\div10=97.6$$

$$l_{xx} = 309\,522 - 1758^2 \div 10 = 465.6$$

$$l_{yy} = 21\,938 - 468^2 \div 10 = 35.6$$

（4）将相应值代入公式（8-1）求出 r 值。

$$r = \frac{l_{xy}}{\sqrt{l_{xx} \cdot l_{yy}}} = \frac{97.6}{\sqrt{465.6 \times 35.6}} = 0.7581$$

该资料用 SPSS 统计软件进行分析情况参见第 11 章例 11-9。

计算出的 r 值为正值，表示前臂长与身高呈正相关关系。但由于是样本统计量，对于两者之间是否存在正相关关系还需进行相关系数的假设检验。

2. 加权法 适用于样本含量较大、编制为频数表的双变量正态分布资料。

例 10-3 某单位调查不同地区大气中苯并[a]芘（BaP，[μg/（m³·d）]）含量与肺癌死亡率的关系，调查结果见表 10-3，试求两者之间的相关系数。

表 10-3 大气中 BaP 含量与肺癌死亡率之间的关系

BaP /[μg/(m³·d)]	肺癌死亡率/（1/10 万）							组中值 x	合计（f_x）	$\sum f_x x$	$\sum f_x x^2$
	32～	30～	28～	26～	24～	22～	20～18				
2.0～							1	2.25	1	2.25	5.06
2.5～						1	1	2.75	2	5.50	15.12
3.0～					1	1		3.25	2	6.50	21.13
3.5～				1	2	2		3.75	5	18.75	70.31
4.0～			1	2	3	2		4.25	8	34.00	144.5
4.5～			1	4	3	1		4.75	9	42.75	203.06
5.0～			2	3	2			5.25	7	36.25	192.94
5.5～			2	3	1			5.75	6	34.50	198.38
6.0～			1	2	2			6.25	5	31.25	195.31
6.5～		1		1	1			6.75	3	20.25	136.69
7.0～	1							7.25	1	7.25	52.56
7.5～8.0		1						7.75	1	7.75	60.06
合计（f_y）	1	2	7	16	15	7	2		50	247.5	1 295.13
组中值 y	33	31	29	27	25	23	21				
$\sum f_y y$	1	62	203	432	375	161	42		1 308		
$\sum f_y y^2$	33	1 922	5 887	11 664	9 375	3 703	882		34 522		

解：相关系数的计算步骤如下。

（1）列出频数表（绘制散点图），将收集的原始数据整理为一个双变量频数分布表，见表 10-3。从表（或图）的分布可见两变量之间有直线趋势。

（2）计算 $\sum f_x x$、$\sum f_y y$、$\sum f_x x^2$、$\sum f_y y^2$、$\sum fxy$。从表中可知：

本例的 $\sum f_x x = 247.5$、$\sum f_y y = 1308$、$\sum f_x x^2 = 1295.13$、$\sum f_y y^2 = 34\,522$

$$\sum fxy = 2.25 \times 21 \times 1 + 2.75 \times 21 \times 1 + \cdots + 7.75 \times 31 \times 1 = 6575$$

（3）分别计算 x 和 y 离均差平方和及离均差积之和，计算公式如下：

$$\sum f_x (x - \bar{X})^2 = \sum f_x x^2 - (\sum f_x x)^2 / \sum f \qquad (10\text{-}5)$$

$$\sum f_y(y-\bar{Y})^2=\sum f_y y^2-(\sum f_y y)^2/\sum f \qquad (10\text{-}6)$$

$$\sum f(x-\bar{X})(y-\bar{Y})=\sum fxy-(\sum f_x x)(\sum f_y y)/\sum f \qquad (10\text{-}7)$$

将有关数据代入上述公式，得

$$\sum f_x(x-\bar{X})^2=\sum f_x x^2-(\sum f_x x)^2/\sum f=1295.13-(247.5)^2/50=70.00$$

$$\sum f_y(y-\bar{Y})^2=\sum f_y y^2-(\sum f_y y)^2/\sum f=34522-(1308)^2/50=304.72$$

$$\sum f(x-\bar{X})(y-\bar{Y})=\sum fxy-(\sum f_x x)(\sum f_y y)/\sum f=6575-(247.5)(1308)/50=100.40$$

（4）代入下列公式计算相关系数：

$$r=\frac{l_{xy}}{\sqrt{l_{xx}\cdot l_{yy}}}=\frac{\sum f(x-\bar{X})(y-\bar{Y})}{\sqrt{\sum f_x(x-\bar{X})^2\sum f_y(y-\bar{Y})^2}} \qquad (10\text{-}8)$$

将第（3）步计算的相应值代入上式，计算出 $r=0.6874$。r 值大于零，表示苯并[a]芘与肺癌死亡率呈正相关关系；对于两者之间是否存在正相关关系还需进行相关系数的假设检验。

三、相关系数的统计推断

由例 10-1、例 10-2 计算所得的统计量 r 是样本相关系数，它是总体相关系数 ρ 的估计值。由于存在抽样误差，因此要判断两个变量 x 、y 之间是否有相关关系，就需要作检验 r 是否来自总体相关系数 ρ 为 0 的总体。因为即使从 ρ=0 的总体进行随机抽样，也会因为抽样误差的存在，使得 r 值常常也不等于零。因此，当计算出 r 值后，应做 ρ=0 的假设检验。

常用的相关系数假设检验有查表法和 t 检验两种方法。

（一）查表法

根据自由度 $\nu=n-2$，查附表 13 r 界值表，比较 $|r|$ 与界值，统计量绝对值越大，概率 P 值越小；统计量绝对值越小，概率 P 值越大。

例 10-3 试判断案例 10-1 资料二年级男大学生身高与前臂长之间是否存在相关关系。

解： 检验步骤如下。

1. 建立假设，确定检验水准 α

H_0： ρ=0，即二年级男大学生的身高与前臂长之间无线性相关关系。

H_1： $\rho\neq 0$，即二年级男大学生的身高与前臂长之间有线性相关关系。

$\alpha=0.05$

2. 确定概率 P 值，作出统计推断　按 $n=10$，$\nu=n-2$，$r=0.7581$，查 r 界值表：$r_{0.02,8}=0.715$，$r_{0.01,8}$=0.765，故 $0.01 < P < 0.02$。按 $\alpha=0.05$ 的水准，拒绝 H_0，接受 H_1；可认为二年级男大学生的身高与前臂长之间存在线性相关关系。

（二）t 检验

当 x 与 y 无线性相关，即 H_0 成立时，t_r 服从自由度为 $\nu=n-2$ 的 t 分布。按下列公式计算 t 值

$$t_r=\frac{r-0}{s_r} \qquad (10\text{-}9)$$

式中，S_r 为样本相关系数 r 的标准误，计算公式为

$$s_r=\sqrt{\frac{1-r^2}{n-2}} \qquad (10\text{-}10)$$

例 10-5 对例 10-1 的资料计算出 $r=0.7581$ 进行假设检验。

解： 检验步骤如下。

1. 建立假设，确定检验水准 α

H_0：$\rho=0$，即二年级男大学生的身高与前臂长之间无线性相关关系。

H_1：$\rho \neq 0$，即二年级男大学生的身高与前臂长之间有线性相关关系。

$\alpha=0.05$

2. 计算统计量 t_r 值　本例中 $n=10$，$r=0.7581$，按式（10-9）和式（10-10）计算得

$$t_r=\frac{r-0}{s_r}=\frac{0.7581}{\sqrt{(1-0.7581^2)\div(10-2)}}=3.288$$

3. 确定概率 P 值，作出统计推断　按 $\nu=n-2=10-8$，$t=3.288$ 查附表 4 t 界值表，得 $0.01<P<0.02$。按 $\alpha=0.05$ 的水准拒绝 H_0，接受 H_1；可认为二年级男大学生的身高与前臂长之间存在线性相关关系。

该资料用 SPSS 统计软件进行分析情况参见第 11 章例 11-9。

四、直线相关分析时应注意的问题

1. 进行线性相关分析前应先绘制散点图　线性相关表示两个变量之间的相互关系是双向的，判断两个变量之间有无相关关系应先绘制散点图。通过绘制出的散点图能直观地看出要分析的两个变量之间有无直线趋势并可发现存在的离群点。当散点有线性趋势时，才能进行线性相关分析。

2. 线性相关分析只适用于两个变量都是随机变量并均来自于正态总体　做线性相关分析时，对 Pearson 积距相关系数的统计推断要求两个变量都是随机变量，若某一变量是非随机变量，则不宜做线性相关分析；同时，还要求两个变量都来自正态总体，即仅适用于二元正态分布的资料，若不服从正态分布，则应先进行变量变换，使其正态化，然后再根据变换值计算相关系数。否则，需选用秩相关（等级相关）或其他的统计分析方法。

3. 需对样本相关系数进行假设检验后方可判断有无线性相关关系　在实际工作中，收集获得的通常为抽样研究资料，依据公式计算的相关系数为样本相关系数，它是总体相关系数的估计值，与总体相关系数之间存在抽样误差，因此需要进行假设检验后方可做出有无线性相关关系。尤其应注意的是，在对小样本资料进行相关分析时，若两变量间相关系数具有统计学意义时，下结论更要慎重。

4. 具有线性相关关系的两个变量不一定具有因果关系　线性相关分析是用相关系数来描述两个变量之间的相关关系的密切程度和方向，如果相关系数的假设检验有统计学意义，只能说明分析的两个变量间有线性相关关系，决不能因此就认为具有因果关系。这是因为两个变量之间的相关关系既可能是因果关系，也可能是相互的伴随关系。相关分析可以从数量上为理论研究因果关系提供线索，因此进行两变量因果分析时，还需结合专业知识和其他研究方法来进行判断。

另外，对满足应用条件的同一份双变量资料，相关系数与回归系数的正负号一致，假设检验是等价的。

第 2 节　线性回归分析

实际工作中，研究者常常需要通过可测或易测的变量来对难测或未知的变量进行估计，如用患儿的月龄预测其体重，用身高、体重估计体表面积，用腰围、臀围估计腹腔内脂肪的含量等，这需采用以一个变量值来粗略地计算另一个变量的估计值的统计分析方法，即回归分析。分析两个连续型变量之间的线性依存变化的统计方法，简称线性回归，又称为直线回归，它是最简单的线性回归分析方法。

一、线性回归方程的建立

（一）线性回归分析的概念

统计学上将定量描述与分析某一变量随另一变量变化线性依存关系的方法称为线性回归分析。只有一个

自变量的回归分析，称为一元线性回归分析；多于一个自变量的回归分析，称为多元线性回归分析。本节只讨论一元线性回归分析问题。它是通过拟合线性方程来描述两变量间的回归关系。线性回归分析是以类似函数形式（直线方程）描述两个变量间的线性依存关系，其表达式称线性回归方程，也称为线性回归模型。它与直线方程不同之处在于应（因）变量 y 不是一个确定的值而是一个估计值。线性回归方程的一般表达式为

$$\hat{y}=a+bx \tag{10-11}$$

式中，x 为自变量；$\hat{y}$ 是 x 取某一确定值时，总体均值 $\mu_{\hat{y}/x}$ 的一个估计值，也称为回归方程的预测值，即 $\hat{y}$ 是与 x 相对应的 y 的平均值的估计值。当 $x=\bar{X}$ 时，$y=\bar{Y}$。式中的 a 为回归直线在纵轴上的截距或常数项。表示当 $x=0$ 时，因变量 y 的平均估计值；其单位与因变量 y 的单位相同，只有当自变量 x 有可能取 0 时，a 才有实际意义。式中的 b 为回归直线的斜率，也称为回归系数。表示自变量 x 每改变一个单位时，因变量 y 平均变化 b 个单位数；b 是有单位的，其单位为 y 的单位/x 的单位。

注意：当自变量 x 与应变量 y 可取不同单位时，a 和 b 值的变化。

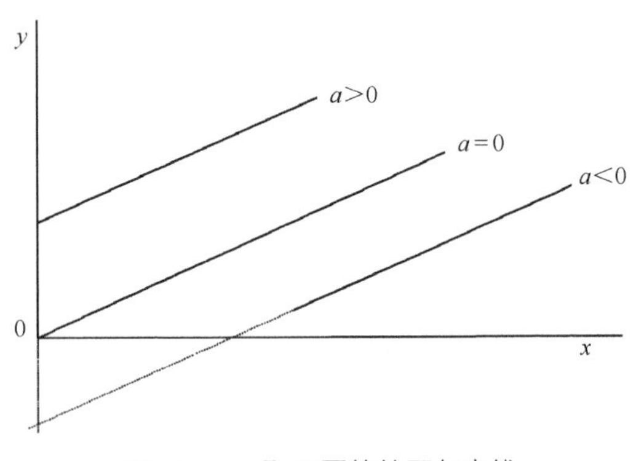

图 10-3 a 取不同值的回归直线

（二）公式中 a、b 的取值范围及意义

1. a 的取值范围及意义　$a>0$，表示回归直线与纵轴的交点在原点的上方；$a<0$，则表示回归直线与纵轴的交点在原点的下方；$a=0$，则回归直线通过原点。a 的取值与回归直线之间的关系见图 10-3。

2. b 的取值范围及意义　$b>0$，表示 y 随 x 增大而增大；$b<0$，表示 y 随 x 增大而减小；$b=0$，表示直线与 x 或 y 轴平行，即 y 与 x 无直线关系。b 的取值与回归直线之间的关系见图 10-4。

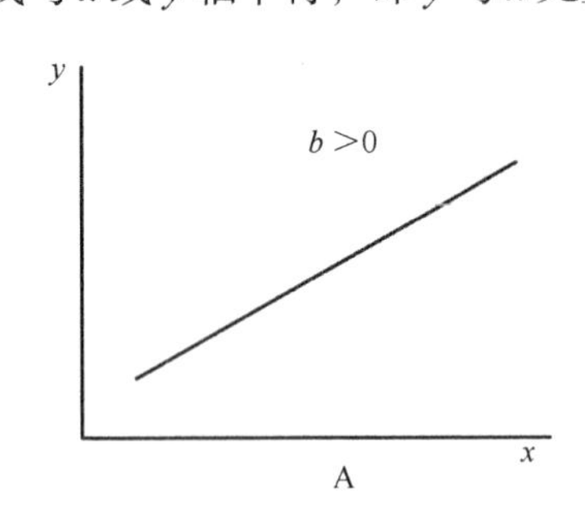

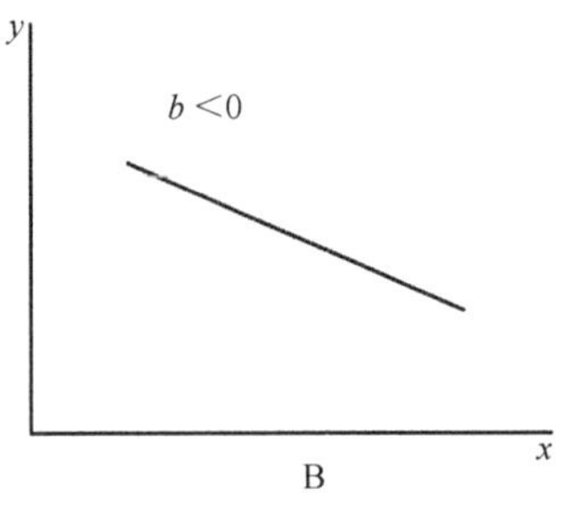

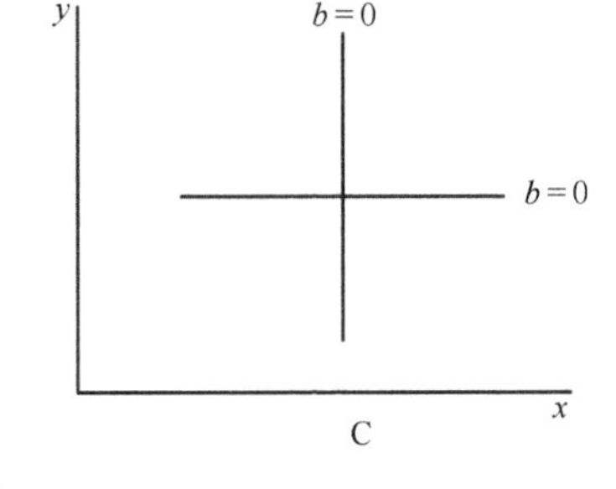

图 10-4 b 取不同值的回归直线

（三）$y-\bar{Y}$、$\sum(y-\bar{Y})^2$、$y-\hat{y}$、$\sum(y-\hat{y})^2$ 表示的意义

首先以自变量 x 为横坐标，因变量 y 为纵坐标绘制散点图。回归直线上各点的纵坐标常用 $\hat{y}$ 来表示，其数值是当自变量 x 取某一值时因变量 y 的平均估计值；$\bar{y}$ 为因变量 y 的平均值。任意一点 $P(x, y)$ 的纵坐标 y 被回归直线与均值 $\bar{y}$ 截成三段（图 10-5）。图中，P 点的纵坐标 y 被截成的三段有

o EMBED Equation.DSMT4

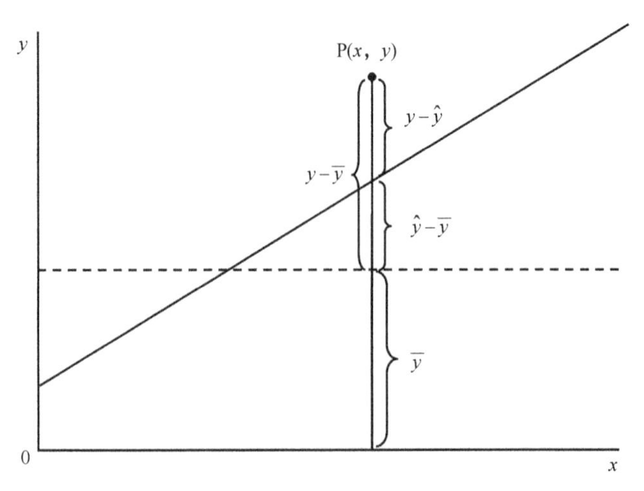

图 10-5 因变量 y 的离均差平方和分解示意图

点 P 是散点图中任取的一点，若将全部数据点都按上法处理，并将等式两端平方后求和则有

$$\sum(y-\bar{Y})^2=\sum(\hat{y}-\bar{Y})^2+\sum(y-\hat{y})^2 \quad (10\text{-}12)$$

上式也可表示为

$$SS_{总}=SS_{回}+SS_{残} \quad (10\text{-}13)$$

1. $y-\bar{Y}$ 即离均差，表示因变量的某一实测值与因变量的平均值之差。

2. $SS_{总}$ 即 $\sum(y-\bar{Y})^2$，称为总离均差平方和，即不考虑 y 与 x 的回归关系时的总变异。

3. $SS_{回}$ 即 $\sum(\hat{y}-\bar{Y})^2$，称为回归平方和，反映在 y 的总变异中可以用 y 与 x 的回归关系所解释的部分，也即在 y 的总变异中由于 y 与 x 的回归关系而使 y 的总变异减少的部分。$SS_{回}$越大，说明回归效果越好。

4. $y-\hat{y}$ 即实测点到回归直线的纵向距离，由线性回归方程 $\hat{y}=a+bx$ 知，当自变量取某值 x 时，应变量为 $\hat{y}$，而实际观察值却是 y，两者之差称为残差。

5. $SS_{残}$ 即 $\sum(y-\hat{y})^2$，称为残差平方和，表示各个散点距回归直线的纵向距离的平方和，它反映除 x 对 y 的回归关系影响之外的一切因素对 y 的变异的作用。在散点图中，各实测点离回归直线越近，$SS_{残}$越小，说明线性回归的估计误差越小。

6. R^2 即决定系数，是回归平方和与总离均差平方和之比。它反映了回归贡献的相对程度，即在因变量 y 的总变异中 x 对 y 的回归关系所能解释的比例。回归平方和与总离均差平方和之比恰好等于相关系数的平方。

$$R^2=\frac{SS_{回}}{SS_{总}} \quad (10\text{-}14)$$

式中，R^2 为决定系数，其取值在 0 与 1 之间，且无单位。在应用中，通过决定系数来反映回归的实际效果。

（四）线性回归方程的建立

1. 回归方程估计的最小二乘法原则　根据线性回归方程的一般表达式，只要知道 a 和 b 的值就可建立线性回归方程。从图 10-3 和图 10-4 可知，不同的 a 和 b 对应于不同的直线；从图 10-1 中样本数据的散点图可知，求解 a、b 实际上就是如何能合理地找到一条最好地代表数据点分布趋势的直线，使得每个实测值 y_i 与“理想”的回归直线的估计值 $\bar{y}$ 最接近。一个直观的做法就是把每个实测值 y_i 与这条“理想”直线上 $\hat{y}_i$（即对应于 x_i 的 y_i 的估计值）的纵向距离（$y_i-\hat{y}_i$）作为衡量指标，使得所有点的（$y_i-\hat{y}_i$）尽可能小。由于各点的（$y_i-\hat{y}_i$）有正有负，所以通常取各点的（$y_i-\hat{y}_i$）平方和最小，这就是统计学上的最小二乘法原则，即各散点距回归直线的纵向距离平方和最小，也称为残差平方和最小。

2. 回归方程估计的方法　按照最小二乘法原则，当 $\Sigma(y_i-\hat{y}_i)^2$ 取得最小值时所对应 a 和 b 的计算公式如下：

$$b=\frac{l_{xy}}{l_{xx}}=\frac{\sum(x-\bar{X})(y-\bar{Y})}{\sum(x-\bar{X})^2} \quad (10\text{-}15)$$

$$a=\bar{Y}-b\bar{X} \quad (10\text{-}16)$$

式中，l_{xy} 和 l_{xx} 的意义和计算公式与前面的相关系数一致。

下面以例 10-1 资料说明建立线性回归方程的具体步骤。

例 10-6　试以例 10-1 资料，建立二年级男大学生身高与前臂长的线性回归方程。

解： 建立线性回归方程的具体步骤如下。

（1）绘制两变量之间的散点图，如图 10-1 所示，观察到两变量之间存在直线趋势，可进行线性回归分析。

（2）由样本数据计算如下统计量：

$$\bar{x}=175.8,\quad \bar{y}=46.8$$

$$l_{xy}=\sum(x-\bar{X})(y-\bar{Y})=\sum xy-\left(\sum x\right)\cdot\left(\sum y\right)/n=82\,372-1757\times 468\div 10=97.6$$

$$l_{xx}=\sum(x-\bar{X})^2=\sum x^2-\left(\sum x\right)^2/n=309\,522-1758^2\div 10=465.6$$

$$l_{yy}=\sum(x-\bar{Y})^2=\sum y^2-\left(\sum y\right)^2/n=21\,938-468^2\div 10=35.6$$

（3）计算回归系数 b 及截距 a

由公式（10-15）可得

$$b=\frac{l_{xy}}{l_{xx}}=\frac{97.6}{465.6}=0.20962$$

由公式（10-16）可得

$$a=46.8-0.209\,62\times 175.8=9.948\,80$$

（4）建立回归方程，将计算得到的 a、b 值代入线性回归方程一般表达式即得。

经计算，案例资料的 $a=9.94880$，$b=0.20962$；将 a、b 的值代入公式（10-11）即得线性回归方程为：$\hat{y}=9.94880+0.20962x$

此方程表示的意义是：在二年级男大学生身高的取值范围内，当身高每增加或减少 1cm，则其前臂长平均增加或减少 0.20962cm。

（5）绘制回归直线，在 x 的实际取值范围内任取相距较远且容易读数的两 x 值，即 x_1 和 x_2，代入线性回归方程得相应的 $\hat{y}$ 值，即（x_1，$\hat{y}_1$）、（x_2，$\hat{y}_2$），相连即得回归直线。

绘制案例资料所得的回归直线。在自变量 x 的实测范围内取相距较远的两个 x 值代入方程求出相应的 $\hat{y}$ 值，如 $x_1=165$，得 $\hat{y}_1=44.5361$；$x_2=185$，$\hat{y}_2=48.7285$。在直角坐标系中绘制出点（165，44.5361）与点（185，48.7285）并连接两点，即可得到线性回归方程 $\hat{y}=9.94880+0.20962x$ 的图形，如图 10-6 所示。

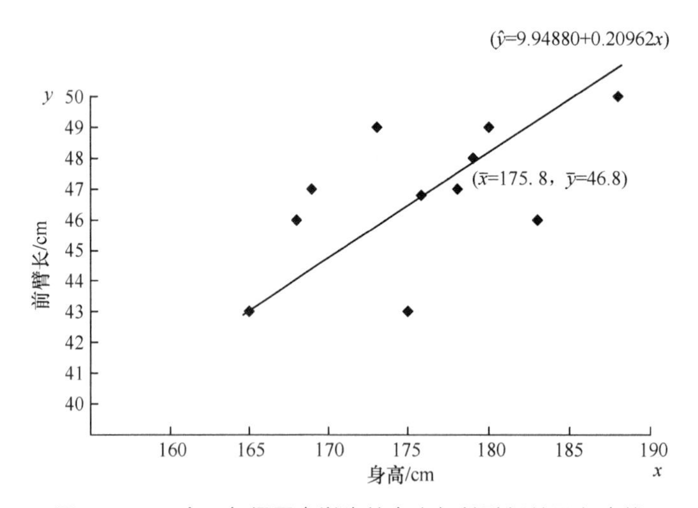

图 10-6 10 名二年级男大学生的身高与前臂长的回归直线

注意：回归直线的适用范围一般以样本数据中的自变量 x 取值范围为限，若无充分理由证明超过自变量的取值范围还是直线，应避免外延。同时，所绘制的回归直线必然通过点（$\bar{Y},\bar{X}$）；若纵坐标、横坐标无折断号，将此线延长与纵轴相交，交点的纵坐标必等于截距 a。

二、线性回归的统计推断

（一）总体回归系数β的置信区间

由例 10-5 计算得到的样本回归系数 $b=0.20962$，只是总体回归系数β的一个点估计值。类似于总体均值的置信区间的估计，β的双侧（$1-\alpha$）置信区间为

$$b \pm t_{\alpha/2,(n-2)}S_b \tag{10-17}$$

式中，S_b为样本回归系数 b 的标准误；$t_{\alpha/2,(n-2)}$是自由度$\nu=n-2$的双侧概率对应的 t 界值。S_b按下列公式计算

$$S_b=\frac{S_{y,x}}{\sqrt{l_{xx}}} \tag{10-18}$$

式中，$S_{y,x}$为回归剩余标准差，是指扣除 x 对回归曲线的影响后，y 对于回归直线的离散程度。$S_{y,x}$按下列公式计算

$$S_{y,x}=\sqrt{\frac{SS_{残}}{n-2}} \tag{10-19}$$

式中，$SS_{残}$为残差平方和，根据公式（10-13）可得：$SS_{残}=SS_{总}-SS_{回}$

$$SS_{总}\text{即}\sum(y-\bar{Y})^2=l_{yy}；\quad SS_{回}\text{即}\sum(\hat{y}-\bar{Y})^2=bl_{xy}$$

例 10-7　试估计案例资料的总体回归系数β的 95%置信区间。

解：由例 10-6 得 $b=0.209\,62$

$$SS_{总}=l_{yy}=35.6$$

$$SS_{回}=bl_{xy}=0.209\,62\times97.6=20.458\,912$$

$$\text{则 } SS_{残}=SS_{总}-SS_{回}=35.6-20.458\,912=15.141\,088$$

$$S_{y,x}=\sqrt{\frac{SS_{残}}{n-2}}=\sqrt{\frac{15.141\,088}{10-2}}=1.375\,731\,078$$

$$S_b=\frac{S_{y,x}}{\sqrt{l_{xx}}}=\frac{1.375\,731\,078}{\sqrt{465.6}}=0.064\,353\,359$$

按$\nu=n-2=10-2=8$，查附表 4 t 界值表得$t_{0.05/2,8}=2.306$。按公式（10-17）求得β的 95%置信区间为

（0.209 62–2.306×0.064 353 359，0.209 62 + 2.306×0.064 353 359）=（0.177 801 155，0.328 018 845）

（二）总体回归系数的假设检验

1. t 检验　检验统计量 t 的计算公式为

$$t_b=\frac{b-0}{S_b}，\quad \nu=n-2 \tag{10-20}$$

例 10-8　试对例 10-6 中的样本回归方程作假设检验。

解：检验步骤如下：

（1）建立假设，确定检验水准α

H_0：$\beta=0$，即二年级男大学生的身高与前臂长之间无线性回归关系。

H_1：$\beta\neq0$，即二年级男大学生的身高与前臂长之间有线性回归关系。

$\alpha=0.05$

（2）计算统计量 t_b 值

本例中 $n=10$，$b=0.209\,62$，$S_b=0.064\,353\,359$

按式（10-20）得

$$t_b=\frac{b-0}{S_b}=\frac{0.209\,62}{0.064\,353\,359}=3.2878$$

（3）确定概率 P 值，作出统计推断　按 $\nu=n-2=10-2=8$，查附表 4 t 界值表得 $0.01<P<0.02$。按 α=0.05 的水准拒绝 H_0，接受 H_1；可认为二年级男大学生的身高与前臂长之间存在线性回归关系。

由此可见，对同一双变量正态分布资料的回归系数的假设检验与相关系数的假设检验是等效的，即 $t_r=t_b$。鉴于相关系数的假设检验的简便性，可以用相关系数的假设检验来回答回归系数的假设检验的问题。

2. 方差分析　由图 10-5 和公式（10-13）对离均差平方和的分解可见，当 β 接近于 0 时，更有可能出现较小的 $SS_{回}$ 和较大的 $SS_{残}$（极端情况 $SS_{回}=0$，而 $SS_{残}=SS_{总}$，回归直线与横坐标平行）；而当 β 远离 0 时，更有可能得到较大的 $SS_{回}$ 和较小的 $SS_{残}$（极端情况 $SS_{回}=SS_{总}$，而 $SS_{残}=0$，所有散点都在回归直线上）。故相对于随机误差 $SS_{残}$ 而言，回归的差异 $SS_{回}$ 越大，越有理由认为 $\beta\neq0$，或者可认为不考虑回归时，随机误差是 y 的总差异回 $SS_{总}$，而考虑回归后，由于回归的贡献使原有的随机误差减少为 $SS_{残}$。如果两变量间的总体回归关系确实存在，回归的贡献应大于随机误差，大到何种程度时可以认为具有统计学意义，可根据 $SS_{回}$ 与 $SS_{残}$ 的关系构造 F 统计量，对回归系数进行假设检验。这就是归系数方差分析的基本思想和原理。F 值和自由度的计算公式如下：

$$F=\frac{MS_{回}}{MS_{残}}=\frac{SS_{回}/\nu_{回}}{SS_{残}/\nu_{残}} \tag{10-21}$$

$$\nu_{总}=n-1,\quad \nu_{回}=1,\quad \nu_{残}=n-2 \tag{10-22}$$

$$\nu_{总}=\nu_{回}+\nu_{残} \tag{10-23}$$

式中，$MS_{回}$ 为回归均方，$MS_{残}$ 为残差均方。在 H_0 为 β=0 的假设下，统计量 F 服从自由度 $\nu_{回}$、$\nu_{残}$ 的 F 分布。

例 10-9　试对例 10-6 中的样本回归方程作假设检验。

解：检验步骤如下。

（1）建立假设，确定检验水准 α

H_0：β=0，即二年级男大学生的身高与前臂长之间无线性回归关系。

H_1：$\beta\neq0$，即二年级男大学生的身高与前臂长之间有线性回归关系。

α=0.05

（2）计算检验统计量 F 值

$$SS_{总}=l_{yy}=35.6$$

$$SS_{回}=bl_{xy}=20.458\,912$$

$$SS_{残}=SS_{总}-SS_{回}=15.141\,088$$

$$F=\frac{MS_{回}}{MS_{残}}=\frac{SS_{回}/\nu_{回}}{SS_{残}/\nu_{残}}=\frac{20.458\,912\div1}{15.140\,88\div8}=10.809\,744\,72$$

（3）确定概率 P 值，作出统计推断　按 $\nu_1=\nu_{回}=1$，$\nu_2=\nu_{残}=n-2=10-2=8$，$F=10.81$，查附表 7 F 界值表，得 $0.01<P<0.05$。按 $\alpha=0.05$ 的水准拒绝 H_0，接受 H_1；回归方程有统计学意义，可认为二年级男大学生的身高与前臂长之间存在线性回归关系。

上述计算结果可列成方差分析表，如表 10-4 所示。

表 10-4　线性回归的方差分析表

变异来源	SS	ν	MS	F	P
回归	20.458 912	1	20.458 912		
残差	15.141 088	8	1.892 636	10.81	0.01<P<0.05
总变异	20.458 912	9			

由此可见，在线性回归中，对同一资料作总体回归系数 β 是否为 0 的假设检验，方差分析和 t 检验的结果是一致的，而且 $t_b=\sqrt{F}$ 。

三、线性回归分析的应用及其注意的问题

（一）线性回归分析的应用

1. 描述两变量间的数量依存关系　描述两变量间的数量依存关系是线性回归分析最主要的应用之一。经回归系数的假设检验后，如有统计学意义，认为两变量间线性依存关系存在时，可用线性回归方程来描述两变量间依存变化的数量关系。

2. 利用线性回归方程进行统计预测　利用线性回归方程进行统计预测是回归分析最重要的应用。所谓预测就是将自变量 x 即预报因子，代入回归方程对因变量 y 即预报量进行估计。其意义为当 $x=x_0$ 时，预报量 y 的样本均值，也称为条件均值。其总体均值 $\mu_{\hat{y}}$ 的置信区间可用下式估计：

$$\hat{y}\pm t_{\alpha,(n-2)}S_{\hat{y}} \tag{10-24}$$

式中，$S_{\hat{y}}$ 是条件均值 $\hat{y}$ 的标准误，其计算公式如下：

$$S_{\hat{y}}=S_{yx}\sqrt{\frac{1}{n}+\frac{(x_0-\overline{x})^2}{l_{xx}}} \tag{10-25}$$

当同时考虑所有 x 的可能取值时，置信区间形成一个弧形区带，称为回归直线的置信带。其意义为在满足线性回归的条件下，总体回归直线落在置信带内的概率为 $(1-\alpha)$ 。

而预测值 $\hat{y}$ 的波动范围又称为个体值的容许区间，相当于参考值范围的估计。

$$\hat{y}\pm t_{\alpha,(n-2)}S_{y} \tag{10-26}$$

S_y 是 $x=x_0$ 时样本 $\hat{y}$ 的标准差，它与样本观察值 y 的标准差是不同的。其计算公式如下：

$$S_{y}=S_{yx}\sqrt{1+\frac{1}{n}+\frac{(x_0-\overline{x})^2}{l_{xx}}} \tag{10-27}$$

同样，当同时考虑所有 x 的可能取值时，容许区间也会形成一个弧形区带，称为个体值的预测带，较回归直线的置信带宽。

3. 利用线性回归方程进行统计控制　统计控制是利用回归方程进行逆估计，即若要求应变量 y 在一定数值范围内变化，可以通过控制自变量的取值来实现。

此外，还可利用回归方程来获得精度更高的医学参考值范围和用容易测量的指标估计不易测量的指标。

（二）线性回归分析需注意的问题

1. 线性回归分析前应绘制散点图　除从专业的角度考虑两变量之间的可能关系外，观察散点图也能给出很重要的提示，因此回归分析的第一步就是绘制散点图。只有当观察到散点的分布有直线趋势时，才适宜作线性回归分析。

2. 分析的资料应满足线性回归分析的应用条件　考虑建立线性回归模型的基本假定，从理论上来讲，按照最小二乘法估计回归模型应满足：线性、独立、正态和方差齐性等条件。所谓线性是指自变量 x 与应变量 y 间的关系是线性的，否则不能采用线性回归分析，它可以通过分析散点图加以判断。独立是指容量为 n 的样本相互独立。正态是指自变量 x 取不同值时，应变量 y 的估计值服从正态分布。方差齐性是指自变量 x 取不同值时，应变量 y 的条件方差相等。

3. 作线性回归分析要有实际意义　进行线性回归分析时，不能把毫无关联的两种事物、现象任意取 n 对数据建立回归方程并进行解释。应从专业知识的角度，对确实具有关联的两个变量、指标进行分析。

此外，还应注意两变量间的直线关系不一定是因果关系，也可能是伴随关系；不能随意延长回归直线。

四、线性相关与线性回归分析的区别和联系

线性相关与线性回归分析均是用于双变量定量资料的参数统计分析方法，两者之间既存有区别也存在联系。

（一）区别

1. 对资料的要求不同　在资料的要求上，线性相关分析要求两变量均为随机变量并服从双变量正态分布；而线性回归分析只要求应变量 y 服从正态分布，对自变量 x 可以是正态分布的随机变量，也可以是人为控制大小的变量。

2. 两者的应用不同　如两变量间的关系是平等的，要说明两变量间的相互关系，判断两变量的密切程度和方向，则应用线性相关分析；如两变量间的关系是依存关系，说明其中一个变量依赖另一变量变化的数量关系，则应用线性回归分析。

3. 相关系数与回归系数表达的意义不同　线性相关分析用相关系数 r 来表明具有直线关系的两变量间相互关系的方向和密切程度，r 的正负号表示方向，绝对值的大小表示密切程度；而线性回归分析则用回归方程式来表达因变量随自变量变化的数量关系，回归系数 b 表示自变量 x 每改变一个单位所引起的 y 的平均改变量。

4. 相关系数与回归系数计算的公式不同　线性相关分析中相关系数的计算公式为：$r=l_{xy}/\sqrt{l_{xx}l_{yy}}$，线性回归分析中回归系数的计算公式为：$b=l_{xy}/l_{xx}$；计算两者的分子虽然相同，但分母不同。

5. 相关系数与回归系数取值的范围不同　线性相关分析中相关系数的取值范围为：$-1\leqslant r\leqslant 1$，而线性回归分析中回归系数的取值范围为：$-\infty < b < \infty$。

6. 相关系数与回归系数的单位不同　相关系数 r 没有单位；而回归系数 b 是有单位的，其单位是因变量 y 的单位比自变量 x 的单位。

（二）联系

对于服从双变量正态分布的同一组数据，既可作线性相关分析又可作线性回归分析的资料具有以下关系。

1. r 与 b 的正负号相同　对能进行线性相关分析的同一组数据，计算出的相关系数 r 和回归系数 b 的正负号一致，即有 $r>0$，则 $b>0$；$r<0$，则 $b<0$。

2. r 与 b 的假设检验等价　即对同一资料而言，相关系数 r 和回归系数 b 的假设检验有 $t_r=t_b=\sqrt{F}$，两者的假设检验的结论相同，由于相关系数的假设检验可以方便地得到 P 值，所以可用相关系数的假设检验来回答回归系数的假设检验的问题。

3. r 与 b 可以相互换算　对于服从双变量正态分布的同一组资料，其相关系数 r 和回归系数 b 可以

按公式$r=\dfrac{bS_x}{S_y}$进行换算。

4. 用回归可以解释相关 决定系数$R^2=SS_{回}/SS_{总}$，为相关系数的平方。它反映了回归贡献的相对程度，即在y的总差异中用y与x的回归关系所能解释的比例。所以当$SS_{总}$固定时，$SS_{回}$的大小决定了相关的密切程度。$SS_{回}$越接近$SS_{总}$，则相关系数和决定系数都越接近1，说明引入回归效果越好。

第3节 秩相关分析

对于两个定量变量之间的关联性分析，常应用前面介绍的线性相关与回归分析。线性相关分析要求两变量均服从正态分布，当其中一个变量甚至两个变量都不服从正态分布、总体分布未知、存在极端值等不满足分析条件，或者原始资料用等级表示，或者研究两个分类变量是否独立，此时宜采用两变量的秩相关分析。

秩相关也称等级相关，是由英国统计学家查尔斯·爱德华·斯皮尔曼（Charles Edward Spearman）提出的，因而又称Spearman秩相关，它是一种非参数相关性分析方法。它对原变量的分布不作要求，主要适用于：①不服从正态分布的资料；②总体分布类型未知的资料；③两端没有确定数值或存在极端值的资料；④原始数据用等级表示的资料（有序分类资料）。

一、秩相关系数的含义

秩相关系数又称等级相关系数，是Spearman秩相关系数的简称，它是进行秩相关分析时用于描述两变量间相关的方向及关联密切程度的统计量。类似于线性相关，样本秩相关系数r_s是总体秩相关系数ρ_s的估计值，r_s也无度量衡单位，取值为$-1\leqslant r_s\leqslant 1$，$r_s<0$为负相关，$r_s=0$为无相关关系或线性相关，$r_s>0$为正相关。

二、秩相关系数的计算

秩相关系数计算的基本思想是，将原始观察值由小到大编秩，根据秩次来计算秩相关系数。

可按下式计算r_s

$$r_s=1-\frac{6\sum d^2}{n\left(n^2-1\right)} \tag{10-28}$$

式中，d为每对观察值所对应的秩次之差，n为对子数。

r_s也可用下列公式计算

$$r_s=\frac{\sum\left(R_x-\overline{R_x}\right)\left(R_y-\overline{R_y}\right)}{\sqrt{\sum\left(R_x-\overline{R_x}\right)^2\sum\left(R_y-\overline{R_y}\right)^2}} \tag{10-29}$$

式中，R_X、R_Y分别是原变量X、Y的秩变量；$\overline{R_x}$、$\overline{R_y}$分别是R_x、R_y的平均秩。$\overline{R_X}=\overline{R_Y}=\left(n+1\right)/2$。该计算方法较为复杂，可以采用计算机进行计算。

例 10-10 在肝癌的病因学研究中，某地调查了10个乡的肝癌死亡率（1/10万）与食物中黄曲霉毒素含量的关系，资料见表10-5。

表 10-5 肝癌死亡率与黄曲霉毒素含量的关系

编号	黄曲霉毒素含量 x/（μg/kg）	肝癌死亡率 y/（1/10 万）
1	0.7	21.5
2	1.0	18.9
3	1.7	14.4
4	3.7	46.5
5	4.0	27.3
6	5.1	64.6
7	5.5	46.3
8	5.7	34.2
9	5.9	77.6
10	10.0	55.1

试分析黄曲霉毒素含量与肝癌死亡率之间的相关性。

解：由表 10-5 的测量值可见，第 10 个乡黄曲霉毒素含量测量值远高于其他各值，为极端值，因此该例不适合应用线性相关分析，而宜选择 Spearman 秩相关分析黄曲霉毒素含量与肝癌死亡率之间的关联程度。

具体计算步骤如下。

1. 编秩　两变量分别按从小到大编秩，见表 10-6 第（3）和（5）栏。

2. 计算各对变量值秩次之差 d，d^2 及 $\sum d^2$，见表 10-6 第（6）和（7）栏。

表 10-6 肝癌死亡率与黄曲霉毒素含量

编号 (1)	黄曲霉毒素含量/（μg/kg）		肝癌死亡率/（1/10 万）		d (6) = (3) − (5)	d^2 (7) = $(6)^2$
	x (2)	秩次（R_x）(3)	y (4)	秩次（R_y）(5)		
1	0.7	1	21.5	3	−2	4
2	1.0	2	18.9	2	0	0
3	1.7	3	14.4	1	2	4
4	3.7	4	46.5	7	−3	9
5	4.0	5	27.3	4	1	1
6	5.1	6	64.6	9	−3	9
7	5.5	7	46.3	6	1	1
8	5.7	8	34.2	5	3	9
9	5.9	9	77.6	10	−1	1
10	10.0	10	55.1	8	2	4
合计	—	—	—	—	—	42

3. 代入公式（10-28）求得 Spearman 系数 r_s。

$$r_s = 1 - \frac{6\sum d^2}{n(n^2-1)} = 1 - \frac{6\times 42}{10\times(10^2-1)} = 0.746$$

因为样本秩相关系数 r_s 是总体秩相关系数 ρ_s 的估计值，存在抽样误差，故计算出 r_s 后还需做 ρ_s 是否为 0 的假设检验，即推断两变量之间是否存在秩相关关系。

三、秩相关系数的假设检验

总体秩相关系数 ρ_s 的假设检验，可用以下方法进行推断：当 $n \leqslant 50$ 时，查附表 14 r_s 界值表作出推断；当 $n > 50$ 时，可用正态近似法进行检验，检验统计量 z 的计算式如下：

$$z = r_s\sqrt{n-1} \tag{10-30}$$

例 10-11 试对例 10-9 的秩相关系数假设检验。

解： 秩相关系数假设检验步骤如下。

1. 建立检验假设，确定检验水准 α

H_0： $\rho_s=0$，肝癌死亡率与黄曲霉毒素含量之间无相关关系。

H_1： $\rho_s \neq 0$，肝癌死亡率与黄曲霉毒素含量之间有相关关系。

$\alpha = 0.05$

2. 计算检验统计量

$$r_s = 0.746$$

3. 确定概率值，作出统计推断 本例中 $n=10<50$，查附表 14 r_s 界值表，得 $0.01 < P < 0.02$，按 $\alpha = 0.05$ 水准拒绝 H_0，接受 H_1，故可认为肝癌死亡率与黄曲霉毒素含量之间存在正相关关系。

四、Pearson 线性相关与 Spearman 秩相关的区别和联系

Pearson 线性相关与 Spearman 秩相关均属于双变量关联性分析，两者之间既有区别也有联系。

（一）区别

1. 适用的资料不同 Pearson 线性相关适用于二元正态分布资料，Spearman 秩相关适用于不服从正态分布、总体分布未知、存在极端值或原始数据用等级表示的资料。

2. 计算统计量的方法不同 Pearson 线性相关是基于原始数据进行统计分析，而 Spearman 秩相关是将原始数据进行秩变换后进行统计分析。

3. 统计分析方法的种类不同 Pearson 线性相关是参数检验方法，而 Spearman 秩相关不以特定的总体分布为前提，为非参数检验的方法。

（二）联系

1. 相关系数的含义相同，两种相关系数均无度量衡单位，取值都介于−1 和 1 之间，小于 0 为负相关，大于 0 为正相关，等于 0 表示无相关关系。

2. 用原始数据的秩次来计算 Pearson 相关系数，得到的即为 Spearman 秩相关系数。

注意： 两变量之间无论是线性相关还是秩相关，只能说明两者之间存在关联，但这种关联关系并不一定是因果关系。欲进行两变量间的因果关联分析，还需从专业角度并结合流行病学研究方法进行。

目标检测

一、单选题

1. 在线性相关分析时，若 $r > r_{0.05,\nu}$，则可认为两变量之间（ ）

A. 存在有线性相关关系

B. 不存在线性相关关系

C. 有线性相关关系，且为正相关

D. 有线性相关关系，且为负相关

2. 在计算下列指标时，可能为正也可能为负的是（ ）

A. F

B. $l_{xx} = \sum_{i=1}^{n}(x-\bar{x})^2$

C. $l_{yy} = \sum_{i=1}^{n}(y-\bar{y})^2$

D. $l_{xy} = \sum_{i=1}^{n}(x-\bar{x})(y-\bar{y})$

3. 两组数据分别进行线性相关分析，对 r_1 进行假设检验得到 $P<0.05$，对 r_2 进行假设检验，得到 $P<0.001$，可以

认为（　　）

A. 第一组的两个变量关系比第二组密切

B. 第二组的两个变量关系比第一组密切

C. 更有理由认为第一组的两个变量之间有线性关系

D. 更有理由认为第二组的两个变量之间有线性关系

4. 对于一组服从双变量正态分布的资料，经线性相关分析得相关系数 $r>0$，若对该资料拟合回归直线，其回归系数（　　）

A. $b>0$　　B. $b<0$

C. $-1<b$　　D. $b>1$

5. 在直线回归中，如果 x 与 y 的标准差相等，则以下正确的是（　　）

A. $b=a$　　B. $b=r$

C. $b=1$　　D. $r=1$

6. $\hat{y}=41.63+2.88x$ 是以 20 岁男青年前臂长（cm）估计身高（cm）的回归方程，若前臂长、身高换成国际单位米（m），则回归方程将会（　　）

A. 截距和回归系数都改变

B. 截距不变，回归系数改变

C. 截距改变，回归系数不变

D. 截距和回归系数都不变

7. 两组服从双变量正态分布的资料，若两样本 $b_1=b_2$，$n_1>n_2$，则有（　　）

A. $r_1>r_2$　　B. $r_1<r_2$

C. $t_{b1}=t_{b2}$　　D. $t_{b1}=t_{r1}$

8. $\hat{y}=14+4x$ 是 1～7 岁儿童以年龄（岁）估计体重（市斤）的回归方程，若体重换成国际单位 kg，则回归方程将会（　　）

A. 截距和回归系数都改变

B. 回归系数改变

C. 截距改变

D. 截距和回归系数都不变

9. 直线回归分析中，按直线方程 $\hat{y}=4.26+0.58x$，代入两点绘制回归直线，以下选项中正确的是（　　）

A. 所有实测点都应在回归直线上

B. 所绘回归直线必过点 $(\bar{x},\bar{y})$

C. 回归直线必过原点

D. 实测值与估计值之差的平方和必小于零

10. 同一资料进行线性回归与线性相关分析时，下列说法正确的是（　　）

A. $\rho=0$ 时，则 $r=0$　　B. $\beta=0$ 时，则 $b=0$

C. $r<0$ 时，则 $b>0$　　D. $r<0$ 时，则 $b<0$

二、简答题

1. 试述相关系数 r 经假设检验有统计学意义，且得到的 P 值很小，是否表示两变量间一定有很强的线性关系。

2. 简述建立线性回归方程的步骤以及散点图的作用。

3. 简述线性相关和线性回归的区别与联系。

4. 简述秩相关分析的适用条件及秩相关系数的含义。

三、综合分析题

为了研究女大学生胸围（cm）与肺活量（L）的关系，随机抽取某高校一年级女生 15 名，测量其胸围与肺活量数据如表 10-7 所示。

表 10-7　15 名一年级女大学生的胸围与肺活量

学生编号	胸围 x/cm	肺活量 y/L
1	76.50	2.51
2	83.90	2.82
3	78.30	2.60
4	88.40	3.35
5	77.10	2.53
6	81.70	2.80
7	78.30	2.76
8	74.80	1.91
9	76.70	1.98
10	79.40	2.58
11	83.00	3.34
12	90.30	3.57
13	85.90	3.11
14	82.60	2.98
15	80.90	2.88

（1）试建立肺活量 y 与胸围 x 的回归方程。

（2）用两种方法对回归系数进行假设检验。

（张　远　贺　生）

第11章

SPSS软件应用简介

SPSS，全称 Statistical Package for the Social Science（社会科学统计软件包），2000 年 SPSS 公司将其英文全称改为“Statistical Product and Service Solutions”（统计产品与服务解决方案）。2009 年 SPSS 公司被 IBM 公司并购，随后被更名为 IBM SPSS。SPSS 是在 SPSS/PC + 基础上发展起来的统计分析软件包。SPSS 是一种集成化的计算机处理和统计分析通用软件，是世界公认最优秀的统计分析软件包之一，被广泛应用于自然科学和社会科学的各个领域。近年来，我国政府部门、医疗卫生、体育、经济等领域的工作者广泛使用该软件进行信息管理和决策分析工作。

一、SPSS的主要操作界面

SPSS 软件的主要操作界面是由多个窗口组成的，实际应用中常用的有【数据编辑器】和【结果输出】两个窗口。

启动 SPSS 后，系统自动打开【数据编辑器】窗口（图 11-1），它是 SPSS 核心窗口。

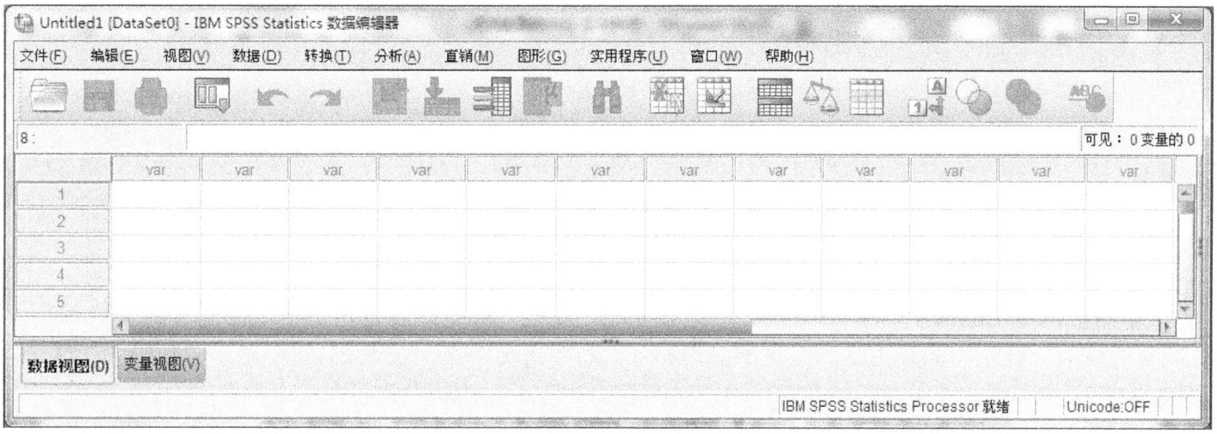

图 11-1 SPSS 的【数据编辑器】窗口

【数据编辑器】窗口又包括【数据视图】窗口和【变量视图】窗口，其中【数据视图】窗口用于录入编辑和管理数据，显示 SPSS 数据的内容，主要由窗口标题栏、菜单栏、工具栏、变量名栏、数据编辑区、观测序号和系统状态显示区组成。SPSS 的统计分析操作主要通过各种菜单的选择来完成。菜单栏包括 SPSS 的【文件】等 11 个菜单。用户可以通过选择菜单命令完成相应的操作。菜单对应的功能如表 11-1 所示。

表 11-1 数据编辑器窗口主菜单及功能

菜单名	功能	说明
文件（F）	文件操作	对 SPSS 相关文件进行基本管理，如文件的新建、打开、保存、打印等
编辑（E）	数据编辑	对数据编辑窗口中的数据进行基本编辑（如撤销 / 恢复、剪切、复制、粘贴），并实现数据查找、参数设置等功能
视图（V）	窗口状态管理	对 SPSS 窗口外观等进行设置（如状态栏、表格线、变量、标签等是否显示、字体设置等）

续表

菜单名	功能	说明
数据（D）	数据的操作管理	对数据编辑窗口中的数据进行加工整理（如数据的排序、转置、抽样选取、分类汇总、加权等）
转换（T）	数据基本处理	对数据编辑窗口中的数据进行基本处理（如生成新变量、计数、分组等）
分析（A）	统计分析	对数据编辑窗口中的数据进行统计分析和建模（如基本统计分析、均值比较、相关分析、回归分析、非参数检验等）
直销（M）	市场销售问题分析	识别最佳客户、客户分组、生成潜在客户概要文件、邮政编码响应率、购买倾向分析及比较活动效果
图形（G）	制作统计图形	对数据编辑窗口中的数据生成各种统计图形（如条形图、直方图、圆图、线图、散点图等）
实用程序（U）	实用程序	SPSS 其他辅助管理（如显示变量信息、定义变量集、菜单编辑器等）
窗口（W）	窗口管理	对 SPSS 中的多个窗口进行管理（如窗口切换、最小化窗口等）
帮助（H）	帮助	实现 SPSS 的联机帮助（如语句检索、统计辅导等）

【变量视图】窗口用于定义或显示 SPSS 数据的结构即变量的 11 个属性，其意义如表 11-2 所示。

表 11-2 【变量视图】窗口的变量属性意义

属性	说　明
名称	变量名称。变量名的字符不能超过 64 个（汉字不超过 32 个），首字母必须是字母或汉字，结尾不能是圆点、句号或下划线
类型	变量的数据输入类型。主要包括数值型、字符型和日期型等三种基本数据类型
宽度	变量格式宽度。即变量所占单元格的列宽度，可通过该列中上下按钮来调整
小数	变量小数位数。系统默认为两位。可通过该列中的上下按钮来调整其小数位数
标签	变量名标签。是对变量名含义的说明，可用中文，总长度可达 120 个字符
值	变量值标签。对变量取值含义的说明，对定性变量通常需定义其变量值标签
缺失	变量的缺失值。用于定义变量缺失值。默认的缺失值 SPSS 中用“.”表示
列	变量显示的列宽。用于定义变量值的列显示宽度，默认宽度为 8
对齐	变量值的对齐方式。变量在单元格中对齐方式有：居左，居右和居中
测量	变量的测度水平。可根据变量数据的实际类型，选择 scale（数值型数据）、ordinal（定序或等级数据）或 nominal（定类数据）等三种测量水平
角色	变量的角色。定义变量在统计分析中的功能作用，可选 Input、Target 等类型

【输出】窗口一般随执行统计分析命令而自动打开，用于显示统计分析结果，主要是统计报告、统计图表等内容，其左半部分为输出结果的导航目录，右半部分为统计分析的具体输出的图表等内容，如图 11-2 所示。

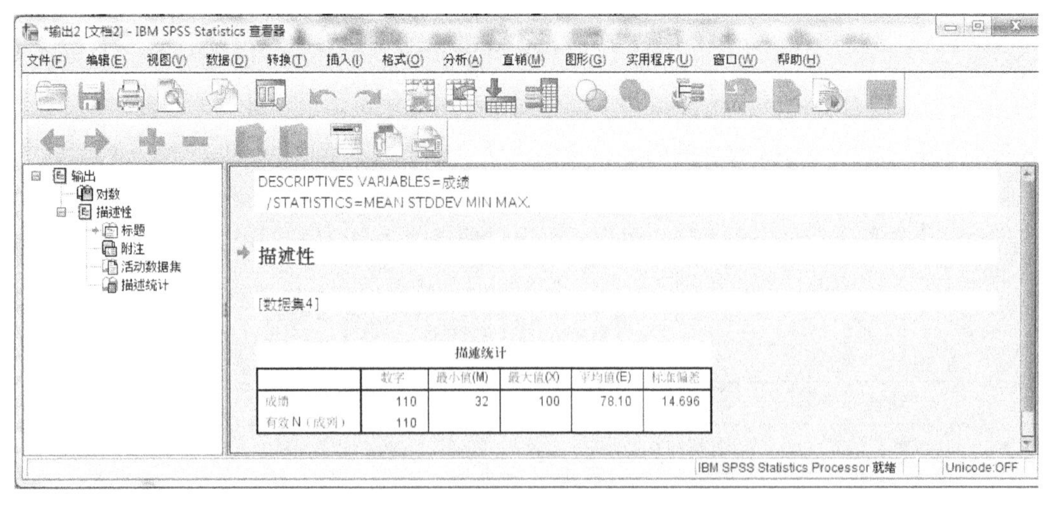

图 11-2 SPSS 的结果输出窗口

二、SPSS 软件的基本操作步骤

本章主要采用之前章节的部分案例，简要介绍 SPSS 软件的基本操作步骤及其结果阅读。

例 11-1　用 SPSS 软件计算第 3 章例 3-1 资料（详见表 3-1）的算术平均值、标准差、95%的医学参考值范围和总体均值的 95%的置信区间，并判断与一般 18 岁健康女大学生的身高均值 μ = 163.5 cm 是否有差异。

SPSS 操作步骤如下。

1. 数据录入　打开 SPSS 数据编辑窗口，点击【变量视图】，在【变量视图】中双击第一行空白单元格，定义要输入的变量，录入“身高”的变量名“x”；再点击【数据视图】，录入数据（图 11-3，图 11-4）。

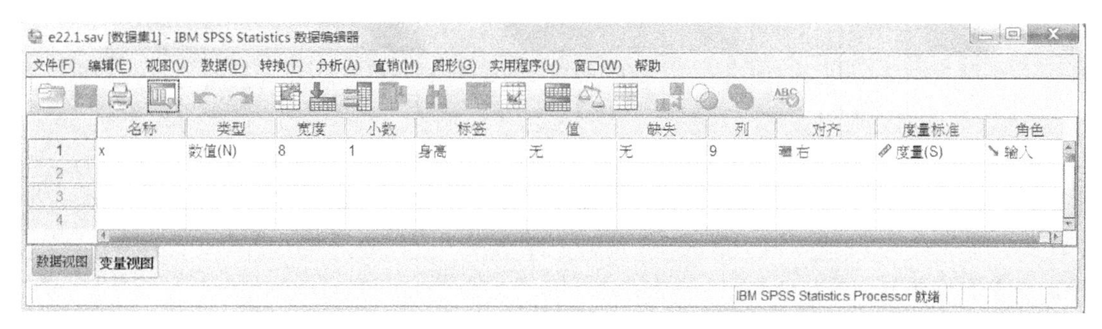

图 11-3　【变量视图】内定义要输入的变量“x”

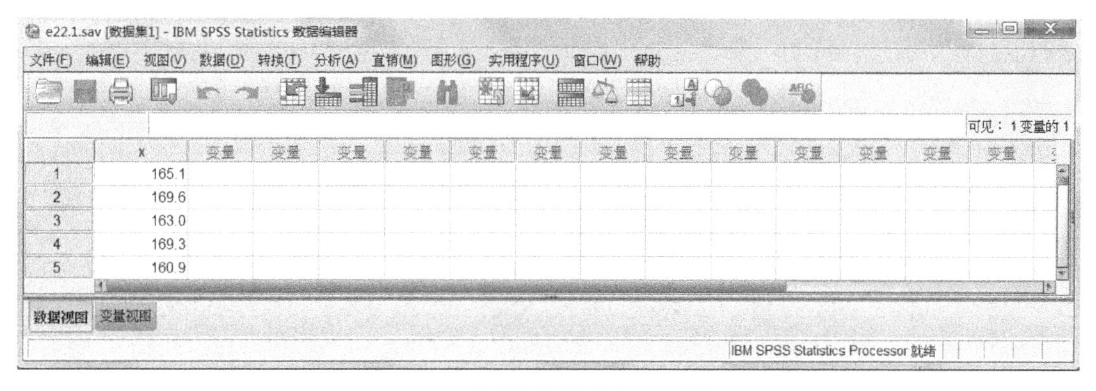

图 11-4　【数据视图】内录入数据

2. 分析及结果阅读

（1）计算算术平均值、标准差，95%的医学参考值范围和总体均值的 95%的置信区间

指标的输出可通过【分析】→【描述统计】→【探索】实现。选择要进行统计描述的变量，将变量选入变量列表框，点击【统计量】，选中【描述性均值的置信区间：95%】，单击【确定】。

输出结果如下：

描述

			统计量	标准误
身高	均值		163.708	.3819
	均值的 95% 置信区间	下限	162.950	
		上限	164.466	
	5% 修整均值		163.703	
	中值		163.550	
	方差		14.584	
	标准差		3.8189	
	极小值		154.7	
	极大值		173.6	
	范围		18.9	
	四分位距		5.1	
	偏度		.026	.241
	峰度		-.216	.478

该校 18 岁健康女大学生的平均身高为 163.8cm，标准差为 3.8cm。95%的医学参考值范围可根据公式 $\bar{X} \pm 1.96S$ 计算，为 156.4～171.1cm，总体均值的 95%的置信区间为 163.0～164.5cm。

（2）判断与一般 18 岁健康女大学生的身高均值 μ = 163.5 cm 是否有差异

单样本 t 检验的输出可通过【分析】→【比较均值】→【单样本 T 检验】实现。在弹出的对话框左侧的变量列表中单击选择变量“x”，选入【检验变量】中，并在检验值框中输入“163.5”，单击【确定】。

输出结果如下：

单个样本检验

	检验值 = 163.5					
					差分的 95% 置信区间	
	t	df	Sig.(双侧)	均值差值	下限	上限
身高	.545	99	.587	.2080	-.550	.966

该校健康女大学生的身高与一般健康女大学生身高的比较采用单样本 t 检验，$t = 0.545$，$P = 0.587 > 0.05$，差异无统计学意义，还不能认为该校健康女大学生的身高不同于一般健康女大学生。

例 11-2 用 SPSS 软件计算第 7 章例 7-3 资料（详见表 7-4），分析此减肥药是否有效。

SPSS 操作步骤如下。

1. 数据录入 打开 SPSS 数据编辑窗口，点击【变量视图】，在【变量视图】中定义要输入的变量，录入“服药前体重”的变量名“x1”、录入“服药后体重”的变量名“x2”；再点击【数据视图】，录入数据（图 11-5，图 11-6）。

图 11-5 【变量视图】内定义要输入的变量“x1”和“x2”

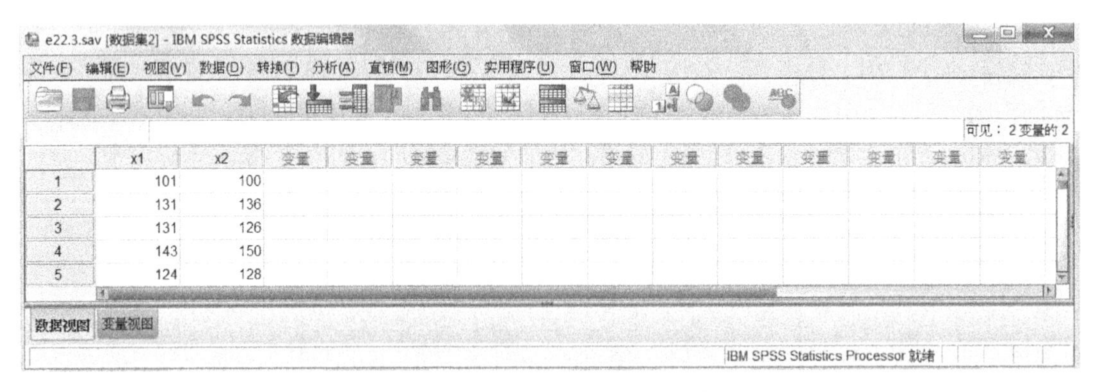

图 11-6 【数据视图】内录入数据

2. 分析及结果阅读 配对 t 检验的输出可通过【分析】→【比较均值】→【配对样本 T 检验】实现。在弹出的对话框左侧的变量列表中单击选择成对变量“x1”和“x2”，选入【成对检验变量】中，单击【确定】。

输出结果如下：

成对样本统计量

		均值	N	标准差	均值的标准误
对 1	服药前	110.83	12	24.226	6.993
	服药后	109.50	12	26.807	7.739

成对样本检验

	成对差分					t	df	Sig.(双侧)
	均值	标准差	均值的标准误	差分的 95% 置信区间				
				下限	上限			
对 1 服药前 - 服药后	1.333	7.912	2.284	-3.694	6.361	.584	11	.571

采用配对 t 检验比较服药前后体重的差异，$t = 0.584$，$P = 0.571 > 0.05$，差异无统计学意义，还不能认为该减肥药有效。

例 11-3 用 SPSS 软件计算第 7 章例 7-4 资料（详见表 7-5），分析银屑病患者与正常人的血清 IL-6 平均水平是否不同。

SPSS 操作步骤如下。

1. 数据录入 打开 SPSS 数据编辑窗口，点击【变量视图】，在【变量视图】中定义要输入的变量，录入“血清 IL-6”的变量名“x”、录入“组别”的变量名“group”并在“标签值”内定义“1 为银屑病患者，2 为正常人”，再点击【数据视图】，录入数据（图 11-7，图 11-8）。

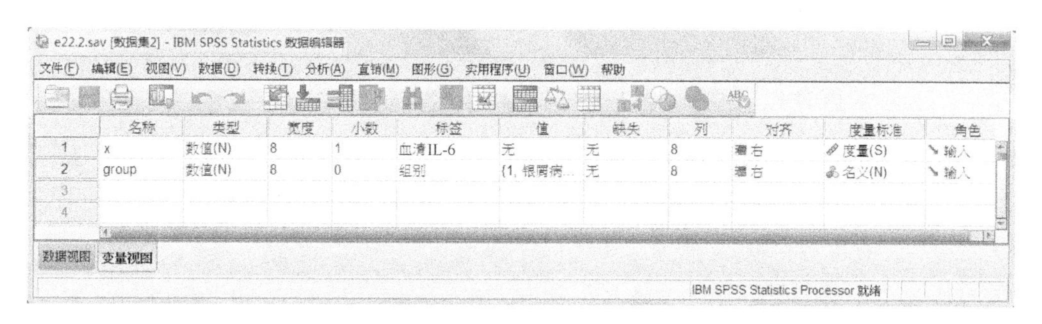

图 11-7 【变量视图】内定义要输入的变量“x”和“group”

e22.2.sav [数据集2] - IBM SPSS Statistics 数据编辑器

文件(F) 编辑(E) 视图(V) 数据(D) 转换(T) 分析(A) 直销(M) 图形(G) 实用程序(U) 窗口(W) 帮助

可见：2 变量的 2

	x	group
1	164.4	1
2	184.5	1
3	166.4	1
4	236.2	1
5	203.9	1

数据视图 变量视图

IBM SPSS Statistics Processor 就绪

图 11-8 【数据视图】内录入数据

2. 分析及结果阅读 独立样本 t 检验的输出可通过【分析】→【比较均值】→【独立样本 T 检验】实现。在弹出的对话框左侧的变量列表中单击选择变量“x”，选入【检验变量】中，选择变量“group”，将变量选入【分组变量】中，单击【定义组】，输入两组的赋值“1”和“2”，单击【确定】。

输出结果如下：

组统计量

	组别	N	均值	标准差	均值的标准误
血清	银屑病患者	12	182.425	27.7198	8.0020
	正常人	12	149.717	19.5208	5.6352

独立样本检验

		方差方程的 Levene 检验		均值方程的 t 检验						
									差分的 95% 置信区间	
		F	Sig	t	df	Sig.(双侧)	均值差值	标准误差值	下限	上限
血清	假设方差相等	2.067	.165	3.342	22	.003	32.7083	9.7871	12.4111	53.0056
	假设方差不相等			3.342	19.757	.003	32.7083	9.7871	12.2766	53.1400

采用独立两样本 t 检验比较银屑病患者与正常人的血清 IL-6 平均水平，$t = 3.342$，$P = 0.003$，差异有统计学意义，可认为银屑病患者与正常人的血清 IL-6 平均水平不相等，银屑病患者的血清 IL-6 较高。

例 11-4 用 SPSS 软件计算第 8 章例 8-1 资料（详见表 8-1），分析不同年龄组的体重指数有无差别。

SPSS 操作步骤如下。

1. 数据录入 打开 SPSS 数据编辑窗口，点击【变量视图】，在【变量视图】中定义要输入的变量，录入“体重指数（BMI）”的变量名“x”、录入“组别”的变量名“group”并在“标签值”内定义“1 为 18～岁组，2 为 30～岁组，3 为 45～岁组”，再点击【数据视图】，录入数据（图 11-9，图 11-10）。

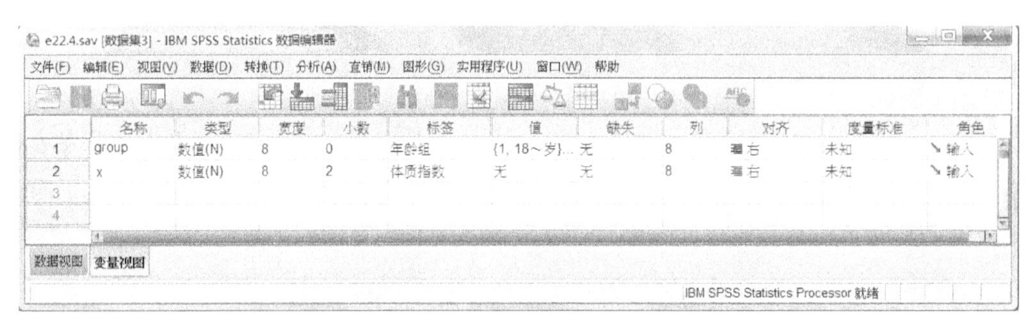

图 11-9 【变量视图】内定义要输入的变量“group”和“x”

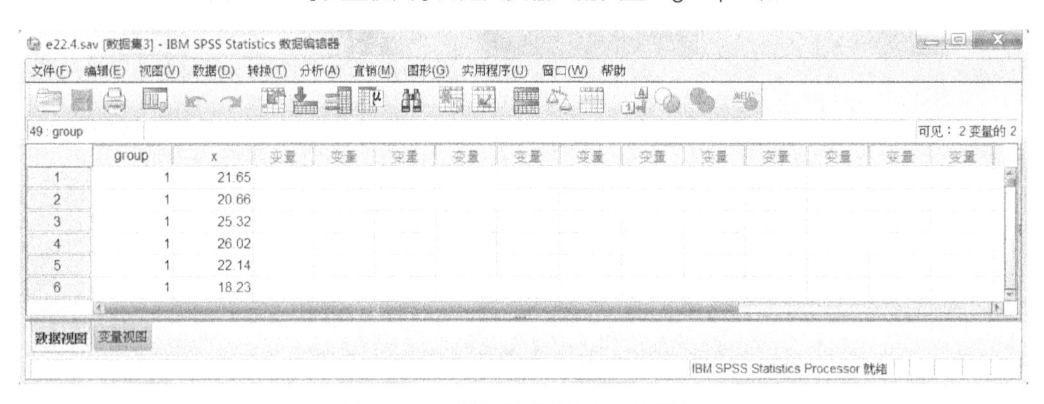

图 11-10 【数据视图】内录入数据

2. 分析及结果阅读 单因素方差分析的输出可通过【分析】→【比较均值】→【单因素 ANOVA】实现。在弹出的对话框左侧的变量列表中单击选择变量“x”，选入【检验变量】中，选择变量“group”，将变量选入【因子】中，点击【比较方法】，选中【LSD】，单击【选项】，选中【方差同质性检验】，单击【确定】。

输出结果如下：

方差齐性检验

体质指数

Levene 统计量	df1	df2	显著性
.115	2	45	.891

单因素方差分析

体质指数

	平方和	df	均方	F	显著性
组间	144.239	2	72.119	8.886	.001
组内	365.211	45	8.116		
总数	509.450	47			

多重比较

因变量：体质指数

LSD

(I) 年龄组	(J) 年龄组	均值差 (I-J)	标准误	显著性	95% 置信区间	
					下限	上限
18～岁	30～	-3.88131*	1.00721	.000	-5.9099	-1.8527
	45～岁	-3.43194*	1.00721	.001	-5.4606	-1.4033
30～	18～岁	3.88131*	1.00721	.000	1.8527	5.9099
	45～岁	.44938	1.00721	.658	-1.5793	2.4780
45～岁	18～岁	3.43194*	1.00721	.001	1.4033	5.4606
	30～	-.44938	1.00721	.658	-2.4780	1.5793

*. 均值差的显著性水平为 0.05。

采用单因素方差分析比较不同年龄组的体重指数有无差别。首先进行方差齐性检验，结果显示三组方差齐（$P=0.891>0.1$）；单因素方差分析结果 $F=8.886$，$P<0.001$，差异有统计学意义，可以认为不同年龄组的体重指数有差别。采用 LSD 方法作进一步两两比较，18～岁组与 30～岁组和 45～岁组比较均存在差异（$P<0.001$），30～岁组与 45～岁组比较不存在差异（$P=0.658$）。

例 11-5 用 SPSS 软件计算第 8 章例 8-2 资料（详见表 8-5），分析三种不同药物的抑瘤效果有无差别。

SPSS 操作步骤如下。

1. 数据录入 打开 SPSS 数据编辑窗口，点击【变量视图】，在【变量视图】中定义要输入的变量，录入“肉瘤重量”的变量名“x”、录入“组别”的变量名“group”并在“标签值”内定义“1 为 A 药，2 为 B 药，3 为 C 药”，录入“区间”的变量名“block”，再点击【数据视图】，录入数据（图 11-11，图 11-12）。

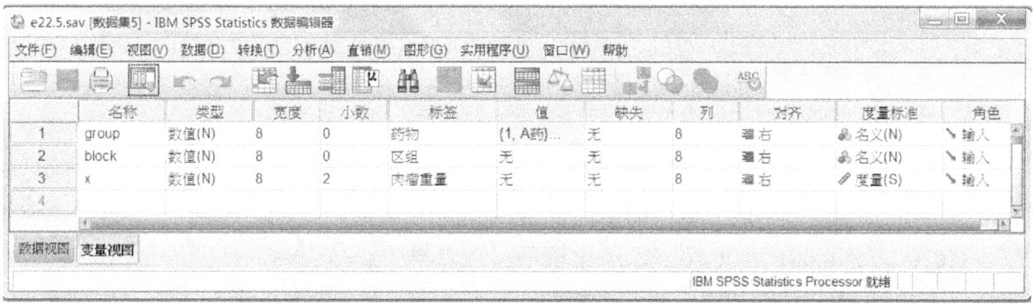

e22.5.sav [数据集5] - IBM SPSS Statistics 数据编辑器

文件(F) 编辑(E) 视图(V) 数据(D) 转换(T) 分析(A) 直销(M) 图形(G) 实用程序(U) 窗口(W) 帮助

	名称	类型	宽度	小数	标签	值	缺失	列	对齐	度量标准	角色
1	group	数值(N)	8	0	药物	{1, A药}...	无	8	右	名义(N)	输入
2	block	数值(N)	8	0	区组	无	无	8	右	名义(N)	输入
3	x	数值(N)	8	2	肉瘤重量	无	无	8	右	度量(S)	输入
4											

数据视图 变量视图

IBM SPSS Statistics Processor 就绪

图 11-11 【变量视图】内定义要输入的变量“group”“block”和“x”

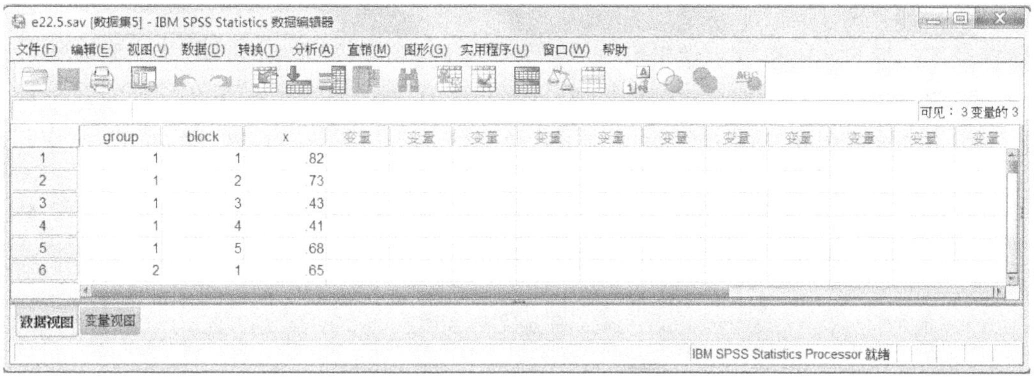

e22.5.sav [数据集5] - IBM SPSS Statistics 数据编辑器

文件(F) 编辑(E) 视图(V) 数据(D) 转换(T) 分析(A) 直销(M) 图形(G) 实用程序(U) 窗口(W) 帮助

可见：3 变量的 3

	group	block	x
1	1	1	.82
2	1	2	.73
3	1	3	.43
4	1	4	.41
5	1	5	.68
6	2	1	.65

数据视图 变量视图

IBM SPSS Statistics Processor 就绪

图 11-12 【数据视图】内录入数据

2. 分析及结果阅读 随机区组设计方差分析的输出可通过【分析】→【一般线性模型】→【单变量】实现。在弹出的对话框左侧的变量列表中单击选择变量“x”，选入【检验变量】中，选择变量“group”和“block”，将变量选入【固定因子】中，点击【模型】，选中【设定】，将左侧列表框中的“group”和“block”移至右侧“模型”列表框中，单击【类型】，选中【主效应】，点击【继续】返回，点击【比较方法】，选中【LSD】，单击【选项】，选中【方差同质性检验】，单击【确定】。

输出结果如下：

主体间效应的检验

因变量：肉瘤重量

源	III 型平方和	df	均方	F	Sig.
校正模型	.456[a]	6	.076	7.964	.005
截距	3.092	1	3.092	323.742	.000
group	.228	2	.114	11.937	.004
block	.228	4	.057	5.978	.016
误差	.076	8	.010		
总计	3.625	15			
校正的总计	.533	14			

a. R 方 = .857（调整 R 方 = .749）

多个比较

因变量：肉瘤重量

LSD

(I) 药物	(J) 药物	均值差值 (I-J)	标准 误差	Sig.	95% 置信区间 下限	95% 置信区间 上限
A药	B药	.1800*	.06181	.020	.0375	.3225
	C药	.3000*	.06181	.001	.1575	.4425
B药	A药	-.1800*	.06181	.020	-.3225	-.0375
	C药	.1200	.06181	.088	-.0225	.2625
C药	A药	-.3000*	.06181	.001	-.4425	-.1575
	B药	-.1200	.06181	.088	-.2625	.0225

基于观测到的均值。

误差项为均值方 (错误) = .010。

*. 均值差值在 0.05 级别上较显著。

采用随机区组设计方差分析比较不同药物的抑瘤效果，$F = 11.937$，$P = 0.004$，差异有统计学意义，可以认为不同药物的抑瘤效果有差别。采用 LSD 方法作进一步两两比较，A 药与 B 药、C 药比较均存在差异（$P = 0.020$，$P < 0.001$），B 药与 C 药比较不存在差异（$P = 0.088$）。

例 11-6 用 SPSS 软件计算第 9 章例 9-1 资料（详见表 9-1），分析两药治疗下呼吸道感染的疗效有无差异。

SPSS 操作步骤如下。

1. 数据录入 打开 SPSS 数据编辑窗口，点击【变量视图】，在【变量视图】中定义要输入的变量，录入“组别”的变量名“g”并在“标签值”内定义“1 为 A 药，2 为 B 药”，录入“治疗效果”的变量名“c”并在“标签值”内定义“1 为有效，2 为无效”，录入“频数”的变量名“f”，再点击【数据视图】，录入数据（图 11-13，图 11-14）。

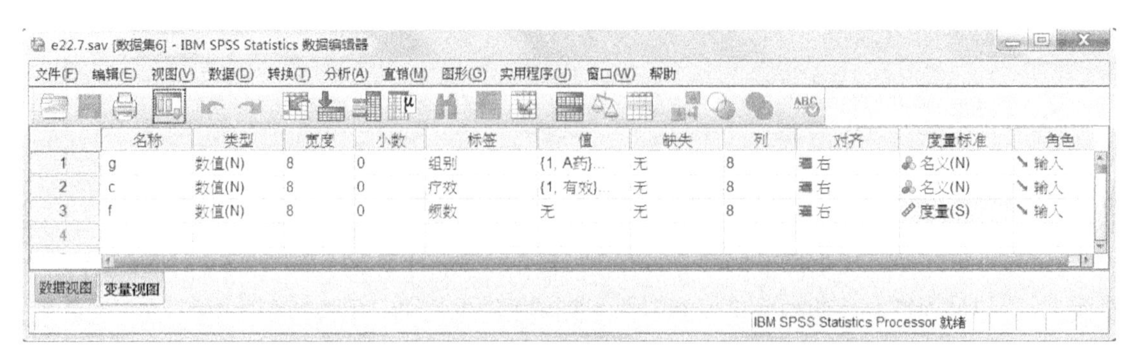

图 11-13 【变量视图】内定义要输入的变量“g”“c”和“f”

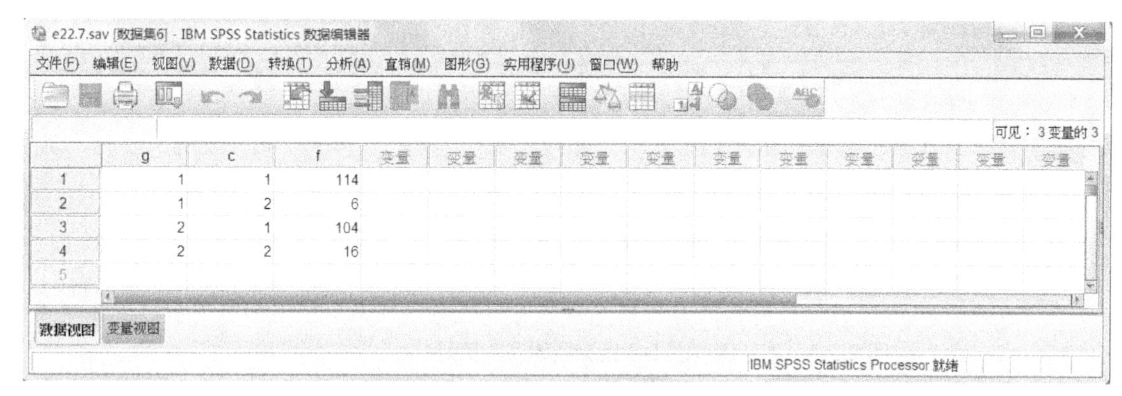

图 11-14　【数据视图】内录入数据

2. 分析及结果阅读　四格表卡方检验的输出通过【数据】→【加权个案】，在弹出的对话框中，单击“加权个案”，将变量“频数”选入“频数变量”中，单击【确定】。在菜单栏中，选择【分析】→【描述统计】→【交叉表】选项，在打开的对话框中，将变量“g”和“c”移入“行”和“列”中，单击“统计量”，选择“卡方”，单击【确定】。

输出结果如下：

组别* 疗效 交叉制表

			疗效		合计
			有效	无效	
组别	A药	计数	114	6	120
		组别 中的 %	95.0%	5.0%	100.0%
	B药	计数	104	16	120
		组别 中的 %	86.7%	13.3%	100.0%
合计		计数	218	22	240
		组别 中的 %	90.8%	9.2%	100.0%

卡方检验

	值	df	渐进 Sig.(双侧)	精确 Sig.(双侧)	精确 Sig.(单侧)
Pearson 卡方	5.004[a]	1	.025		
连续校正[b]	4.053	1	.044		
似然比	5.175	1	.023		
Fisher 的精确检验				.042	.021
线性和线性组合	4.983	1	.026		
有效案例中的 N	240				

a. 0 单元格(0.0%) 的期望计数少于 5。最小期望计数为 11.00。

b. 仅对 2x2 表计算

采用独立样本四格表资料 χ^2 检验，$\chi^2=5.004$，$P=0.025$，差异有统计学意义，可以认为两种药物治疗下呼吸道感染的疗效不同，A 药的有效率高于 B 药。

例 11-7　用 SPSS 软件计算第 9 章例 9-4 资料（详见表 9-5），分析比较三种方剂的疗效有无差异。

SPSS 操作步骤如下。

1. 数据录入　打开 SPSS 数据编辑窗口，点击【变量视图】，在【变量视图】中定义要输入的变量，录入“分组变量”的变量名“g”并在“标签值”内定义“1 为老复方，2 为复方Ⅰ，3 为复方Ⅱ”，录入“治疗效果”的变量名“c”并在“标签值”内定义“1 为无效，2 为好转，3 为显效，4 为控制”，录入“频数”的变量名“f”、再点击【数据视图】，录入数据（图 11-15，图 11-16）。

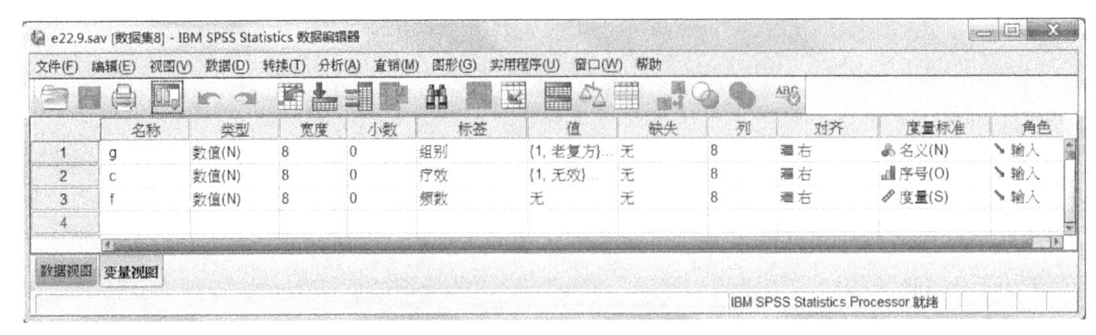

图 11-15 【变量视图】内定义要输入的变量“g”“c”和“f”

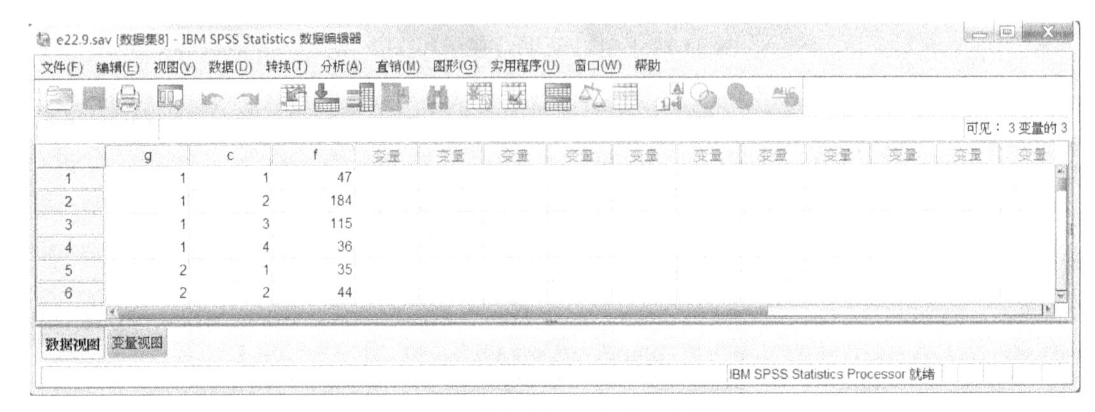

图 11-16 【数据视图】内录入数据

2. 分析及结果阅读　行列四格表卡方检验的输出通过【数据】→【加权个案】，在弹出的对话框中，单击“加权个案”，将变量“频数”选入“频数变量”中，单击【确定】。在菜单栏中，选择【分析】→【描述统计】→【交叉表】选项，在打开的对话框中，将变量“g”和“c”移入“行”和“列”中，单击“统计量”，选择“卡方”，单击【确定】。

输出结果如下：

秩

	组别	N	秩均值
疗效	老复方	382	278.84
	复方I	101	200.91
	复方II	39	248.60
	总数	522	

检验统计量[a,b]

	疗效
卡方	25.123
df	2
渐近显著性	.000

a. Kruskal Wallis 检验

b. 分组变量: 组别

采用多组独立样本比较的秩和检验，$\chi^2=25.123$，$P<0.001$，差异有统计学意义，可以认为三种复方小叶枇杷方剂治疗老年慢性支气管炎的疗效有差别。

例 11-8　用 SPSS 软件计算第 9 章例 9-8 资料（详见表 9-11），分析两种方法的检测结果有无差别。

SPSS 操作步骤如下。

1. 数据录入　打开 SPSS 数据编辑窗口，点击【变量视图】，在【变量视图】中定义要输入的变量，录入“免疫荧光法的结果”的变量名“m1”并在“标签值”内定义“1 为 +，2 为–”，录入“乳胶凝聚法的结果”的变量名“m2”并在“标签值”内定义“1 为 +，2 为–”，录入“频数”的变量名“f”，再点击【数据视图】，录入数据（图 11-17，图 11-18）。

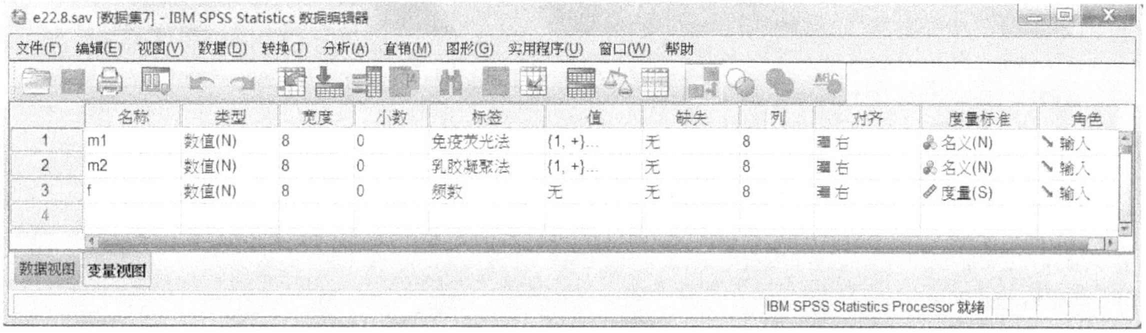

图 11-17　【变量视图】内定义要输入的变量“m1”“m2”和“f”

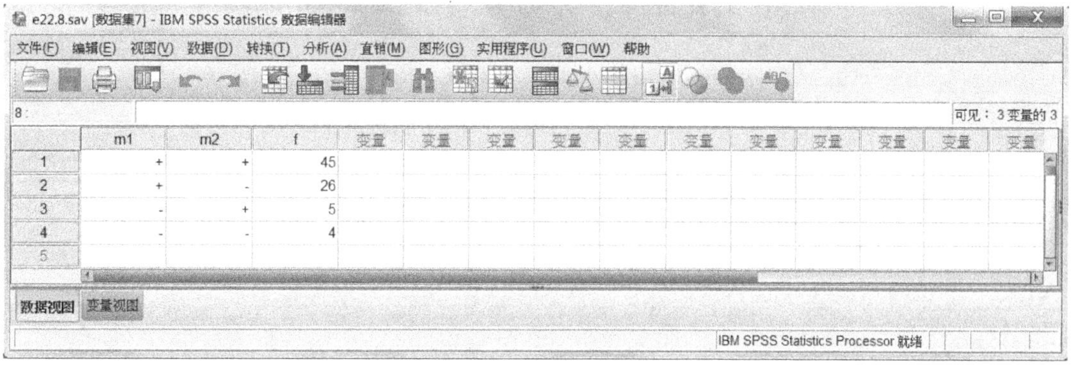

图 11-18　【数据视图】内录入数据

2. 分析及结果阅读　配对四格表卡方检验的输出通过【数据】→【加权个案】，在弹出的对话框中，单击“加权个案”，将变量“频数”选入“频数变量”中，单击【确定】。在菜单栏中，选择【分析】→【描述统计】→【交叉表】选项，在打开的对话框中，将变量“m1”和“m2”移入“行”和“列”中，单击“统计量”，选择“McNemar”，单击【确定】。

输出结果如下：

免疫荧光法* 乳胶凝聚法 交叉制表

计数

		乳胶凝聚法		合计
		+	-	
免疫荧光法	+	45	26	71
	-	5	4	9
合计		50	30	80

卡方检验

	值	精确 Sig.(双侧)
McNemar 检验		.000[a]
有效案例中的 N	80	

a. 使用的二项式分布。

采用配对四格表的 χ^2 检验，$P<0.001$，差异有统计学意义，可以认为两种方法的检测结果不同。免疫荧光法检测的阳性率为 88.75%，乳胶凝聚法的阳性率为 62.50%，免疫荧光法的阳性率高于乳胶凝聚法。

例 11-9　用 SPSS 软件计算第 10 章例 10-1 资料（详见表 10-1），分析该校二年级男生的身高与前臂长之间是否有关联，并建立前臂长 y 与身高 x 的回归方程。

SPSS 操作步骤如下。

1. 数据录入　打开 SPSS 数据编辑窗口，点击【变量视图】，在【变量视图】中定义要输入的变量，录入“身高”的变量名“x”、录入“前臂长”的变量名“y”，再点击【数据视图】，录入数据（图 11-19，图 11-20）。

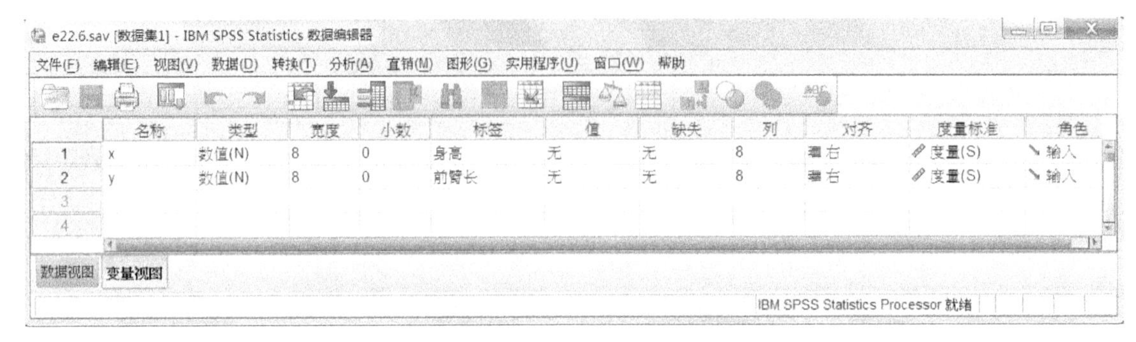

图 11-19　【变量视图】内定义要输入的变量“x”和“y”

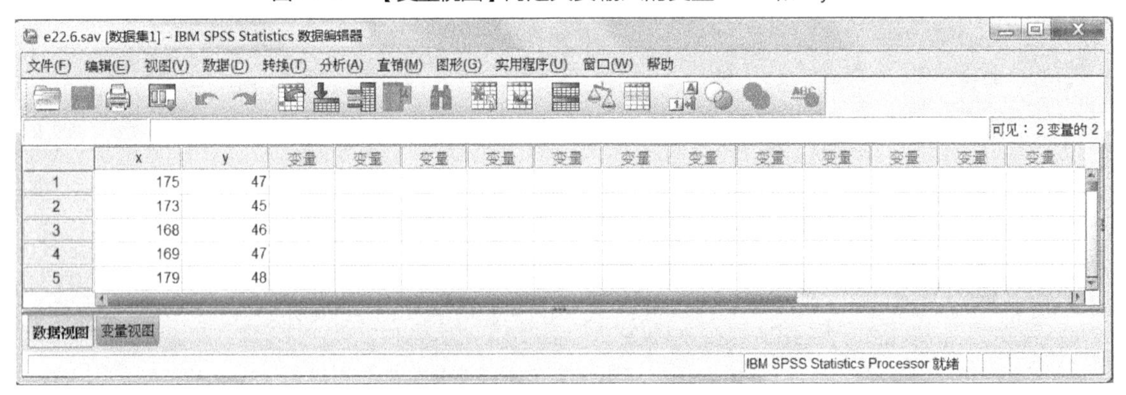

图 11-20　【数据视图】内录入数据

2. 分析及结果阅读

（1）做散点图　散点图的输出可通过【图形】→【旧对话框】→【散点/点状】→【简单分布】实现。在弹出的对话框左侧的变量列表中单击选择变量“x”，选入【x 轴】中，选择变量“y”，选入【y 轴】中，单击【确定】。

（2）分析该校二年级男生的身高与前臂长之间是否有关联　线性相关分析的输出可通过【分析】→【相关】→【双变量】实现。在弹出的对话框左侧的变量列表中单击选择变量“x”和“y”，选入右侧【变量】中，单击【确定】。

输出结果如下：

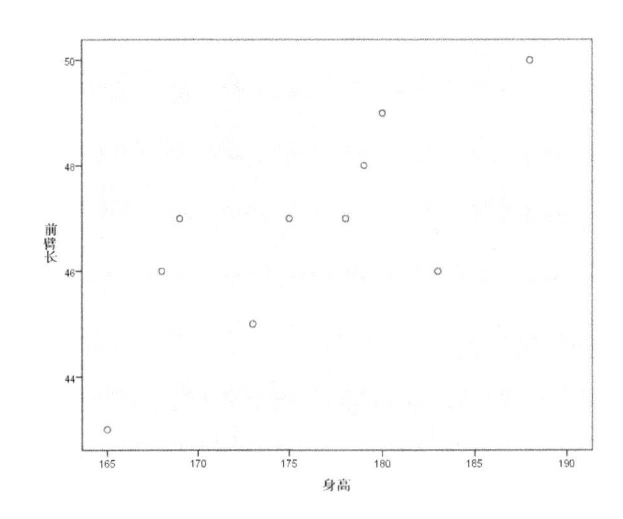

相关性

		身高	前臂长
身高	Pearson 相关性	1	.758*
	显著性（双侧）		.011
	N	10	10
前臂长	Pearson 相关性	.758*	1
	显著性（双侧）	.011	
	N	10	10

*. 在 0.05 水平（双侧）上显著相关。

采用 Pearson 相关分析，相关系数 $r = 0.758$，$P = 0.011$，相关系数具有统计学意义，可以认为该二年级男大学生的身高与前臂长之间存在正的线性相关关系。

（3）建立前臂长 y 与身高 x 的回归方程　线性回归分析的输出可通过【分析】→【回归】→【线性】实现。在弹出的对话框左侧的变量列表中单击选择变量“x”移入右侧“自变量框”，选择变量“y”移入右侧“因变量框”中，单击【确定】。

输出结果如下：

Anova[a]

模型		平方和	df	均方	F	Sig.
1	回归	20.459	1	20.459	10.810	.011[b]
	残差	15.141	8	1.893		
	总计	35.600	9			

a. 因变量: 前臂长

b. 预测变量: (常量), 身高。

系数[a]

模型		非标准化系数		标准系数	t	Sig.
		B	标准 误差	试用版		
1	(常量)	9.948	11.217		.887	.401
	身高	.210	.064	.758	3.288	.011

a. 因变量: 前臂长

采用线性回归分析，建立回归方程 $\hat{y} = 0.210x + 9.948$，对回归系数进行假设检验，$t = 3.228$，$P = 0.011$，回归系数具有统计学意义。

（张　远）

参考文献

高祖新，韩可勤，言方荣，2018. 医药应用概率统计. 3版. 北京：科学出版社

郭秀花，2014. 实用医学调查分析技术. 北京：人民军医出版社

贺生，刘元元，晏志勇，2016. 医学统计学. 北京：科学出版社

李康，贺佳，2018. 医学统计学. 7版. 北京：人民卫生出版社

李晓松，2017. 卫生统计学. 8版. 北京：人民卫生出版社

仇丽霞，2018. 医学统计学. 3版. 北京：中国协和医科大学出版社

史周华，何雁，2017. 中医药统计学与软件应用. 北京：中国中医药出版社

附录 统计用表

附表 1 随机数字表

编号	1～10	11～20	21～30	31～40	41～50
1	22 17 68 65 81	68 95 23 92 35	87 02 22 57 51	61 09 43 95 06	58 24 82 03 47
2	19 36 27 59 46	13 79 93 37 55	39 77 32 77 09	85 52 05 30 62	47 83 51 62 74
3	16 77 23 02 77	09 61 87 25 21	28 06 24 25 93	16 71 13 59 78	23 05 47 47 25
4	78 43 76 71 61	20 44 90 32 64	97 67 63 99 61	46 38 03 93 22	69 81 21 99 21
5	03 28 28 26 08	73 37 32 04 05	69 30 16 09 05	88 69 58 28 99	35 07 44 75 47
6	93 22 53 64 39	07 10 63 76 35	87 03 04 79 88	08 13 13 85 51	55 34 57 72 69
7	78 76 58 54 74	92 38 70 96 92	52 06 79 79 45	82 63 18 27 44	69 66 92 19 09
8	23 68 35 26 00	99 53 93 61 28	52 70 05 48 34	56 65 05 61 86	90 92 10 70 80
9	15 39 25 70 99	93 86 52 77 65	15 33 59 05 28	22 87 26 07 47	86 96 98 29 06
10	58 71 96 30 24	18 46 23 34 27	85 13 99 24 44	49 18 09 79 49	74 16 32 23 02
11	57 35 27 33 72	24 53 63 94 09	41 10 76 47 91	44 04 95 49 66	39 60 04 59 81
12	48 50 86 54 48	22 06 34 72 52	82 21 15 65 20	33 29 94 71 11	15 91 29 12 03
13	61 96 48 95 03	07 16 39 33 66	98 56 10 56 79	77 21 30 27 12	90 49 22 23 62
14	36 93 89 41 26	29 70 83 63 51	99 74 20 52 36	87 09 41 15 09	98 60 16 03 03
15	18 87 00 42 31	57 90 12 02 07	23 47 37 17 31	54 08 01 88 63	39 41 88 92 10
16	88 56 53 27 59	33 35 72 67 47	77 34 55 45 70	08 18 27 38 90	16 95 86 70 75
17	09 72 95 84 29	49 41 31 06 70	42 38 06 45 18	64 84 73 31 65	52 53 37 97 15
18	12 96 88 17 31	65 19 69 02 83	60 75 86 90 68	24 64 19 35 51	56 61 87 39 12
19	85 94 57 24 16	92 09 84 38 76	22 00 27 69 85	29 81 94 78 70	21 94 47 90 12
20	38 64 43 59 98	98 77 87 68 07	91 51 67 62 44	40 98 05 93 78	23 32 65 41 18
21	53 44 09 42 72	00 41 86 79 79	68 47 22 00 20	35 55 31 51 51	00 83 63 22 55
22	40 76 66 26 84	57 99 99 90 37	36 63 32 08 58	37 40 13 68 97	87 64 81 07 83
23	02 17 79 18 05	12 59 52 57 02	22 07 90 47 03	28 14 11 30 79	20 69 22 40 98
24	95 17 82 06 53	31 51 10 96 46	92 06 88 07 77	56 11 50 81 69	40 23 72 51 39
25	35 76 22 42 92	96 11 83 44 80	34 68 35 48 77	33 42 40 90 60	73 96 53 97 86
26	26 29 31 56 41	85 47 04 66 08	34 72 57 59 13	8243 80 46 15	38 26 61 70 04
27	77 80 20 75 82	72 82 32 99 90	63 95 73 76 63	89 73 44 99 05	48 67 26 43 18
28	46 40 66 44 52	91 36 74 43 53	30 82 13 54 00	78 45 63 98 35	55 03 36 67 68
29	37 56 08 18 09	77 53 84 46 47	31 91 18 95 58	24 16 74 11 53	44 10 13 85 57
30	61 65 61 68 66	37 27 47 39 19	84 83 70 07 48	53 21 40 06 71	95 06 79 88 54
31	93 43 69 64 07	34 18 04 52 35	56 27 09 24 86	61 85 53 83 45	19 90 70 99 00
32	21 96 60 12 99	11 20 99 45 18	48 13 93 55 34	18 37 79 49 90	65 97 38 20 46
33	95 20 47 97 97	27 37 83 28 71	00 06 41 41 74	45 89 09 39 84	51 67 11 52 49
34	97 86 21 78 73	10 65 81 92 59	58 76 17 14 97	04 76 62 16 17	17 95 70 45 80
35	69 92 06 34 13	59 71 74 17 32	27 55 10 24 19	23 71 82 13 74	63 52 52 01 41
36	04 31 17 21 56	33 73 99 19 87	26 72 39 27 67	53 77 57 68 93	60 61 97 22 61
37	61 06 98 03 91	87 14 77 43 96	43 00 65 98 50	45 60 33 01 07	98 99 46 50 47
38	85 93 85 86 88	72 87 08 62 40	16 06 10 89 20	23 21 34 74 97	76 38 03 29 63
39	21 74 32 47 45	73 96 07 94 52	09 65 90 77 47	25 76 16 19 33	53 05 70 53 30
40	15 69 53 82 80	79 96 23 53 10	65 39 07 16 29	45 33 02 43 70	02 87 40 41 45
41	02 89 08 04 49	20 21 14 68 86	87 63 93 95 17	11 29 01 95 80	35 14 97 35 33
42	87 18 15 89 79	85 43 01 72 73	08 61 74 51 69	89 74 39 82 15	94 51 33 41 67
43	98 83 71 94 22	59 97 50 99 52	08 52 85 08 40	87 80 61 65 31	91 51 80 2 44
44	10 08 58 21 66	72 68 49 29 31	89 85 84 46 06	59 73 19 85 23	65 09 29 75 63
45	47 90 56 10 08	88 02 84 27 83	42 29 72 23 19	66 56 45 65 79	20 71 53 20 25
46	22 85 61 68 90	49 64 92 85 44	16 40 12 89 88	50 14 49 81 06	01 82 77 45 12
47	67 80 43 79 33	12 83 11 41 16	25 58 19 68 70	77 02 54 00 52	53 43 37 15 26
48	27 62 50 96 72	79 44 61 40 15	14 53 40 65 39	27 31 58 50 28	11 39 03 34 25
49	33 78 80 87 15	38 30 06 38 21	14 47 47 07 26	54 96 87 53 32	40 36 40 96 76
50	13 13 92 66 99	47 24 49 57 74	32 25 43 62 17	10 97 11 69 84	99 63 22 32 98

附表 2 随机排列表（$n=20$）

编号	1	2	3	4	5	6	7	8	9	10	11	12	13	14	15	16	17	18	19	20	r_k
1	8	6	19	13	5	18	12	1	4	3	9	2	17	14	11	7	16	15	10	0	−0.0632
2	8	19	7	6	11	14	2	13	5	17	9	12	0	16	15	1	4	10	18	3	−0.0632
3	18	1	10	13	17	2	0	3	8	15	7	4	19	12	5	14	9	11	6	16	0.1053
4	6	19	1	5	18	12	4	0	13	10	16	17	7	14	11	15	8	3	9	2	−0.0842
5	1	2	7	4	18	0	15	13	5	12	19	10	9	14	16	8	6	11	3	17	0.2000
6	11	19	2	15	14	10	8	12	1	17	4	3	0	9	16	6	13	7	18	5	−0.1053
7	14	3	16	7	9	2	15	12	11	4	13	19	8	1	18	6	0	5	17	10	−0.0526
8	3	2	16	6	1	13	17	19	8	14	0	15	9	18	11	5	4	10	7	12	0.0526
9	16	9	10	3	15	0	11	2	1	5	18	8	19	13	6	12	17	4	7	14	0.0947
10	4	11	18	6	0	8	12	16	17	3	2	9	5	7	19	10	15	13	14	1	0.0947
11	5	15	18	13	7	3	10	14	16	1	8	2	17	6	9	4	0	12	19	11	−0.0526
12	0	18	10	15	11	12	3	13	14	1	17	2	6	9	16	4	7	8	19	5	−0.0105
13	10	9	14	18	12	17	15	3	5	2	11	19	8	0	1	4	7	13	6	16	−0.1579
14	11	9	13	0	14	12	18	7	2	10	4	17	19	6	5	8	3	15	1	16	−0.0526
15	17	1	0	16	9	12	2	4	5	18	14	15	7	19	6	8	11	3	10	13	0.1053
16	17	1	5	2	8	12	15	13	19	14	7	16	6	3	9	10	4	11	0	18	0.0105
17	5	16	15	7	18	10	12	9	11	6	13	17	14	1	0	4	3	2	19	8	−0.2000
18	16	19	0	8	6	10	13	17	4	3	15	18	11	1	12	9	5	7	2	14	−0.1368
19	13	9	17	12	15	4	3	1	16	2	10	18	8	6	7	19	14	11	0	5	−0.1263
20	11	12	8	16	3	19	14	7	9	17	4	1	10	0	18	15	6	5	13	2	−0.2105
21	19	12	13	8	4	15	16	7	0	11	1	5	14	18	3	6	10	9	2	17	−0.1368
22	2	18	8	14	6	11	1	9	15	0	17	10	4	7	13	3	12	5	16	19	0.1158
23	9	16	17	18	5	7	12	2	4	10	0	13	8	3	14	15	6	11	1	19	−0.0632
24	15	0	14	6	1	2	9	8	18	4	10	17	3	12	16	11	19	13	7	5	0.1789
25	14	0	9	18	19	16	10	4	5	1	6	2	12	3	11	13	7	8	17	15	0.0526

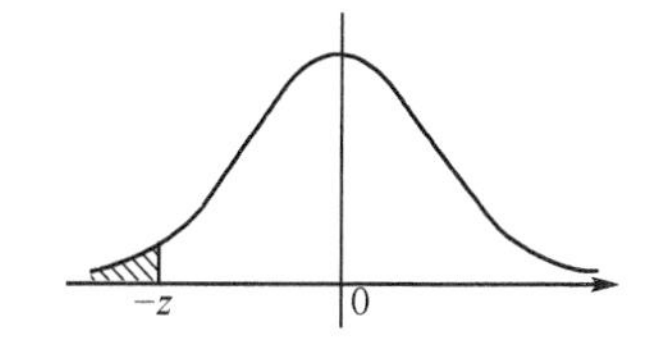

附表 3 标准正态分布密度函数曲线下的面积 $\Phi(-z)$ 值

z	0.00	0.01	0.02	0.03	0.04	0.05	0.06	0.07	0.08	0.09
−3.0	0.0013	0.0013	0.0013	0.0012	0.0012	0.0011	0.0011	0.0011	0.0010	0.0010
−2.9	0.0019	0.0018	0.0018	0.0017	0.0016	0.0016	0.0015	0.0015	0.0014	0.0014
−2.8	0.0026	0.0025	0.0024	0.0023	0.0023	0.0022	0.0021	0.0021	0.0020	0.0019
−2.7	0.0035	0.0034	0.0033	0.0032	0.0031	0.0030	0.0029	0.0028	0.0027	0.0026
−2.6	0.0047	0.0045	0.0044	0.0043	0.0041	0.0040	0.0039	0.0038	0.0037	0.0036
−2.5	0.0062	0.0060	0.0059	0.0057	0.0055	0.0054	0.0052	0.0051	0.0049	0.0048
−2.4	0.0082	0.0080	0.0078	0.0075	0.0073	0.0071	0.0069	0.0068	0.0066	0.0064
−2.3	0.0107	0.0104	0.0102	0.0099	0.0096	0.0094	0.0091	0.0089	0.0087	0.0084
−2.2	0.0139	0.0136	0.0132	0.0129	0.0125	0.0122	0.0119	0.0116	0.0113	0.0110
−2.1	0.0179	0.0174	0.0170	0.0166	0.0162	0.0158	0.0154	0.0150	0.0146	0.0143
−2.0	0.0228	0.0222	0.0217	0.0212	0.0207	0.0202	0.0197	0.0192	0.0188	0.0183
−1.9	0.0287	0.0281	0.0274	0.0268	0.0262	0.0256	0.0250	0.0244	0.0239	0.0233
−1.8	0.0359	0.0352	0.0344	0.0336	0.0329	0.0322	0.0314	0.0307	0.0301	0.0294
−1.7	0.0446	0.0436	0.0427	0.0418	0.0409	0.0401	0.0392	0.0384	0.0375	0.0367
−1.6	0.0548	0.0537	0.0526	0.0516	0.0505	0.0495	0.0485	0.0475	0.0465	0.0455
−1.5	0.0668	0.0655	0.0643	0.0630	0.0618	0.0606	0.0594	0.0582	0.0571	0.0559
−1.4	0.0808	0.0793	0.0778	0.0764	0.0749	0.0735	0.0721	0.0708	0.0694	0.0681
−1.3	0.0968	0.0951	0.0934	0.0918	0.0901	0.0885	0.0869	0.0853	0.0838	0.0823
−1.2	0.1151	0.1131	0.1112	0.1093	0.1075	0.1056	0.1038	0.1020	0.1003	0.0985
−1.1	0.1357	0.1335	0.1314	0.1292	0.1271	0.1251	0.1230	0.1210	0.1190	0.1170
−1.0	0.1587	0.1562	0.1539	0.1515	0.1492	0.1469	0.1446	0.1423	0.1401	0.1379
−0.9	0.1841	0.1814	0.1788	0.1762	0.1736	0.1711	0.1685	0.1660	0.1635	0.1611
−0.8	0.2119	0.2090	0.2061	0.2033	0.2005	0.1977	0.1949	0.1922	0.1894	0.1867
−0.7	0.2420	0.2389	0.2358	0.2327	0.2296	0.2266	0.2236	0.2206	0.2177	0.2148
−0.6	0.2743	0.2709	0.2676	0.2643	0.2611	0.2578	0.2546	0.2514	0.2483	0.2451
−0.5	0.3085	0.3050	0.3015	0.2981	0.2946	0.2912	0.2877	0.2843	0.2810	0.2776
−0.4	0.3446	0.3409	0.3372	0.3336	0.3300	0.3264	0.3228	0.3192	0.3156	0.3121
−0.3	0.3821	0.3783	0.3745	0.3707	0.3669	0.3632	0.3594	0.3557	0.3520	0.3483
−0.2	0.4207	0.4168	0.4129	0.4090	0.4052	0.4013	0.3974	0.3936	0.3897	0.3859
−0.1	0.4602	0.4562	0.4522	0.4483	0.4443	0.4404	0.4364	0.4325	0.4286	0.4247
0.0	0.5000	0.4960	0.4920	0.4880	0.4840	0.4801	0.4761	0.4721	0.4681	0.4641

注：$\Phi(z)=1-\Phi(-z)$

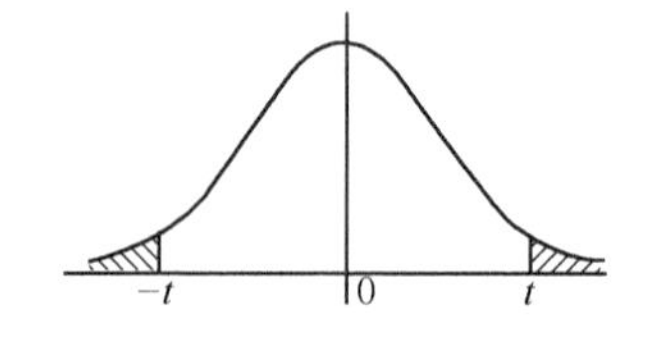

附表 4 t 界值表

自由度 v	概率 P										
	单侧:	0.25	0.20	0.10	0.05	0.025	0.01	0.005	0.0025	0.001	0.0005
	双侧:	0.50	0.40	0.20	0.10	0.05	0.02	0.01	0.005	0.002	0.001
1		1.000	1.376	3.078	6.314	12.706	31.821	63.657	127.321	318.309	636.619
2		0.816	1.061	1.886	2.920	4.303	6.965	9.925	14.089	22.327	31.599
3		0.765	0.978	1.638	2.353	3.182	4.541	5.841	7.453	10.215	12.924
4		0.741	0.941	1.533	2.132	2.776	3.747	4.604	5.598	7.173	8.610
5		0.727	0.920	1.476	2.015	2.571	3.365	4.032	4.773	5.893	6.869
6		0.718	0.906	1.440	1.943	2.447	3.143	3.707	4.317	5.208	5.959
7		0.711	0.896	1.415	1.895	2.365	2.998	3.499	4.029	4.785	5.408
8		0.706	0.889	1.397	1.860	2.306	2.896	3.355	3.833	4.501	5.041
9		0.703	0.883	1.383	1.833	2.262	2.821	3.250	3.690	4.297	4.781
10		0.700	0.879	1.372	1.812	2.228	2.764	3.169	3.581	4.144	4.587
11		0.697	0.876	1.363	1.796	2.201	2.718	3.106	3.497	4.025	4.437
12		0.695	0.873	1.356	1.782	2.179	2.681	3.055	3.428	3.930	4.318
13		0.694	0.870	1.350	1.771	2.160	2.650	3.012	3.372	3.852	4.221
14		0.692	0.868	1.345	1.761	2.145	2.624	2.977	3.326	3.787	4.140
15		0.691	0.866	1.341	1.753	2.131	2.602	2.947	3.286	3.733	4.073
16		0.690	0.865	1.337	1.746	2.120	2.583	2.921	3.252	3.686	4.015
17		0.689	0.863	1.333	1.740	2.110	2.567	2.898	3.222	3.646	3.965
18		0.688	0.862	1.330	1.734	2.101	2.552	2.878	3.197	3.610	3.922
19		0.688	0.861	1.328	1.729	2.093	2.539	2.861	3.174	3.579	3.883
20		0.687	0.860	1.325	1.725	2.086	2.528	2.845	3.153	3.552	3.850
21		0.686	0.859	1.323	1.721	2.080	2.518	2.831	3.135	3.527	3.819
22		0.686	0.858	1.321	1.717	2.074	2.508	2.819	3.119	3.505	3.792
23		0.685	0.858	1.319	1.714	2.069	2.500	2.807	3.104	3.485	3.768
24		0.685	0.857	1.318	1.711	2.064	2.492	2.797	3.091	3.467	3.745
25		0.684	0.856	1.316	1.708	2.060	2.485	2.787	3.078	3.450	3.725
26		0.684	0.856	1.315	1.706	2.056	2.479	2.779	3.067	3.435	3.707
27		0.684	0.855	1.314	1.703	2.052	2.473	2.771	3.057	3.421	3.690
28		0.683	0.855	1.313	1.701	2.048	2.467	2.763	3.047	3.408	3.674
29		0.683	0.854	1.311	1.699	2.045	2.462	2.756	3.038	3.396	3.659
30		0.683	0.854	1.310	1.697	2.042	2.457	2.750	3.030	3.385	3.646
31		0.682	0.853	1.309	1.696	2.040	2.453	2.744	3.022	3.375	3.633
32		0.682	0.853	1.309	1.694	2.037	2.449	2.738	3.015	3.365	3.622
33		0.682	0.853	1.308	1.692	2.035	2.445	2.733	3.008	3.356	3.611
34		0.682	0.852	1.307	1.691	2.032	2.441	2.728	3.002	3.348	3.601
35		0.682	0.852	1.306	1.690	2.030	2.438	2.724	2.996	3.340	3.591
36		0.681	0.852	1.306	1.688	2.028	2.434	2.719	2.990	3.333	3.582
37		0.681	0.851	1.305	1.687	2.026	2.431	2.715	2.985	3.326	3.574
38		0.681	0.851	1.304	1.686	2.024	2.429	2.712	2.980	3.319	3.566
39		0.681	0.851	1.304	1.685	2.023	2.426	2.708	2.976	3.313	3.558
40		0.681	0.851	1.303	1.684	2.021	2.423	2.704	2.971	3.307	3.551
50		0.679	0.849	1.299	1.676	2.009	2.403	2.678	2.937	3.261	3.496
60		0.679	0.848	1.296	1.671	2.000	2.390	2.660	2.915	3.232	3.460
70		0.678	0.847	1.294	1.667	1.994	2.381	2.648	2.899	3.211	3.435
80		0.678	0.846	1.292	1.664	1.990	2.374	2.639	2.887	3.195	3.416
90		0.677	0.846	1.291	1.662	1.987	2.369	2.632	2.878	3.183	3.402
100		0.677	0.845	1.290	1.660	1.984	2.364	2.626	2.871	3.174	3.390
200		0.676	0.843	1.286	1.653	1.972	2.345	2.601	2.839	3.131	3.340
500		0.675	0.842	1.283	1.648	1.965	2.334	2.586	2.820	3.107	3.310
1000		0.675	0.842	1.282	1.646	1.962	2.330	2.581	2.813	3.098	3.300
∞		0.6745	0.8416	1.2816	1.6449	1.9600	2.3263	2.5758	2.8070	3.0902	3.2905

附表 5 百分率的置信区间（上行：95%置信区间。下行：99%置信区间）（单位：%）

n	x													
	0	1	2	3	4	5	6	7	8	9	10	11	12	13
1	0～98													
	0～100													
2	0～84	1～99												
	0～93	0～100												
3	0～71	1～91	9～99											
	0～83	0～96	4～100											
4	0～60	1～81	7～73											
	0～73	0～89	3～97											
5	0～52	1～72	5～85	15～95										
	0～65	0～81	2～92	8～98										
6	0～46	0～64	4～78	12～88										
	0～59	0～75	2～86	7～93										
7	0～41	0～58	4～78	12～88										
	0～53	0～68	2～86	7～93										
8	0～37	0～53	3～65	9～76	16～84									
	0～48	0～63	1～74	5～83	10～90									
9	0～34	0～48	3～60	7～70	14～79	21～86								
	0～45	0～59	1～69	4～78	9～85	15～91								
10	0～31	0～45	3～56	7～65	12～74	19～81								
	0～41	0～54	1～65	4～74	8～81	13～87								
11	0～28	0～41	2～52	6～61	11～69	17～77	23～83							
	0～38	0～51	1～61	3～69	7～77	11～83	17～89							
12	0～26	0～38	2～48	5～57	10～65	15～72	21～79							
	0～36	0～48	1～57	3～66	6～73	10～79	15～85							
13	0～25	0～36	2～45	5～54	9～61	14～68	19～75	25～81						
	0～34	0～45	1～54	3～62	6～69	9～76	14～81	19～86						
14	0～23	0～34	2～43	5～51	8～58	13～65	18～71	23～77						
	0～32	0～42	1～51	3～59	5～66	9～72	13～78	17～83						
15	0～22	0～32	2～41	4～48	8～55	12～62	16～68	21～73	27～79					
	0～30	0～40	1～49	2～56	5～63	8～69	12～74	16～79	21～84					
16	0～21	0～30	2～38	4～46	7～52	11～59	15～65	20～70	25～75					
	0～28	0～38	1～46	2～53	5～60	8～66	11～71	15～76	19～81					
17	0～20	0～29	2～36	4～43	7～50	10～56	14～62	18～67	23～72	28～77				
	0～27	0～36	1～44	2～51	4～57	7～63	10～69	14～74	18～78	22～82				
18	0～19	0～27	1～35	4～41	6～48	10～54	13～59	17～64	22～69	26～74				
	0～26	0～35	1～42	2～49	4～55	7～61	10～66	13～71	17～75	21～79				
19	0～18	0～26	1～33	3～40	6～46	9～51	13～57	16～62	20～67	24～71	29～76			
	0～24	0～33	1～40	2～47	4～53	6～58	9～63	12～68	16～73	19～77	23～81			
20	0～17	0～25	1～32	3～38	6～44	9～49	12～54	15～59	19～64	23～69	27～73			
	0～23	0～32	1～39	2～45	4～51	6～56	9～61	11～66	15～70	18～74	22～78			

续表

n	x													
	0	1	2	3	4	5	6	7	8	9	10	11	12	13
21	0~16	0~24	1~30	3~36	5~42	8~47	11~52	15~57	18~62	22~66	26~70	30~74		
	0~22	0~30	1~37	2~43	3~49	6~54	8~59	11~63	14~68	17~71	21~76	24~80		
22	0~15	0~23	1~29	3~35	5~40	8~45	11~50	14~55	17~59	21~64	24~68	28~72		
	0~21	0~29	1~36	2~42	3~47	5~52	8~57	10~61	13~66	16~70	20~73	23~77		
23	0~15	0~22	1~28	3~34	5~39	8~44	10~48	13~53	16~57	20~62	23~66	27~69	31~73	
	0~21	0~28	1~35	2~40	3~45	5~50	7~55	10~59	13~63	15~67	19~71	22~75	25~78	
24	0~14	0~21	1~27	3~32	5~37	7~42	10~47	13~51	16~55	19~59	22~63	26~67	29~71	
	0~20	0~27	0~33	2~39	3~44	5~49	7~53	9~57	12~61	15~65	18~69	21~73	24~76	
25	0~14	0~20	1~26	3~31	5~36	7~41	9~45	12~49	15~54	18~58	21~61	24~65	28~69	31~72
	0~19	0~26	0~32	1~37	3~42	5~47	7~51	9~56	11~60	14~63	17~67	20~71	23~74	26~77
26	0~13	0~20	1~25	2~30	4~35	7~39	9~44	12~48	14~52	17~56	20~60	23~63	27~67	30~70
	0~18	0~25	0~31	1~36	3~41	4~46	6~50	9~54	11~58	13~62	16~65	19~69	22~72	25~75
27	0~13	0~19	1~24	2~29	4~34	6~38	9~42	11~46	14~50	17~54	19~58	22~61	26~65	29~68
	0~18	0~25	0~30	1~35	3~40	4~44	6~48	8~52	10~56	13~60	15~63	18~67	21~70	24~73
28	0~12	0~18	1~24	2~28	4~33	6~37	8~41	11~45	13~49	16~52	19~56	22~59	25~63	28~66
	0~17	0~24	0~29	1~34	3~39	4~43	6~47	8~51	10~55	12~58	15~62	17~65	20~68	23~71
29	0~12	0~18	1~23	2~27	4~32	6~36	8~40	10~44	13~47	15~51	18~54	21~58	24~61	26~24
	0~17	0~23	0~28	1~33	2~37	4~42	6~46	8~49	10~53	12~57	14~60	17~63	19~66	22~70
30	0~12	0~17	1~22	2~27	4~31	6~35	8~39	10~42	12~46	15~49	17~53	20~56	23~59	26~63
	0~16	0~22	0~27	1~31	2~35	4~39	5~43	7~47	9~50	11~54	13~57	16~60	18~63	20~66
31	0~11	0~17	1~22	2~26	4~30	6~34	8~38	10~41	12~45	14~48	17~51	19~55	22~58	25~61
	0~16	0~22	0~27	1~31	2~35	4~39	5~43	7~47	9~50	11~54	13~57	16~60	18~63	20~66
32	0~11	0~16	1~21	2~25	4~29	5~33	7~36	7~40	12~43	14~47	16~50	19~53	21~56	24~59
	0~15	0~20	0~25	1~30	2~34	4~38	5~42	7~46	9~49	11~52	13~56	15~59	17~62	20~65
33	0~11	0~15	1~20	2~24	3~28	5~32	7~36	9~39	11~42	13~46	16~49	18~52	20~55	23~58
	0~15	0~20	0~25	1~30	2~34	3~37	5~41	7~44	8~48	10~51	12~54	14~57	17~60	19~63
34	0~10	0~15	1~19	2~23	3~28	5~31	7~35	9~38	11~41	13~44	15~48	17~51	20~54	22~56
	0~14	0~20	0~25	1~29	2~33	3~36	5~40	6~43	8~47	10~50	12~53	14~56	16~59	18~62
35	0~10	0~15	1~19	2~23	3~27	5~30	7~34	8~37	10~40	13~43	15~46	17~49	19~52	22~55
	0~14	0~20	0~24	1~28	2~32	3~35	5~39	6~42	8~45	10~49	12~52	14~55	16~57	18~60
36	0~10	0~15	1~18	2~22	3~26	5~29	6~33	8~36	10~39	12~42	14~45	16~48	19~51	21~54
	0~14	0~19	0~23	1~27	2~31	3~35	5~38	6~41	8~44	9~47	11~50	13~53	15~56	17~59
37	0~10	0~14	1~18	2~22	3~25	5~28	6~32	8~35	10~38	12~41	14~44	16~47	18~50	20~53
	0~13	0~18	0~23	1~27	2~30	3~34	4~37	6~40	7~43	9~46	11~49	13~52	15~55	17~58
38	0~10	0~14	1~18	2~21	3~25	5~28	6~32	8~34	10~37	11~40	13~43	15~46	18~49	20~51
	0~13	0~18	0~22	1~26	2~30	3~33	4~36	6~39	7~42	9~45	11~48	12~51	14~54	16~56
39	0~9	0~14	1~17	2~21	3~24	4~27	6~31	8~33	9~36	11~39	13~42	15~45	17~48	19~50
	0~13	0~18	0~21	1~25	2~29	3~32	4~35	6~38	7~41	9~44	10~47	12~50	14~53	16~55
40	0~9	0~13	1~17	2~21	3~24	4~27	6~30	8~33	9~35	11~38	13~41	15~44	17~47	19~49
	0~12	0~17	0~21	1~25	2~28	3~32	4~35	5~38	7~40	9~43	10~46	12~49	13~52	15~54
41	0~9	0~13	1~17	2~20	3~23	4~26	6~29	7~32	9~35	11~37	12~40	14~43	16~46	18~48
	0~12	0~17	0~21	1~24	2~28	3~31	4~34	5~37	7~40	8~42	10~45	11~48	13~50	15~53

续表

n	x													
	0	1	2	3	4	5	6	7	8	9	10	11	12	13
42	0～9	0～13	1～16	2～20	3～23	4～26	6～28	7～31	9～34	10～37	12～39	14～42	16～45	18～47
	0～12	0～17	0～20	1～24	2～27	3～30	4～33	5～36	7～39	8～42	9～44	11～47	13～49	15～52
43	0～9	0～12	1～16	2～19	3～23	4～25	5～28	7～31	8～33	10～36	12～39	14～41	15～44	17～46
	0～12	0～16	0～20	1～23	2～26	3～30	4～33	5～35	6～38	8～41	9～43	11～46	13～49	14～51
44	0～9	0～12	1～15	2～19	3～22	4～25	5～28	7～30	8～33	10～35	11～38	13～40	15～43	17～45
	0～11	0～16	0～19	1～23	2～26	3～29	4～32	5～35	6～37	8～40	9～42	11～45	12～47	14～50
45	0～8	0～12	1～15	2～18	3～21	4～24	5～27	7～30	8～32	9～34	11～37	13～39	15～42	16～44
	0～11	0～15	0～19	1～22	2～25	3～28	4～31	5～34	6～37	8～39	9～42	10～44	12～47	14～49
46	0～8	0～12	1～15	2～18	3～21	4～24	5～26	7～29	8～31	9～34	11～36	13～39	14～41	16～43
	0～11	0～15	0～19	1～22	2～25	3～28	4～31	5～33	6～36	7～39	9～41	10～43	12～46	13～48
47	0～8	0～12	1～15	2～17	3～20	4～23	5～26	6～28	8～31	9～34	11～36	12～38	14～40	16～43
	0～11	0～15	0～18	1～21	2～24	2～27	3～30	5～33	6～35	7～38	9～40	10～42	11～45	13～47
48	0～8	0～11	1～14	2～17	3～20	4～22	5～25	6～28	8～30	9～33	11～35	12～37	14～39	15～42
	0～10	0～14	0～18	1～21	2～24	2～27	3～29	5～32	6～35	7～37	8～40	10～42	11～44	13～47
49	0～8	0～11	1～14	2～17	3～20	4～22	5～25	6～27	7～30	9～32	10～35	12～37	13～39	15～41
	0～10	0～14	0～17	1～20	1～24	2～26	3～29	4～32	6～34	7～36	8～39	9～41	11～44	12～46
50	0～7	0～11	1～14	2～17	2～19	3～22	5～24	6～26	7～29	9～31	10～34	11～36	13～38	15～41
	0～10	0～14	0～17	1～20	1～23	2～26	3～28	4～31	5～33	7～36	8～38	9～40	11～43	12～45

附表6　F界值表（方差齐性检验用，双侧界值）α=0.05

分母的自由度 ν_2	分子的自由度 ν_1															
	1	2	3	4	5	6	7	8	9	10	12	15	20	30	60	∞
1	647.789	799.500	864.163	899.583	921.848	937.111	948.217	956.656	963.285	968.627	976.708	984.867	993.103	1001.414	1009.800	1018.253
2	38.506	39.000	39.166	39.248	39.298	39.332	39.355	39.373	39.387	39.398	39.415	39.431	39.448	39.465	39.481	39.498
3	17.443	16.044	15.439	15.101	14.885	14.735	14.624	14.540	14.473	14.419	14.337	14.253	14.167	14.081	13.992	13.902
4	12.218	10.649	9.979	9.605	9.365	9.197	9.074	8.980	8.905	8.844	8.751	8.657	8.560	8.461	8.360	8.257
5	10.007	8.434	7.764	7.388	7.146	6.978	6.853	6.757	6.681	6.619	6.525	6.428	6.329	6.227	6.123	6.015
6	8.813	7.260	6.599	6.227	5.988	5.820	5.696	5.600	5.523	5.461	5.366	5.269	5.168	5.065	4.959	4.849
7	8.073	6.542	5.890	5.523	5.285	5.119	4.995	4.899	4.823	4.761	4.666	4.568	4.467	4.362	4.254	4.142
8	7.571	6.060	5.416	5.053	4.817	4.652	4.529	4.433	4.357	4.295	4.200	4.101	4.000	3.894	3.784	3.670
9	7.209	5.715	5.078	4.718	4.484	4.320	4.197	4.102	4.026	3.964	3.868	3.769	3.667	3.560	3.449	3.333
10	6.937	5.456	4.826	4.468	4.236	4.072	3.950	3.855	3.779	3.717	3.621	3.522	3.419	3.311	3.198	3.080
11	6.724	5.256	4.630	4.275	4.044	3.881	3.759	3.664	3.588	3.526	3.430	3.330	3.226	3.118	3.004	2.883
12	6.554	5.096	4.474	4.121	3.891	3.728	3.607	3.512	3.436	3.374	3.277	3.177	3.073	2.963	2.848	2.725
13	6.414	4.965	4.347	3.996	3.767	3.604	3.483	3.388	3.312	3.250	3.153	3.053	2.948	2.837	2.720	2.596
14	6.298	4.857	4.242	3.892	3.663	3.501	3.380	3.285	3.209	3.147	3.050	2.949	2.844	2.732	2.614	2.487
15	6.200	4.765	4.153	3.804	3.576	3.415	3.293	3.199	3.123	3.060	2.963	2.862	2.756	2.644	2.524	2.395
16	6.115	4.687	4.077	3.729	3.502	3.341	3.219	3.125	3.049	2.986	2.889	2.788	2.681	2.568	2.447	2.316
17	6.042	4.619	4.011	3.665	3.438	3.277	3.156	3.061	2.985	2.922	2.825	2.723	2.616	2.502	2.380	2.248
18	5.978	4.560	3.954	3.608	3.382	3.221	3.100	3.005	2.929	2.866	2.769	2.667	2.559	2.445	2.321	2.187
19	5.922	4.508	3.903	3.559	3.333	3.172	3.051	2.956	2.880	2.817	2.720	2.617	2.509	2.394	2.270	2.133
20	5.872	4.461	3.859	3.515	3.289	3.128	3.007	2.913	2.837	2.774	2.676	2.573	2.465	2.349	2.223	2.085
21	5.827	4.420	3.819	3.475	3.250	3.090	2.969	2.874	2.798	2.735	2.637	2.534	2.425	2.308	2.182	2.042
22	5.786	4.383	3.783	3.440	3.215	3.055	2.934	2.839	2.763	2.700	2.602	2.498	2.389	2.272	2.145	2.003
23	5.750	4.349	3.751	3.408	3.184	3.023	2.902	2.808	2.731	2.668	2.570	2.467	2.357	2.239	2.111	1.968
24	5.717	4.319	3.721	3.379	3.155	2.995	2.874	2.779	2.703	2.640	2.541	2.437	2.327	2.209	2.080	1.935
25	5.686	4.291	3.694	3.353	3.129	2.969	2.848	2.753	2.677	2.614	2.515	2.411	2.301	2.182	2.052	1.906
26	5.659	4.266	3.670	3.329	3.105	2.945	2.824	2.729	2.653	2.590	2.491	2.387	2.276	2.157	2.026	1.878
27	5.633	4.242	3.647	3.307	3.083	2.923	2.802	2.707	2.631	2.568	2.469	2.364	2.253	2.133	2.002	1.853
28	5.610	4.221	3.626	3.286	3.063	2.903	2.782	2.687	2.611	2.547	2.448	2.344	2.232	2.112	1.980	1.829
29	5.588	4.201	3.607	3.267	3.044	2.884	2.763	2.669	2.592	2.529	2.430	2.325	2.213	2.092	1.959	1.807
30	5.568	4.182	3.589	3.250	3.027	2.867	2.746	2.651	2.575	2.511	2.412	2.307	2.195	2.074	1.940	1.787
40	5.424	4.051	3.463	3.126	2.904	2.744	2.624	2.529	2.452	2.388	2.288	2.182	2.068	1.943	1.803	1.637
60	5.286	3.925	3.343	3.008	2.786	2.627	2.507	2.412	2.334	2.270	2.169	2.061	1.945	1.815	1.667	1.482
120	5.152	3.805	3.227	2.894	2.674	2.515	2.395	2.299	2.222	2.157	2.055	1.945	1.825	1.690	1.530	1.311
∞	5.024	3.689	3.116	2.786	2.567	2.408	2.288	2.192	2.114	2.048	1.945	1.833	1.709	1.566	1.389	1.013

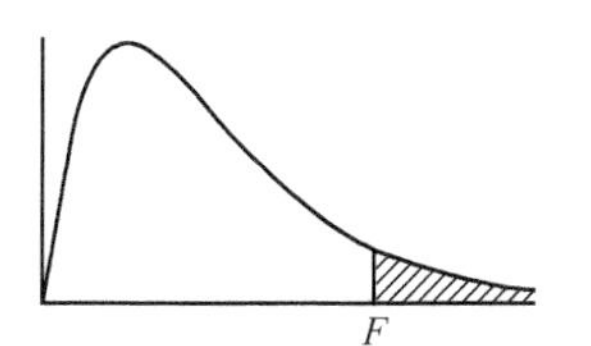

附表 7 F界值表（方差分析用，单侧界值）

上行 $\alpha=0.05$，下行 $\alpha=0.01$

分母的自由度 v_2	分子的自由度 v_1											
	1	2	3	4	5	6	7	8	9	10	11	12
1	161.448	199.500	215.707	224.583	230.162	233.986	236.768	238.883	240.543	241.882	242.984	243.906
	4052.18	4999.50	5403.35	5624.58	5763.65	5858.99	5928.36	5981.07	6022.47	6055.85	6083.32	6106.32
2	18.513	19.000	19.164	19.247	19.296	19.330	19.353	19.371	19.385	19.396	19.405	19.413
	98.503	99.000	99.166	99.249	99.299	99.333	99.356	99.374	99.388	99.399	99.408	99.416
3	10.128	9.552	9.277	9.117	9.014	8.941	8.887	8.845	8.812	8.786	8.763	8.745
	34.116	30.817	29.457	28.710	28.237	27.911	27.672	27.489	27.345	27.229	27.133	27.052
4	7.709	6.944	6.591	6.388	6.256	6.163	6.094	6.041	5.999	5.964	5.936	5.912
	21.198	18.000	16.694	15.977	15.522	15.207	14.976	14.799	14.659	14.546	14.452	14.374
5	6.608	5.786	5.410	5.192	5.050	4.950	4.876	4.818	4.773	4.735	4.704	4.678
	16.258	13.274	12.060	11.392	10.967	10.672	10.456	10.289	10.158	10.051	9.963	9.888
6	5.987	5.143	4.757	4.534	4.387	4.284	4.207	4.147	4.099	4.060	4.027	4.000
	13.745	10.925	9.780	9.148	8.746	8.466	8.260	8.102	7.976	7.874	7.790	7.718
7	5.591	4.737	4.347	4.120	3.972	3.866	3.787	3.726	3.677	3.637	3.603	3.575
	12.246	9.547	8.451	7.847	7.460	7.191	6.993	6.840	6.719	6.620	6.538	6.469
8	5.318	4.459	4.066	3.838	3.688	3.581	3.501	3.438	3.388	3.347	3.313	3.284
	11.259	8.649	7.591	7.006	6.632	6.371	6.178	6.029	5.911	5.814	5.734	5.667
9	5.117	4.257	3.863	3.633	3.482	3.374	3.293	3.230	3.179	3.137	3.103	3.073
	10.561	8.022	6.992	6.422	6.057	5.802	5.613	5.467	5.351	5.257	5.178	5.111
10	4.965	4.103	3.708	3.478	3.326	3.217	3.136	3.072	3.020	2.978	2.943	2.913
	10.044	7.559	6.552	5.994	5.636	5.386	5.200	5.057	4.942	4.849	4.772	4.706
11	4.844	3.982	3.587	3.357	3.204	3.095	3.012	2.948	2.896	2.854	2.818	2.788
	9.646	7.206	6.217	5.668	5.316	5.069	4.886	4.745	4.632	4.539	4.462	4.397
12	4.747	3.885	3.490	3.259	3.106	2.996	2.913	2.849	2.796	2.753	2.717	2.687
	9.330	6.927	5.953	5.412	5.064	4.821	4.640	4.499	4.388	4.296	4.220	4.155
13	4.667	3.806	3.411	3.179	3.025	2.915	2.832	2.767	2.714	2.671	2.635	2.604
	9.074	6.701	5.739	5.205	4.862	4.620	4.441	4.302	4.191	4.100	4.025	3.960
14	4.600	3.739	3.344	3.112	2.958	2.848	2.764	2.699	2.646	2.602	2.566	2.534
	8.862	6.515	5.564	5.035	4.695	4.456	4.278	4.140	4.030	3.939	3.864	3.800
15	4.543	3.682	3.287	3.056	2.901	2.791	2.707	2.641	2.588	2.544	2.507	2.475
	8.683	6.359	5.417	4.893	4.556	4.318	4.142	4.005	3.895	3.805	3.730	3.666
16	4.494	3.634	3.239	3.007	2.852	2.741	2.657	2.591	2.538	2.494	2.456	2.425
	8.531	6.226	5.292	4.773	4.437	4.202	4.026	3.890	3.780	3.691	3.616	3.553
17	4.451	3.592	3.197	2.965	2.810	2.699	2.614	2.548	2.494	2.450	2.413	2.381
	8.400	6.112	5.185	4.669	4.336	4.102	3.927	3.791	3.682	3.593	3.519	3.455
18	4.414	3.555	3.160	2.928	2.773	2.661	2.577	2.510	2.456	2.412	2.374	2.342
	8.285	6.013	5.092	4.579	4.248	4.015	3.841	3.705	3.597	3.508	3.434	3.371
19	4.381	3.522	3.127	2.895	2.740	2.628	2.544	2.477	2.423	2.378	2.340	2.308
	8.185	5.926	5.010	4.500	4.171	3.939	3.765	3.631	3.523	3.434	3.360	3.297
20	4.351	3.493	3.098	2.866	2.711	2.599	2.514	2.447	2.393	2.348	2.310	2.278
	8.096	5.849	4.938	4.431	4.103	3.871	3.699	3.564	3.457	3.368	3.294	3.231
21	4.325	3.467	3.073	2.840	2.685	2.573	2.488	2.421	2.366	2.321	2.283	2.250
	8.017	5.780	4.874	4.369	4.042	3.812	3.640	3.506	3.398	3.310	3.236	3.173
22	4.301	3.443	3.049	2.817	2.661	2.549	2.464	2.397	2.342	2.297	2.259	2.226
	7.945	5.719	4.817	4.313	3.988	3.758	3.587	3.453	3.346	3.258	3.184	3.121
23	4.279	3.422	3.028	2.796	2.640	2.528	2.442	2.375	2.320	2.275	2.236	2.204
	7.881	5.664	4.765	4.264	3.939	3.710	3.539	3.406	3.299	3.211	3.137	3.074
24	4.260	3.403	3.009	2.776	2.621	2.508	2.423	2.355	2.300	2.255	2.216	2.183
	7.823	5.614	4.718	4.218	3.895	3.667	3.496	3.363	3.256	3.168	3.094	3.032
25	4.242	3.385	2.991	2.759	2.603	2.490	2.405	2.337	2.282	2.237	2.198	2.165
	7.770	5.568	4.676	4.177	3.855	3.627	3.457	3.324	3.217	3.129	3.056	2.993

续表

分母的自由度 v_2	分子的自由度 v_1											
	14	16	20	24	30	40	50	75	100	200	500	∞
1	245.364	246.464	248.013	249.052	250.095	251.143	251.774	252.618	253.041	253.677	254.059	254.313
	6142.674	6170.101	6208.730	6234.631	6260.649	6286.782	6302.517	6323.561	6334.110	6349.967	6359.501	6365.833
2	19.424	19.433	19.446	19.454	19.462	19.471	19.476	19.482	19.486	19.491	19.494	19.496
	99.428	99.437	99.449	99.458	99.466	99.474	99.479	99.486	99.489	99.494	99.497	99.499
3	8.715	8.692	8.660	8.639	8.617	8.594	8.581	8.563	8.554	8.540	8.532	8.527
	26.924	26.827	26.690	26.598	26.505	26.411	26.354	26.278	26.240	26.183	26.148	26.125
4	5.873	5.844	5.803	5.774	5.746	5.717	5.700	5.676	5.664	5.646	5.635	5.628
	14.249	14.154	14.020	13.929	13.838	13.745	13.690	13.615	13.577	13.520	13.486	13.463
5	4.636	4.604	4.558	4.527	4.496	4.464	4.444	4.418	4.405	4.385	4.373	4.365
	9.770	9.680	9.553	9.467	9.379	9.291	9.238	9.166	9.130	9.075	9.042	9.021
6	3.956	3.922	3.874	3.842	3.808	3.774	3.754	3.726	3.712	3.690	3.678	3.669
	7.605	7.519	7.396	7.313	7.229	7.143	7.092	7.022	6.987	6.934	6.902	6.880
7	3.529	3.494	3.445	3.411	3.376	3.340	3.319	3.290	3.275	3.253	3.239	3.230
	6.359	6.275	6.155	6.074	5.992	5.908	5.858	5.789	5.755	5.702	5.671	5.650
8	3.237	3.202	3.150	3.115	3.079	3.043	3.020	2.990	2.975	2.951	2.937	2.928
	5.559	5.477	5.359	5.279	5.198	5.116	5.065	4.998	4.963	4.911	4.880	4.859
9	3.026	2.989	2.937	2.901	2.864	2.826	2.803	2.772	2.756	2.731	2.717	2.707
	5.005	4.924	4.808	4.729	4.649	4.567	4.517	4.449	4.415	4.363	4.332	4.311
10	2.865	2.828	2.774	2.737	2.700	2.661	2.637	2.605	2.588	2.563	2.548	2.538
	4.601	4.520	4.405	4.327	4.247	4.165	4.116	4.048	4.014	3.962	3.930	3.909
11	2.739	2.701	2.646	2.609	2.571	2.531	2.507	2.473	2.457	2.431	2.415	2.405
	4.293	4.213	4.099	4.021	3.941	3.860	3.810	3.742	3.708	3.656	3.624	3.603
12	2.637	2.599	2.544	2.506	2.466	2.426	2.401	2.367	2.350	2.323	2.307	2.296
	4.052	3.972	3.858	3.781	3.701	3.619	3.569	3.501	3.467	3.414	3.382	3.361
13	2.554	2.515	2.459	2.420	2.380	2.339	2.314	2.279	2.261	2.234	2.218	2.207
	3.857	3.778	3.665	3.587	3.507	3.425	3.375	3.307	3.272	3.219	3.187	3.166
14	2.484	2.445	2.388	2.349	2.308	2.266	2.241	2.205	2.187	2.159	2.142	2.131
	3.698	3.619	3.505	3.427	3.348	3.266	3.215	3.147	3.112	3.059	3.026	3.004
15	2.424	2.385	2.328	2.288	2.247	2.204	2.178	2.142	2.123	2.095	2.078	2.066
	3.564	3.485	3.372	3.294	3.214	3.132	3.081	3.012	2.977	2.924	2.891	2.869
16	2.373	2.334	2.276	2.235	2.194	2.151	2.124	2.087	2.069	2.040	2.022	2.010
	3.451	3.372	3.259	3.181	3.101	3.018	2.968	2.898	2.863	2.808	2.775	2.753
17	2.329	2.289	2.230	2.190	2.148	2.104	2.077	2.040	2.020	1.991	1.973	1.960
	3.353	3.275	3.162	3.084	3.003	2.921	2.869	2.800	2.764	2.709	2.676	2.653
18	2.290	2.250	2.191	2.150	2.107	2.063	2.035	1.998	1.978	1.948	1.929	1.917
	3.269	3.190	3.077	2.999	2.919	2.835	2.784	2.714	2.678	2.623	2.589	2.566
19	2.256	2.215	2.156	2.114	2.071	2.026	1.999	1.960	1.940	1.910	1.891	1.878
	3.195	3.117	3.003	2.925	2.844	2.761	2.709	2.639	2.602	2.547	2.512	2.489
20	2.225	2.184	2.124	2.083	2.039	1.994	1.966	1.927	1.907	1.876	1.856	1.843
	3.130	3.051	2.938	2.859	2.779	2.695	2.643	2.572	2.535	2.479	2.445	2.421
21	2.198	2.156	2.096	2.054	2.010	1.965	1.936	1.897	1.876	1.845	1.825	1.812
	3.072	2.993	2.880	2.801	2.720	2.636	2.584	2.512	2.476	2.419	2.384	2.360
22	2.173	2.131	2.071	2.028	1.984	1.938	1.909	1.869	1.849	1.817	1.797	1.783
	3.020	2.941	2.827	2.749	2.668	2.583	2.531	2.459	2.422	2.365	2.329	2.306
23	2.150	2.109	2.048	2.005	1.961	1.914	1.885	1.844	1.823	1.791	1.771	1.757
	2.973	2.894	2.781	2.702	2.620	2.536	2.483	2.411	2.373	2.316	2.280	2.256
24	2.130	2.088	2.027	1.984	1.939	1.892	1.863	1.822	1.801	1.768	1.747	1.733
	2.930	2.852	2.738	2.659	2.577	2.492	2.440	2.367	2.329	2.271	2.235	2.211
25	2.111	2.069	2.008	1.964	1.919	1.872	1.842	1.801	1.779	1.746	1.725	1.711
	2.892	2.813	2.699	2.620	2.538	2.453	2.400	2.327	2.289	2.230	2.194	2.170

续表

分母的自由度 v_2	分子的自由度 v_1											
	1	2	3	4	5	6	7	8	9	10	11	12
26	4.225	3.369	2.975	2.743	2.587	2.474	2.388	2.321	2.266	2.220	2.181	2.148
	7.721	5.526	4.637	4.140	3.818	3.591	3.421	3.288	3.182	3.094	3.021	2.958
27	4.210	3.354	2.960	2.728	2.572	2.459	2.373	2.305	2.250	2.204	2.166	2.132
	7.677	5.488	4.601	4.106	3.785	3.558	3.388	3.256	3.149	3.062	2.988	2.926
28	4.196	3.340	2.947	2.714	2.558	2.445	2.359	2.291	2.236	2.190	2.151	2.118
	7.636	5.453	4.568	4.074	3.754	3.528	3.358	3.226	3.120	3.032	2.959	2.896
29	4.183	3.328	2.934	2.701	2.545	2.432	2.346	2.278	2.223	2.177	2.138	2.105
	7.598	5.420	4.538	4.045	3.725	3.500	3.330	3.198	3.092	3.005	2.931	2.869
30	4.171	3.316	2.922	2.690	2.534	2.421	2.334	2.266	2.211	2.165	2.126	2.092
	7.563	5.390	4.510	4.018	3.699	3.474	3.305	3.173	3.067	2.979	2.906	2.843
32	4.149	3.295	2.901	2.668	2.512	2.399	2.313	2.244	2.189	2.143	2.103	2.070
	7.499	5.336	4.459	3.970	3.652	3.427	3.258	3.127	3.021	2.934	2.860	2.798
34	4.130	3.276	2.883	2.650	2.494	2.380	2.294	2.225	2.170	2.123	2.084	2.050
	7.444	5.289	4.416	3.927	3.611	3.386	3.218	3.087	2.981	2.894	2.821	2.758
36	4.113	3.259	2.866	2.634	2.477	2.364	2.277	2.209	2.153	2.106	2.067	2.033
	7.396	5.248	4.377	3.890	3.574	3.351	3.183	3.052	2.946	2.859	2.786	2.723
38	4.098	3.245	2.852	2.619	2.463	2.349	2.262	2.194	2.138	2.091	2.051	2.017
	7.353	5.211	4.343	3.858	3.542	3.319	3.152	3.021	2.915	2.828	2.755	2.692
40	4.085	3.232	2.839	2.606	2.450	2.336	2.249	2.180	2.124	2.077	2.038	2.004
	7.314	5.179	4.313	3.828	3.514	3.291	3.124	2.993	2.888	2.801	2.727	2.665
42	4.073	3.220	2.827	2.594	2.438	2.324	2.237	2.168	2.112	2.065	2.025	1.991
	7.280	5.149	4.285	3.802	3.488	3.266	3.099	2.968	2.863	2.776	2.703	2.640
44	4.062	3.209	2.817	2.584	2.427	2.313	2.226	2.157	2.101	2.054	2.014	1.980
	7.248	5.123	4.261	3.778	3.465	3.243	3.076	2.946	2.841	2.754	2.680	2.618
46	4.052	3.200	2.807	2.574	2.417	2.304	2.216	2.147	2.091	2.044	2.004	1.970
	7.220	5.099	4.238	3.757	3.444	3.222	3.056	2.925	2.820	2.733	2.660	2.598
48	4.043	3.191	2.798	2.565	2.409	2.295	2.207	2.138	2.082	2.035	1.995	1.960
	7.194	5.077	4.218	3.737	3.425	3.204	3.037	2.907	2.802	2.715	2.642	2.579
50	4.034	3.183	2.790	2.557	2.400	2.286	2.199	2.130	2.073	2.026	1.986	1.952
	7.171	5.057	4.199	3.720	3.408	3.186	3.020	2.890	2.785	2.698	2.625	2.563
60	4.001	3.150	2.758	2.525	2.368	2.254	2.167	2.097	2.040	1.993	1.952	1.917
	7.077	4.977	4.126	3.649	3.339	3.119	2.953	2.823	2.719	2.632	2.559	2.496
70	3.978	3.128	2.736	2.503	2.346	2.231	2.144	2.074	2.017	1.969	1.928	1.893
	7.011	4.922	4.074	3.600	3.291	3.071	2.906	2.777	2.672	2.585	2.512	2.450
80	3.960	3.111	2.719	2.486	2.329	2.214	2.126	2.056	1.999	1.951	1.911	1.875
	6.963	4.881	4.036	3.563	3.255	3.036	2.871	2.742	2.637	2.551	2.478	2.415
100	3.936	3.087	2.696	2.463	2.305	2.191	2.103	2.032	1.975	1.927	1.886	1.850
	6.895	4.824	3.984	3.513	3.206	2.988	2.823	2.694	2.590	2.503	2.430	2.368
120	3.920	3.072	2.680	2.447	2.290	2.175	2.087	2.016	1.959	1.911	1.869	1.834
	6.851	4.787	3.949	3.480	3.174	2.956	2.792	2.663	2.559	2.472	2.399	2.336
150	3.904	3.056	2.665	2.432	2.275	2.160	2.071	2.001	1.943	1.894	1.853	1.817
	6.807	4.750	3.915	3.447	3.142	2.924	2.761	2.632	2.528	2.441	2.368	2.305
200	3.888	3.041	2.650	2.417	2.259	2.144	2.056	1.985	1.927	1.878	1.837	1.801
	6.763	4.713	3.881	3.414	3.110	2.893	2.730	2.601	2.497	2.411	2.338	2.275
400	3.865	3.018	2.627	2.394	2.237	2.121	2.033	1.962	1.903	1.854	1.813	1.776
	6.699	4.659	3.831	3.366	3.063	2.847	2.684	2.556	2.452	2.365	2.292	2.229
1000	3.851	3.005	2.614	2.381	2.223	2.108	2.019	1.948	1.889	1.840	1.798	1.762
	6.660	4.626	3.801	3.338	3.036	2.820	2.657	2.529	2.425	2.339	2.266	2.203
∞	3.842	2.996	2.605	2.372	2.214	2.099	2.010	1.939	1.880	1.831	1.789	1.752
	6.635	4.605	3.782	3.319	3.017	2.802	2.640	2.512	2.408	2.321	2.248	2.185

续表

分母的自由度 v_2	分子的自由度 v_1											
	14	16	20	24	30	40	50	75	100	200	500	∞
26	2.094	2.052	1.990	1.946	1.901	1.853	1.823	1.782	1.760	1.726	1.705	1.691
	2.857	2.778	2.664	2.585	2.503	2.417	2.364	2.290	2.252	2.193	2.156	2.132
27	2.078	2.036	1.974	1.930	1.884	1.836	1.806	1.764	1.742	1.708	1.686	1.672
	2.824	2.746	2.632	2.552	2.470	2.384	2.330	2.256	2.218	2.159	2.122	2.097
28	2.064	2.021	1.959	1.915	1.869	1.820	1.790	1.747	1.725	1.691	1.669	1.654
	2.795	2.716	2.602	2.522	2.440	2.354	2.300	2.225	2.187	2.127	2.090	2.064
29	2.050	2.007	1.945	1.901	1.854	1.806	1.775	1.732	1.710	1.675	1.653	1.638
	2.767	2.689	2.574	2.495	2.412	2.325	2.271	2.197	2.158	2.097	2.060	2.034
30	2.037	1.995	1.932	1.887	1.841	1.792	1.761	1.718	1.695	1.660	1.638	1.622
	2.742	2.663	2.549	2.469	2.386	2.299	2.245	2.170	2.131	2.070	2.032	2.006
32	2.015	1.972	1.908	1.864	1.817	1.767	1.736	1.692	1.669	1.633	1.610	1.594
	2.696	2.618	2.503	2.423	2.340	2.252	2.198	2.122	2.082	2.021	1.982	1.956
34	1.995	1.952	1.888	1.843	1.795	1.745	1.713	1.669	1.645	1.609	1.585	1.570
	2.657	2.578	2.463	2.383	2.299	2.211	2.156	2.080	2.040	1.977	1.938	1.911
36	1.977	1.934	1.870	1.824	1.776	1.726	1.694	1.648	1.625	1.587	1.564	1.547
	2.622	2.543	2.428	2.347	2.263	2.175	2.120	2.042	2.002	1.939	1.899	1.872
38	1.962	1.918	1.853	1.808	1.760	1.708	1.676	1.630	1.606	1.568	1.544	1.527
	2.591	2.512	2.397	2.316	2.232	2.143	2.087	2.009	1.968	1.905	1.864	1.837
40	1.948	1.904	1.839	1.793	1.744	1.693	1.660	1.614	1.589	1.551	1.526	1.509
	2.563	2.484	2.369	2.288	2.203	2.114	2.058	1.980	1.938	1.874	1.833	1.805
42	1.935	1.891	1.826	1.780	1.731	1.679	1.646	1.599	1.574	1.535	1.510	1.492
	2.539	2.460	2.344	2.263	2.178	2.088	2.032	1.953	1.911	1.846	1.805	1.776
44	1.924	1.879	1.814	1.768	1.718	1.666	1.633	1.585	1.560	1.520	1.495	1.477
	2.516	2.437	2.321	2.240	2.155	2.065	2.008	1.929	1.887	1.821	1.779	1.750
46	1.913	1.869	1.803	1.756	1.707	1.654	1.621	1.573	1.547	1.507	1.481	1.463
	2.496	2.417	2.301	2.220	2.134	2.044	1.987	1.907	1.864	1.797	1.755	1.726
48	1.904	1.859	1.793	1.746	1.697	1.644	1.610	1.561	1.536	1.495	1.469	1.450
	2.478	2.399	2.282	2.201	2.115	2.024	1.967	1.886	1.844	1.776	1.733	1.704
50	1.895	1.850	1.784	1.737	1.687	1.634	1.600	1.551	1.525	1.484	1.457	1.438
	2.461	2.382	2.265	2.184	2.098	2.007	1.949	1.868	1.825	1.757	1.713	1.683
60	1.860	1.815	1.748	1.700	1.649	1.594	1.559	1.509	1.481	1.438	1.409	1.389
	2.394	2.315	2.198	2.115	2.029	1.936	1.877	1.794	1.749	1.678	1.633	1.601
70	1.836	1.790	1.722	1.674	1.622	1.566	1.530	1.478	1.450	1.404	1.374	1.353
	2.348	2.268	2.150	2.067	1.980	1.886	1.826	1.741	1.695	1.622	1.574	1.541
80	1.817	1.772	1.703	1.654	1.602	1.545	1.508	1.455	1.426	1.379	1.347	1.325
	2.313	2.233	2.115	2.032	1.944	1.849	1.788	1.702	1.655	1.579	1.530	1.494
100	1.792	1.746	1.676	1.627	1.573	1.515	1.477	1.422	1.392	1.342	1.308	1.283
	2.265	2.185	2.067	1.983	1.893	1.797	1.735	1.646	1.598	1.518	1.466	1.427
120	1.775	1.729	1.659	1.608	1.554	1.495	1.457	1.400	1.369	1.316	1.280	1.254
	2.234	2.154	2.035	1.950	1.860	1.763	1.700	1.609	1.559	1.477	1.422	1.381
150	1.758	1.711	1.641	1.590	1.535	1.475	1.436	1.377	1.345	1.290	1.252	1.223
	2.203	2.122	2.003	1.918	1.827	1.729	1.665	1.572	1.520	1.435	1.376	1.332
200	1.742	1.694	1.623	1.572	1.516	1.455	1.415	1.355	1.321	1.263	1.221	1.189
	2.172	2.091	1.971	1.886	1.794	1.695	1.630	1.534	1.481	1.391	1.328	1.279
400	1.717	1.669	1.597	1.545	1.488	1.425	1.383	1.319	1.283	1.219	1.170	1.128
	2.126	2.045	1.925	1.838	1.745	1.643	1.576	1.477	1.421	1.323	1.249	1.187
1000	1.702	1.654	1.581	1.528	1.471	1.406	1.363	1.298	1.260	1.190	1.134	1.078
	2.099	2.018	1.897	1.810	1.716	1.613	1.545	1.442	1.384	1.278	1.195	1.113
∞	1.692	1.644	1.571	1.517	1.459	1.394	1.350	1.283	1.244	1.170	1.107	1.011
	2.082	2.000	1.879	1.791	1.697	1.593	1.523	1.419	1.358	1.248	1.154	1.015

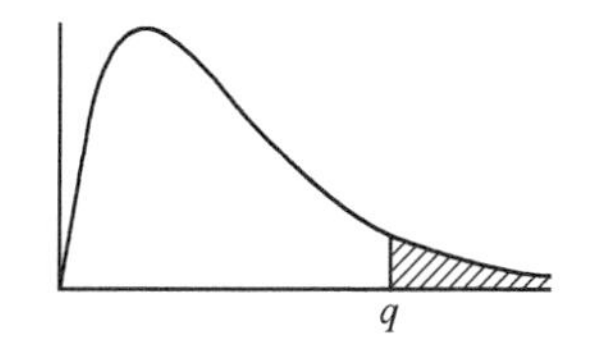

附表8 *q*界值表（Student-Newman-Keuls法用）

上行 $\alpha=0.05$，下行 $\alpha=0.01$

v	组数 a								
	2	3	4	5	6	7	8	9	10
5	3.64	4.60	5.22	5.67	6.03	6.33	6.58	6.80	6.99
	5.70	6.98	7.80	8.42	8.91	9.32	9.67	9.97	10.24
6	3.46	4.34	4.90	5.30	5.63	5.90	6.12	6.32	6.49
	5.24	6.33	7.03	7.56	7.97	8.32	8.61	8.87	9.10
7	3.34	4.16	4.68	5.06	5.36	5.61	5.82	6.00	6.16
	4.95	5.92	6.54	7.01	7.37	7.68	7.94	8.17	8.37
8	3.26	4.04	4.53	4.89	5.17	5.40	5.60	5.77	5.92
	4.75	5.64	6.20	6.62	6.96	7.24	7.47	7.68	7.86
9	3.20	3.95	4.41	4.76	5.02	5.24	5.43	5.59	5.74
	4.60	5.43	5.96	6.35	6.66	6.91	7.13	7.33	7.49
10	3.15	3.88	4.33	4.65	4.91	5.12	5.30	5.46	5.60
	4.48	5.27	5.77	6.14	6.43	6.67	6.87	7.05	7.21
11	3.11	3.82	4.26	4.57	4.82	5.03	5.20	5.35	5.49
	4.39	5.14	5.62	5.97	6.25	6.48	6.67	6.84	6.99
12	3.08	3.77	4.20	4.51	4.75	4.95	5.12	5.27	5.39
	4.32	5.05	5.50	5.84	6.10	6.32	6.51	6.67	6.81
13	3.06	3.73	4.15	4.45	4.69	4.88	5.05	5.19	5.32
	4.26	4.96	5.40	5.73	5.98	6.19	6.37	6.53	6.67
14	3.03	3.70	4.11	4.41	4.64	4.83	4.99	5.13	5.25
	4.21	4.89	5.32	5.63	5.88	6.08	6.26	6.41	6.54
15	3.01	3.67	4.08	4.37	4.60	4.78	4.94	5.08	5.20
	4.17	4.83	5.25	5.56	5.80	5.99	6.16	6.31	6.44
16	3.00	3.65	4.05	4.33	4.56	4.74	4.90	5.03	5.15
	4.13	4.79	5.19	5.49	5.72	5.92	6.08	6.22	6.35
17	2.98	3.63	4.02	4.30	4.52	4.71	4.86	4.99	5.11
	4.10	4.74	5.14	5.43	5.66	5.85	6.01	6.15	6.27
18	2.97	3.61	4.00	4.28	4.49	4.67	4.82	4.96	5.07
	4.07	4.70	5.09	5.38	5.60	5.79	5.94	6.08	6.20
20	2.95	3.58	3.96	4.23	4.45	4.62	4.77	4.90	5.01
	4.02	4.64	5.02	5.29	5.51	5.69	5.84	5.97	6.09
30	2.89	3.49	3.85	4.10	4.30	4.46	4.60	4.72	4.82
	3.89	4.45	4.80	5.05	5.24	5.40	5.54	5.65	5.76
40	2.86	3.44	3.79	4.04	4.23	4.39	4.52	4.63	4.73
	3.82	4.37	4.70	4.93	5.11	5.26	5.39	5.50	5.60
60	2.83	3.40	3.74	3.98	4.16	4.31	4.44	4.55	4.65
	3.76	4.28	4.59	4.82	4.99	5.13	5.25	5.36	5.45
120	2.80	3.36	3.68	3.92	4.10	4.24	4.36	4.47	4.56
	3.70	4.20	4.50	4.71	4.87	5.01	5.12	5.21	5.30
∞	2.77	3.31	3.63	3.86	4.03	4.17	4.29	4.39	4.47
	3.64	4.12	4.40	4.60	4.76	4.88	4.99	5.08	5.16

附表 9 *T*界值表（配对比较的符号秩和检验用）

n	单侧： 双侧：	0.05 0.10	0.025 0.05	0.01 0.02	0.005 0.010
5		0—15	—	—	—
6		2—19	0—21	—	—
7		3—25	2—26	0—28	—
8		5—31	3—33	1—35	0—36
9		8—37	5—40	3—42	1—44
10		10—45	8—47	5—50	3—52
11		13—53	10—56	7—59	5—61
12		17—61	13—65	9—69	7—71
13		21—70	17—74	12—79	9—82
14		25—80	21—84	15—90	12—93
15		30—90	25—95	19—101	15—105
16		35—101	29—107	23—113	19—117
17		41—112	34—119	27—126	23—130
18		47—124	40—131	32—139	27—144
19		53—137	46—144	37—153	32—158
20		60—150	52—158	43—167	37—173
21		67—164	58—173	49—182	42—189
22		75—178	65—188	55—198	48—205
23		83—193	73—203	62—214	54—222
24		91—209	81—219	69—231	61—239
25		100—225	89—236	76—249	68—257
26		110—241	98—253	84—267	75—276
27		119—259	107—271	92—286	83—295
28		130—276	116—290	101—305	91—315
29		140—295	126—309	110—325	100—335
30		151—314	137—328	120—345	109—356
31		163—333	147—349	130—366	118—378
32		175—353	159—369	140—388	128—400
33		187—374	170—391	151—410	138—423
34		200—395	182—413	162—433	148—447
35		213—417	195—435	173—457	159—471
36		227—439	208—458	185—481	171—495
37		241—462	221—482	198—505	182—521
38		256—485	235—506	211—530	194—547
39		271—509	249—531	224—556	207—573
40		286—534	264—556	238—582	220—600
41		302—559	279—582	252—609	233—628
42		319—584	294—609	266—637	247—656
43		336—610	310—636	281—665	261—685
44		353—637	327—663	296—694	276—714
45		371—664	343—692	312—723	291—744
46		389—692	361—720	328—753	307—774
47		407—721	378—750	345—783	322—806
48		426—750	396—780	362—814	339—837
49		446—779	415—810	379—846	355—870
50		466—809	434—841	397—878	373—902

附表 10　*T* 界值表（两样本比较的秩和检验用）

	单侧	双侧
1 行	$P=0.05$	$P=0.10$
2 行	$P=0.025$	$P=0.05$
3 行	$P=0.01$	$P=0.02$
4 行	$P=0.005$	$P=0.01$

n_1（较小 n）	n_2-n_1										
	0	1	2	3	4	5	6	7	8	9	10
2				3—13	3—15	3—17	4—18	4—20	4—22	4—24	5—25
							3—19	3—21	3—23	3—25	4—26
3	6—15	6—18	7—20	8—22	8—25	9—27	10—29	10—32	11—34	11—37	12—39
			6—21	7—23	7—26	8—28	8—31	9—33	9—36	10—38	10—41
					6—27	6—30	7—32	7—35	7—38	8—40	8—43
							6—33	6—36	6—39	7—41	7—44
4	11—25	12—28	13—31	14—34	15—37	16—40	17—43	18—46	19—49	20—52	21—55
	10—26	11—29	12—32	13—35	14—38	14—42	15—45	16—48	17—51	18—54	19—57
		10—30	11—33	11—37	12—40	13—43	13—47	14—50	15—53	15—57	16—60
			10—34	10—38	11—41	11—45	12—48	12—52	13—55	13—59	14—62
5	19—36	20—40	21—44	23—47	24—51	26—54	27—58	28—62	30—65	31—69	33—72
	17—38	18—42	20—45	21—49	22—53	23—57	24—61	26—64	27—68	28—72	29—76
	16—39	17—43	18—47	19—51	20—55	21—59	22—63	23—67	24—71	25—75	26—79
	15—40	16—44	16—49	17—53	18—57	19—61	20—65	21—69	22—73	22—78	23—82
6	28—50	29—55	31—59	33—63	35—67	37—71	38—76	40—80	42—84	44—88	46—92
	26—52	27—57	29—61	31—65	32—70	34—74	35—79	37—83	38—88	40—92	42—96
	24—54	25—59	27—63	28—68	29—73	30—78	32—82	33—87	34—92	36—96	37—101
	23—55	24—60	25—65	26—70	27—75	28—80	30—84	31—89	32—94	33—99	34—104
7	39—66	41—71	43—76	45—81	47—86	49—91	52—95	54—100	56—105	58—110	61—114
	36—69	38—74	40—79	42—84	44—89	46—94	48—99	50—104	52—109	54—114	56—119
	34—71	35—77	37—82	39—87	40—93	42—98	44—103	45—109	47—114	49—119	51—124
	32—73	34—78	35—84	37—89	38—95	40—100	41—106	43—111	44—117	45—122	47—128
8	51—85	54—90	56—96	59—101	62—106	64—112	67—117	69—123	72—128	75—133	77—139
	49—87	51—93	53—99	55—105	58—110	60—116	62—122	65—127	67—133	70—138	72—144
	45—91	47—97	49—103	51—109	53—115	56—120	58—126	60—132	62—138	64—144	66—150
	43—93	45—99	47—105	49—111	51—117	53—123	54—130	56—136	58—142	60—148	62—154
9	66—105	69—111	72—117	75—123	78—129	81—135	84—141	87—147	90—153	93—159	96—165
	62—109	65—115	68—121	71—127	73—134	76—140	79—146	82—152	84—159	87—165	90—171
	59—112	61—119	63—126	66—132	68—139	71—145	73—152	76—158	78—165	81—171	83—178
	56—115	58—122	61—128	63—135	65—142	67—149	69—156	72—162	74—169	76—176	78—183
10	82—128	86—134	89—141	92—148	96—154	99—161	103—167	106—174	110—180	113—187	117—193
	78—132	81—139	84—146	88—152	91—159	94—166	97—173	100—180	103—187	107—193	110—200
	74—136	77—143	79—151	82—158	85—165	88—172	91—179	93—187	96—194	99—201	102—208
	71—139	73—147	76—154	79—161	81—169	84—176	86—184	89—191	92—198	94—206	97—213

附表11 H界值表（三样本比较的秩和检验用）

n	n_1	n_2	n_3	P	
				0.05	0.01
7	3	2	2	4.71	
	3	3	1	5.14	
8	3	3	2	5.36	
	4	2	2	5.33	
	4	3	1	5.21	
	5	2	1	5.00	
9	3	3	3	5.60	7.20
	4	3	2	5.44	6.44
	4	4	1	4.97	6.67
	5	2	2	5.16	6.53
	5	3	1	4.96	
10	4	3	3	5.73	6.75
	4	4	2	5.45	7.04
	5	3	2	5.25	6.82
	5	4	1	4.99	6.95
11	4	4	3	5.60	7.14
	5	3	3	5.65	7.08
	5	4	2	5.27	7.12
	5	5	1	5.13	7.31
12	4	4	4	5.69	7.65
	5	4	3	5.63	7.44
	5	5	2	5.34	7.27
13	5	4	4	5.62	7.76
	5	5	3	5.71	7.54
14	5	5	4	5.64	7.79
15	5	5	5	5.78	7.98

附表 12 χ^2界值表

自由度 v	概率 P												
	0.995	0.990	0.975	0.950	0.900	0.750	0.500	0.250	0.100	0.050	0.025	0.010	0.005
1					0.02	0.10	0.45	1.32	2.71	3.84	5.02	6.63	7.88
2	0.01	0.02	0.05	0.10	0.21	0.58	1.39	2.77	4.61	5.99	7.38	9.21	10.60
3	0.07	0.12	0.22	0.35	0.58	1.21	2.37	4.11	6.25	7.82	9.35	11.35	12.84
4	0.21	0.30	0.48	0.71	1.06	1.92	3.36	5.39	7.78	9.49	11.14	13.28	14.86
5	0.41	0.55	0.83	1.15	1.61	2.67	4.35	6.63	9.24	11.07	12.83	15.09	16.75
6	0.68	0.87	1.24	1.64	2.20	3.45	5.35	7.84	10.64	12.59	14.45	16.81	18.55
7	0.99	1.24	1.69	2.17	2.83	4.25	6.35	9.04	12.02	14.07	16.01	18.48	20.28
8	1.34	1.65	2.18	2.73	3.49	5.07	7.34	10.22	13.36	15.51	17.53	20.09	21.95
9	1.73	2.09	2.70	3.33	4.17	5.90	8.34	11.39	14.68	16.92	19.02	21.67	23.59
10	2.16	2.56	3.25	3.94	4.87	6.74	9.34	12.55	15.99	18.31	20.48	23.21	25.19
11	2.60	3.05	3.82	4.57	5.58	7.58	10.34	13.70	17.28	19.68	21.92	24.72	26.76
12	3.07	3.57	4.40	5.23	6.30	8.44	11.34	14.85	18.55	21.03	23.34	26.22	28.30
13	3.57	4.11	5.01	5.89	7.04	9.30	12.34	15.98	19.81	22.36	24.74	27.69	29.82
14	4.08	4.66	5.63	6.57	7.79	10.17	13.34	17.12	21.06	23.69	26.12	29.14	31.32
15	4.60	5.23	6.26	7.26	8.55	11.04	14.34	18.25	22.31	25.00	27.49	30.58	32.80
16	5.14	5.81	6.91	7.96	9.31	11.91	15.34	19.37	23.54	26.30	28.85	32.00	34.27
17	5.70	6.41	7.56	8.67	10.09	12.79	16.34	20.49	24.77	27.59	30.19	33.41	35.72
18	6.26	7.01	8.23	9.39	10.86	13.68	17.34	21.60	25.99	28.87	31.53	34.81	37.16
19	6.84	7.63	8.91	10.12	11.65	14.56	18.34	22.72	27.20	30.14	32.85	36.19	38.58
20	7.43	8.26	9.59	10.85	12.44	15.45	19.34	23.83	28.41	31.41	34.17	37.57	40.00
21	8.03	8.90	10.28	11.59	13.24	16.34	20.34	24.93	29.62	32.67	35.48	38.93	41.40
22	8.64	9.54	10.98	12.34	14.04	17.24	21.34	26.04	30.81	33.92	36.78	40.29	42.80
23	9.26	10.20	11.69	13.09	14.85	18.14	22.34	27.14	32.01	35.17	38.08	41.64	44.18
24	9.89	10.86	12.40	13.85	15.66	19.04	23.34	28.24	33.20	36.42	39.36	42.98	45.56
25	10.52	11.52	13.12	14.61	16.47	19.94	24.34	29.34	34.38	37.65	40.65	44.31	46.93
26	11.16	12.20	13.84	15.38	17.29	20.84	25.34	30.43	35.56	38.89	41.92	45.64	48.29
27	11.81	12.88	14.57	16.15	18.11	21.75	26.34	31.53	36.74	40.11	43.19	46.96	49.64
28	12.46	13.56	15.31	16.93	18.94	22.66	27.34	32.62	37.92	41.34	44.46	48.28	50.99
29	13.12	14.26	16.05	17.71	19.77	23.57	28.34	33.71	39.09	42.56	45.72	49.59	52.34
30	13.79	14.95	16.79	18.49	20.60	24.48	29.34	34.80	40.26	43.77	46.98	50.89	53.67
40	20.71	22.16	24.43	26.51	29.05	33.66	39.34	45.62	51.81	55.76	59.34	63.69	66.77
50	27.99	29.71	32.36	34.76	37.69	42.94	49.34	56.33	63.17	67.51	71.42	76.15	79.49
60	35.53	37.49	40.48	43.19	46.46	52.29	59.34	66.98	74.40	79.08	83.30	88.38	91.95
70	43.28	45.44	48.76	51.74	55.33	61.70	69.33	77.58	85.53	90.53	95.02	100.43	104.22
80	51.17	53.54	57.15	60.39	64.28	71.15	79.33	88.13	96.58	101.88	106.63	112.33	116.32
90	59.20	61.75	65.65	69.13	73.29	80.63	89.33	98.65	107.57	113.15	118.14	124.12	128.30
100	67.33	70.07	74.22	77.93	82.36	90.13	99.33	109.14	118.50	124.34	129.56	135.81	140.17

附表 13 *r* 界值表

自由度 v	概率 P								
	单侧：0.25	0.10	0.05	0.025	0.01	0.005	0.0025	0.001	0.0005
	双侧：0.50	0.20	0.10	0.05	0.02	0.01	0.005	0.002	0.001
1	0.707	0.951	0.988	0.997	1.000	1.000	1.000	1.000	1.000
2	0.500	0.800	0.900	0.950	0.980	0.990	0.995	0.998	0.999
3	0.404	0.687	0.805	0.878	0.934	0.959	0.974	0.986	0.991
4	0.347	0.608	0.729	0.811	0.882	0.917	0.942	0.963	0.974
5	0.309	0.551	0.669	0.755	0.833	0.875	0.906	0.935	0.951
6	0.281	0.507	0.621	0.707	0.789	0.834	0.870	0.905	0.925
7	0.260	0.472	0.582	0.666	0.750	0.798	0.836	0.875	0.898
8	0.242	0.443	0.549	0.632	0.715	0.765	0.805	0.847	0.872
9	0.228	0.419	0.521	0.602	0.685	0.735	0.776	0.820	0.847
10	0.216	0.398	0.497	0.576	0.658	0.708	0.750	0.795	0.823
11	0.206	0.380	0.476	0.553	0.634	0.684	0.726	0.772	0.801
12	0.197	0.365	0.457	0.532	0.612	0.661	0.703	0.750	0.780
13	0.189	0.351	0.441	0.514	0.592	0.641	0.683	0.730	0.760
14	0.182	0.338	0.426	0.497	0.574	0.623	0.664	0.711	0.742
15	0.176	0.327	0.412	0.482	0.558	0.606	0.647	0.694	0.725
16	0.170	0.317	0.400	0.468	0.542	0.590	0.631	0.678	0.708
17	0.165	0.308	0.389	0.456	0.529	0.575	0.616	0.662	0.693
18	0.160	0.299	0.378	0.444	0.515	0.561	0.602	0.648	0.679
19	0.156	0.291	0.369	0.433	0.503	0.549	0.589	0.635	0.665
20	0.152	0.284	0.360	0.423	0.492	0.537	0.576	0.622	0.652
21	0.148	0.277	0.352	0.413	0.482	0.526	0.565	0.610	0.640
22	0.145	0.271	0.344	0.404	0.472	0.515	0.554	0.599	0.629
23	0.141	0.265	0.337	0.396	0.462	0.505	0.543	0.588	0.618
24	0.138	0.260	0.330	0.388	0.453	0.496	0.534	0.578	0.607
25	0.136	0.255	0.323	0.381	0.445	0.487	0.524	0.568	0.597
26	0.133	0.250	0.317	0.374	0.437	0.479	0.515	0.559	0.588
27	0.131	0.245	0.311	0.367	0.430	0.471	0.507	0.550	0.579
28	0.128	0.241	0.306	0.361	0.423	0.463	0.499	0.541	0.570
29	0.126	0.237	0.301	0.355	0.416	0.456	0.491	0.533	0.562
30	0.124	0.233	0.296	0.349	0.409	0.449	0.484	0.526	0.554
31	0.122	0.299	0.291	0.344	0.403	0.442	0.477	0.518	0.546
32	0.120	0.225	0.287	0.339	0.397	0.436	0.470	0.511	0.539
33	0.118	0.222	0.283	0.334	0.392	0.430	0.464	0.504	0.532
34	0.116	0.219	0.279	0.329	0.386	0.424	0.458	0.498	0.525
35	0.115	0.216	0.275	0.325	0.381	0.418	0.452	0.492	0.519
36	0.113	0.213	0.271	0.320	0.376	0.413	0.446	0.486	0.513
37	0.111	0.210	0.267	0.316	0.371	0.408	0.441	0.480	0.507
38	0.110	0.207	0.264	0.312	0.367	0.403	0.435	0.474	0.501
39	0.108	0.204	0.261	0.308	0.362	0.398	0.430	0.469	0.495
40	0.107	0.202	0.257	0.304	0.358	0.393	0.425	0.463	0.490
41	0.106	0.199	0.254	0.301	0.354	0.389	0.420	0.458	0.484
42	0.104	0.197	0.251	0.297	0.350	0.384	0.416	0.453	0.479
43	0.103	0.195	0.248	0.294	0.346	0.380	0.411	0.449	0.474
44	0.102	0.192	0.246	0.291	0.342	0.376	0.407	0.444	0.469
45	0.101	0.190	0.243	0.288	0.338	0.372	0.403	0.439	0.465
46	0.100	0.188	0.240	0.285	0.335	0.368	0.399	0.435	0.460
47	0.099	0.186	0.238	0.282	0.331	0.365	0.395	0.431	0.456
48	0.098	0.184	0.235	0.279	0.328	0.361	0.391	0.427	0.451
49	0.097	0.182	0.233	0.276	0.325	0.358	0.387	0.423	0.447
50	0.096	0.181	0.231	0.273	0.322	0.354	0.384	0.419	0.443

附表 14 r_s 界值表

n	概率 P									
	单侧	0.25	0.10	0.05	0.025	0.01	0.005	0.0025	0.001	0.0005
	双侧	0.50	0.20	0.10	0.05	0.02	0.01	0.005	0.002	0.001
4		0.600	1.000	1.000						
5		0.500	0.800	0.900	1.000	1.000				
6		0.371	0.657	0.829	0.886	0.943	1.000	1.000		
7		0.321	0.571	0.714	0.786	0.893	0.929	0.964	1.000	1.000
8		0.310	0.524	0.643	0.738	0.833	0.881	0.905	0.952	0.976
9		0.267	0.483	0.600	0.700	0.783	0.833	0.867	0.917	0.933
10		0.248	0.455	0.564	0.648	0.745	0.794	0.830	0.879	0.903
11		0.236	0.427	0.536	0.618	0.709	0.755	0.800	0.845	0.873
12		0.217	0.406	0.503	0.587	0.678	0.727	0.769	0.818	0.846
13		0.209	0.385	0.484	0.560	0.648	0.703	0.747	0.791	0.824
14		0.200	0.367	0.464	0.538	0.626	0.679	0.723	0.771	0.802
15		0.189	0.354	0.446	0.521	0.604	0.654	0.700	0.750	0.779
16		0.182	0.341	0.429	0.503	0.582	0.635	0.679	0.729	0.762
17		0.176	0.328	0.414	0.485	0.566	0.615	0.662	0.713	0.748
18		0.170	0.317	0.401	0.472	0.550	0.600	0.643	0.695	0.728
19		0.165	0.309	0.391	0.460	0.535	0.584	0.628	0.677	0.712
20		0.161	0.299	0.380	0.447	0.520	0.570	0.612	0.662	0.696
21		0.156	0.292	0.370	0.435	0.508	0.556	0.599	0.648	0.681
22		0.152	0.284	0.361	0.425	0.496	0.544	0.586	0.634	0.667
23		0.148	0.278	0.353	0.415	0.486	0.532	0.573	0.622	0.654
24		0.144	0.271	0.344	0.406	0.476	0.521	0.562	0.610	0.642
25		0.142	0.265	0.337	0.398	0.466	0.511	0.551	0.598	0.630
26		0.138	0.259	0.331	0.390	0.457	0.501	0.541	0.587	0.619
27		0.136	0.255	0.324	0.382	0.448	0.491	0.531	0.577	0.608
28		0.133	0.250	0.317	0.375	0.440	0.483	0.522	0.567	0.598
29		0.130	0.245	0.312	0.368	0.433	0.475	0.513	0.558	0.589
30		0.128	0.240	0.306	0.362	0.425	0.467	0.504	0.549	0.580
31		0.126	0.236	0.301	0.356	0.418	0.459	0.496	0.541	0.571
32		0.124	0.232	0.296	0.350	0.412	0.452	0.489	0.533	0.563
33		0.121	0.229	0.291	0.345	0.405	0.446	0.482	0.525	0.554
34		0.120	0.225	0.287	0.340	0.399	0.439	0.475	0.517	0.547
35		0.118	0.222	0.283	0.335	0.394	0.433	0.468	0.510	0.539
36		0.116	0.219	0.279	0.330	0.388	0.427	0.462	0.504	0.533
37		0.114	0.216	0.275	0.325	0.382	0.421	0.456	0.497	0.526
38		0.113	0.212	0.271	0.321	0.378	0.415	0.450	0.491	0.519
39		0.111	0.210	0.267	0.317	0.373	0.410	0.444	0.485	0.513
40		0.110	0.207	0.264	0.313	0.368	0.405	0.439	0.479	0.507
41		0.108	0.204	0.261	0.309	0.364	0.400	0.433	0.473	0.501
42		0.107	0.202	0.257	0.305	0.359	0.395	0.428	0.468	0.495
43		0.105	0.199	0.254	0.301	0.355	0.391	0.423	0.463	0.490
44		0.104	0.197	0.251	0.298	0.351	0.386	0.419	0.458	0.484
45		0.103	0.194	0.248	0.294	0.347	0.382	0.414	0.453	0.479
46		0.102	0.192	0.246	0.291	0.343	0.378	0.410	0.448	0.474
47		0.101	0.190	0.243	0.288	0.340	0.374	0.405	0.443	0.469
48		0.100	0.188	0.240	0.285	0.336	0.370	0.401	0.439	0.465
49		0.098	0.186	0.238	0.282	0.333	0.366	0.397	0.434	0.460
50		0.097	0.184	0.235	0.279	0.329	0.363	0.393	0.430	0.456

目标检测选择题参考答案

第 1 章

1. D　2. C　3. A　4. A　5. C　6. C

第 2 章

1. D　2. B　3. D

第 3 章

1. B　2. D　3. C　4. B　5. B　6. B　7. D　8. B　9. B　10. A　11. A　12. C

第 4 章

1. C　2. D　3. D　4. D　5. B

第 5 章

1. B　2. D　3. C　4. A　5. C

第 6 章

1. D　2. A　3. D　4. A　5. B

第 7 章

1. D　2. C　3. C　4. C　5. D

第 8 章

1. C　2. D

第 9 章

1. A　2. C　3. D　4. D　5. D　6. A　7. C

第 10 章

1. C　2. D　3. D　4. A　5. B　6. C　7. D　8. A　9. B　10. D